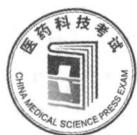

2024 国家执业药师职业资格考

考点精练

药学专业知识（一）

主　编　朱玉玲　李玉华

中国健康传媒集团

中国医药科技出版社

内 容 提 要

本书是"国家执业药师职业资格考试考点精练与冲刺卷"系列之一，由从事执业药师职业资格考试考前辅导的专家围绕新版考试大纲和考试指南精心编写而成。本书分两册：考点精练册、冲刺卷册。【考点精练】高度凝练新大纲与新指南的核心内容，内容精，考点准。【冲刺卷】包含3套试卷，随附参考答案及试卷精解独立成册，方便考生查阅。本书可以帮助考生在较短时间内迅速掌握重点内容，并且通过试卷进行考前模拟实战练习，检验自己的学习成果，及时查漏补缺，提高复习效果。随书附赠配套数字化资源，包括黄金40分课程、历年真题、考生手册、思维导图、考点速报、复习规划、高频考点、考前速记等，使复习更加高效、便捷，本书具有针对性和实用性，是参加2024年国家执业药师职业资格考试的参考用书。

图书在版编目（CIP）数据

药学专业知识．一/朱玉玲，李玉华主编．—北京：中国医药科技出版社，2023.12

2024国家执业药师职业资格考试考点精练与冲刺卷

ISBN 978 - 7 - 5214 - 4246 - 5

Ⅰ.①药…　Ⅱ.①朱…②李…　Ⅲ.①药物学－资格考试－习题集　Ⅳ.①R9 - 44

中国国家版本馆CIP数据核字（2023）第208681号

美术编辑　陈君杞

责任编辑　李红日

版式设计　友全图文

出版　**中国健康传媒集团** | 中国医药科技出版社

地址　北京市海淀区文慧园北路甲22号

邮编　100082

电话　发行：010 - 62227427　邮购：010 - 62236938

网址　www.cmstp.com

规格　787 × 1092mm $\frac{1}{16}$

印张　17 $\frac{3}{4}$

字数　403千字

版次　2023年12月第1版

印次　2023年12月第1次印刷

印刷　三河市航远印刷有限公司

经销　全国各地新华书店

书号　ISBN 978 - 7 - 5214 - 4246 - 5

定价　**41.00元**

获取新书信息、投稿、为图书纠错，请扫码联系我们。

出版说明

为了满足广大考生对于记练结合、题辅交融考试备战用书的迫切需求，我们力邀全国多年从事国家执业药师职业资格考试考前培训的专家、教师，紧密围绕国家执业药师职业资格考试新版大纲的要求，密切配合《国家执业药师职业资格考试指南》（第八版·2024），精心编写了"2024国家执业药师职业资格考试考点精练与冲刺卷"丛书。

本套丛书各科目均设置了【考点精练】【冲刺卷】两大部分，每部分单独装订成册，匠心独运的人性化设计便于考生在系统学习之后立即进入考试环境，可快速调适备战状态，力求达到融会贯通、"对症下药""一针见血"的备考效果。各部分编写特色如下：

【考点精练】对国家执业药师职业资格考试各科目的重点、历年考点进行详细的归纳与梳理，是一线授课教师多年的培训经验沉淀与积累，是在深谙与熟悉广大考生普遍水平、复习困惑基础之上编写的一套应试宝典，直击考试核心"腹地"，内容精、考点准，具有适用性与针对性。

【冲刺卷】共包含三套冲刺卷，并配精选解析，其所设题目数量、题型分配、难易程度比例、考核知识点构架均紧扣真题，是根据新版大纲的要求，在分析研究历年真题试卷的基础上，经过培训师资团队缜密斟酌，聚集体智慧，悉心编撰而成的备战"秘籍"，具有实战性与演练性。

为使考前复习更加高效、便捷，随书附赠配套数字化资源，包括黄金40分课程、历年真题、考生手册、思维导图、考点速报、复习规划、高频考点、考前速记等。获取步骤详见图书封底。

愿更多的考生能够受益于本套丛书，顺利通过考试，做一名会"用药"更会"用药治病"的金匮药师，为国家医药学事业贡献力量！

在此，预祝各位考生顺利通过考试！

中国医药科技出版社

2023年12月

目 录
CONTENTS

第一章　药品与药品质量标准

第一节　药物与药物制剂

（历年参考分值3~4分）

要点提示

①药物与药品，药物来源与分类，药物具有的特性和药物名称；②剂型与制剂、剂型的分类与重要性、药物辅料的作用；③药品包装的作用与包装材料的分类、常用药品包装材料；④药物制剂化学降解的途径、制剂稳定化影响因素、稳定化方法、药品有效期。

一、药物与药物命名

（一）药物来源与分类

1. 药物与药品的区别与联系

类型	定义	区别与联系
药物	影响、改变或查明机体的生理功能及病理状态，用于预防、治疗和诊断人的疾病，有目的地调节人的生理机能的物质	药品是治病的产品，主要用于临床治病，所以要规定用法用量、适应证或功能主治药物有药物作用，不一定是治病的产品。药品一般指成品，药物一般指原料药
药品	指用于预防、治疗、诊断人的疾病，有目的地调节人的生理机能并规定有适应证或者功能主治、用法和用量的物质	

2. 药品的来源与特性

（1）药品来源

类型	来源与特点	关键点
化学药	①化学合成的小分子有机或无机化合物，有明确的结构和药理作用 ②还包括植物提取的有效单体，发酵分离得到的抗生素，半合成的天然产物和半合成抗生素	①化学合成、植物提取的单体、抗生素及半合成化合物 ②结构和作用明确
中药	①中国传统医药理论指导采集、炮制、制剂，说明作用机理，指导临床应用的药物 ②植物药、动物药、矿物药、部分化学和生物制品类药物	①中医药理论指导下应用 ②天然药及加工产品
生物制品	①通过生物技术获得的药物如基因工程、细胞工程、蛋白质工程、发酵工程等 ②微生物、细胞及各种动物和人源的组织和液体制备	不同于一般医用药品，通过刺激免疫系统发挥功效

（2）药品的特性：结构复杂性、医用专属性和质量的严格性。药品质量只有合格、不合格之分，没有等级之分。

（二）药品的名称

1. 药品名称及特点

名称	特点
商品名（品牌名）	最终产品，专利保护，别的企业不能冒名顶替，不能暗示疗效和用途。一般指药品批准上市后的名称
通用名（国际非专利药品名，简称 INN）	不是最终产品，研究人员和医务人员使用，只有一个，药典使用 新药开发者向 WHO 申请新药提出的名称。针对原料药的名称 中国药品通用名称简称 CADN。如阿司匹林、地西泮等
化学名	根据化学结构命名，选母体编号，将其他取代基的位置和名称标出，名称中带数字，给出手性结构等。如 R – 构型或 S – 构型、左旋体或右旋体、顺式或反式

注意：还有一些药物有别名，如盐酸小檗碱是通用名称，黄连素为其别名等。

2. 化学名称的命名

药物化学结构复杂，但一般都是由基本骨架（母体）和基团（取代基）两部分组成。

如盐酸环丙沙星的基本骨架是喹啉酮环，而其周围的则为取代基（基团）。

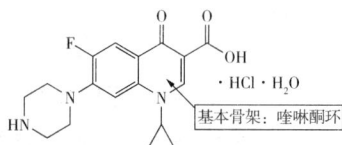

（1）基本骨架：有两类，一类脂环烃，另一类杂环。

（2）母环编号：①杂环编号：一般从杂原子开始；②优先顺序：氧 – 硫 – 氮。注意：吩噻嗪环不按规律编号。

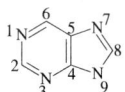

萘　　呋喃　　苯并噁唑

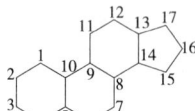

嘌呤　　甾烷　　吩噻嗪

（3）重要的基团和环：是学习药物化学最基本的知识，也是考试的重点，一定要认识，而且能够在药物结构中找出来，这是必须的！！！每类药物结构变化，变化以后的药物作用特点，是考试的关键点，要理解透彻！！！这部分内容对考试至关重要。下面是重要的基团和环：

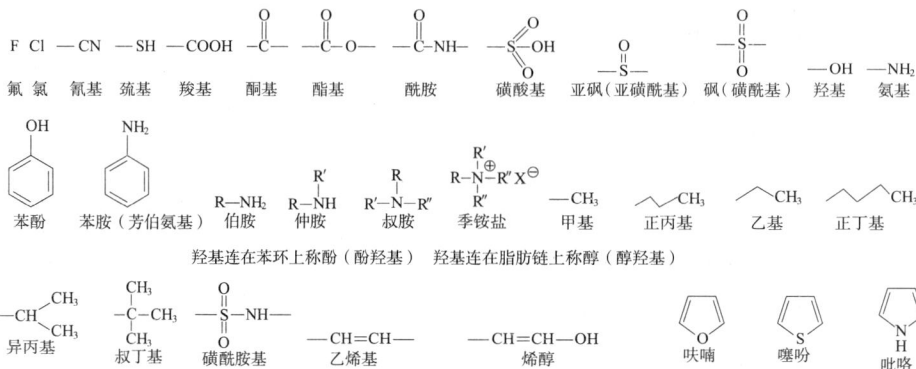

吡唑　咪唑　噁唑　噻唑　三氮唑　异噁唑　茚环　吲哚　苯并咪唑

嘌呤　吡啶　哌啶　哌嗪　嘧啶　苯　萘　蒽　菲

喹啉　异喹啉　吩噻嗪　肼　脲　胍

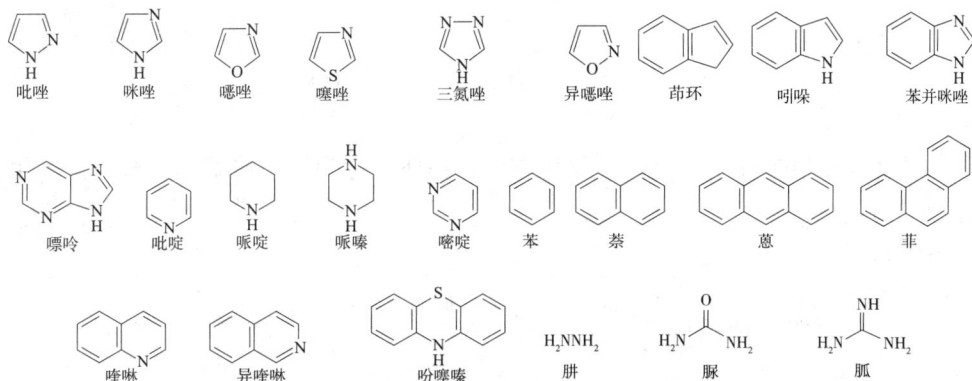

（4）药物的结构和命名举例

①化学名：$6-[D-(-)-2-$氨基$-$苯乙酰氨基]青霉烷酸

通用名：氨苄西林

基本骨架：β－内酰胺环并合氢化噻唑环

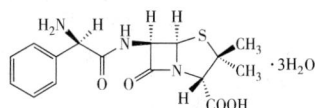

②化学名：$9-(2-$羟乙氧甲基)鸟嘌呤

通用名：阿昔洛韦

基本骨架：鸟嘌呤

常见药物的结构骨架

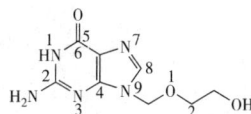

药物	结构骨架	药物	结构骨架
氨苄西林	β－内酰胺环	尼群地平	1,4－二氢吡啶环
环丙沙星	喹啉酮环	萘普生	萘环
地西泮	1,4－苯并二氮䓬环	雌激素类	雌甾烷
格列本脲	苯磺酰脲	阿托伐他汀	吡咯环
阿昔洛韦	鸟嘌呤	**氯丙嗪**	吩噻嗪环
茶碱	黄嘌呤	卡托普利	$L-$脯氨酸
肾上腺素	苯乙醇胺	**β受体阻断药**	芳氧丙醇胺
雄激素类、蛋白同化激素	雄甾烷	**孕激素类、皮质激素类**	孕甾烷
磺胺类	对氨基苯磺酰胺	奥美拉唑	苯并咪唑
非甾体抗炎药	芳基丙酸	苯巴比妥	环丙二酰脲（巴比妥）

注意：常考的是β－内酰胺环、喹啉酮环、鸟嘌呤环、吩噻嗪环、甾烷、萘环、嘧啶环、对氨基苯磺酰胺、苯并咪唑环等。

（5）如何认识结构

①认识重要基团和环是关键

②碳原子数目与命名

碳原子数目	1个	2个	3个	4个	5个	6个	7个	8个	9个	10个
对应名称	甲	乙	丙	丁	戊	己	庚	辛	壬	癸

举例如下：

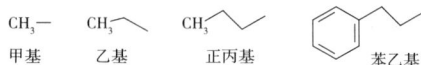

甲基　　　乙基　　　正丙基　　　苯乙基

③羟基连在脂肪链上称为醇，羟基连在芳香环上称为酚。羧基称为酸。含氮化合物称为胺类。

举例如下：

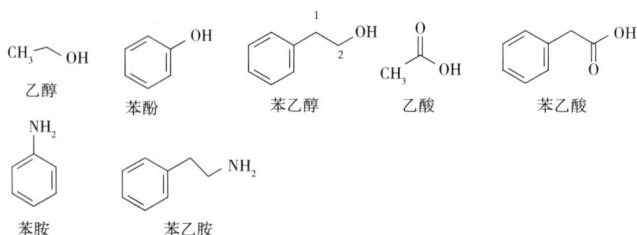

乙醇　　　苯酚　　　苯乙醇　　　乙酸　　　苯乙酸

苯胺　　　苯乙胺

④认识结构

举例一：含有苯乙醇胺结构的拟肾上腺素药物

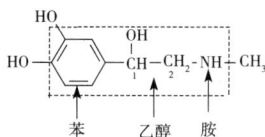

苯　乙醇　胺

举例二：含有苯丙氨酸结构的降血糖药物

酸
胺
丙
苯

举例三：含有烯丙基的阿片受体的完全拮抗药物

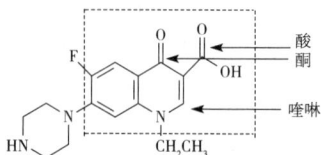

烯丙基

举例四：含有喹啉酮酸结构的抗菌药

酸
酮
喹啉

注意：考试时，根据题干给出的结构特点如环、基团等，在五个结构中找出来。

二、药物剂型与制剂

（一）剂型与制剂的概念

1. 剂型　为适应治疗、诊断或预防的需要而制成的药物的**应用形式**（如片剂等）。

2. 制剂 制剂是根据药典或药政管理部门批准的标准，为适应治疗、诊断或预防的需要而制成的药物应用形式的**具体品种**（如维生素 C 注射液、阿司匹林片等）。

（二）剂型的分类

1. 按形态学分类 直观、明确，对药品生产贮存有意义。但未考虑剂型的内在特点和给药途径。

（1）固体制剂：散剂、颗粒剂、胶囊剂、丸剂、片剂等。

（2）液体制剂：溶液剂、芳香水剂、注射剂等。

（3）半固体制剂：乳膏剂、糊剂等。

（4）气体制剂：气雾剂、部分吸入制剂。

2. 按给药途径分类 与临床使用密切结合，能反映出给药途径与应用方法对剂型制备的特殊要求。但无法体现具体剂型的内在特点。如氯化钠生理盐水，有注射剂、滴眼剂、滴鼻剂、灌肠剂。

（1）**经胃肠道给药**：即口服，经胃肠道吸收后发挥全身作用。**有首关效应，全身作用。**

（2）**不经胃肠道给药**：注射、皮肤、口腔、鼻腔、肺部、眼部、腔道给药。**有局部作用或全身作用。**

3. 按分散体系分类 用物理或化学的方法来阐明各类剂型的均匀性、稳定性和制法的要求，但不能反映出用药部位和用药方法对剂型的要求。

（1）真溶液类：如溶液剂、糖浆剂、甘油剂等。均相，稳定。

（2）胶体溶液类：如溶胶（非均相，不稳定）；胶浆剂（均相，稳定）。

（3）乳剂类：口服乳剂、静脉乳剂、乳膏剂等。非均相，不稳定。

（4）混悬液类：如混悬型洗剂、口服混悬剂、部分软膏剂等。非均相，不稳定。

（5）气体分散类：气雾剂、喷雾剂等。

（6）微粒类：微囊、微球、脂质体、纳米粒等。（靶向制剂）

（7）固体分散类：散剂、颗粒剂、片剂、胶囊剂等。

4. 按制法分类 该方法不能包含全部剂型（不常用）。如浸出制剂、无菌制剂等。

5. 按作用时间分类 能直接反应用药后起效快慢，有利于合理用药，但无法区别剂型之间的固有属性。有速释制剂、普通制剂、缓控释制剂等。

（三）药物剂型的重要性

1. 给药途径与剂型 药物剂型必须与给药途径相适应。

2. 药物制成剂型的重要性 剂型可以改变药物的：①作用**性质**：硫酸镁口服泻下，静注镇静；依沙吖啶注射引产，外用涂敷杀菌。②作用**速度**。③**降低毒副作用**，如氨茶碱由片剂改为栓剂。④产生**靶向**作用。⑤提高药物的**稳定性**。⑥影响药物的**疗效**。

（四）药用辅料

1. 概念 辅料是指在制剂处方设计时，为解决成型性、有效性、稳定性及安全性而加入处方中的**除主药外的一切药用物料的统称**（附加剂、赋形剂、基质等）。

2. 作用 药用辅料可以赋形、使制备过程顺利、稳定、提高疗效（胰酶肠溶片）、降低毒性（芸香油肠溶丸）、调节作用（胰酶肠溶片助消化脂肪；胰酶注射剂治疗胸腔积液、静脉炎、蛇伤）、增加病人的顺应性等。

3. 原则 满足制剂成型、安全、稳定、有效、方便、最低用量，无不良影响。

（五）药品的包装材料

1. 药品包装的含义

（1）**内包装**：指直接与药品接触的包装（如安瓿、铝箔等）。

（2）**外包装**：指内包装以外的包装（中包装和大包装）。保证药品质量。

2. 药品包装的作用

（1）**保护功能**：①阻隔作用；②缓冲作用。

（2）**方便应用**：①标签、说明书与标志介绍药品；②便于取用和分剂量（旅行保健盒内含风油精、去痛片、黄连素等；冠心病急救盒内装硝酸甘油片、速效救心丸、麝香保心丸等）。

（3）**商品宣传**：有助于显示药品的质量、生产水平，有助于营销宣传。

3. 药品的包装材料的分类

（1）按使用方式分为Ⅰ、Ⅱ、Ⅲ三类。

Ⅰ类：直接接触药品（如塑料输液瓶）。

Ⅱ类：直接接触药品，但便于清洗，消毒灭菌（如玻璃瓶、胶塞等）。

Ⅲ类：Ⅰ、Ⅱ类以外的药品包装（如铝盖等）。

（2）按形状分为容器、片材、袋、塞、盖等。

（3）按材料组成分为金属、玻璃、塑料、橡胶及上述成分的组合等。

4. 药品的包装材料的质量要求

（1）确认材料来源的一致性。

（2）检查**化学性能**：如各种杂质及添加物、增塑剂、抗氧剂等。

（3）检查**物理性能**：如密封性、水蒸气透过量；抗拉强度、延伸率；尺寸等。

（4）检查材料、容器的**生物安全性**（微生物、毒性、刺激性、内毒素等）。

5. 常用药品包装材料

（1）**玻璃药包材**

特点	①稳定；②密封好；③易清洗；④**耐热和高熔点**；⑤规格多；⑥透明；⑦商品化；⑧**价廉**，可回收 不足：**易碎**；不耐温度剧变；需清洗干燥；处理后影响稳定性与透明度；**质重**；能耗大
种类	高硼硅玻璃；**中硼硅玻璃**；**低硼硅玻璃**；钠钙玻璃
性质	①水侵蚀：Ⅰ类硼硅高耐水性；Ⅱ类表面耐水；Ⅲ类即钠钙玻璃，中耐水 ②酸侵蚀：硅酸盐玻璃**抗酸能力强**（氢氟酸和磷酸除外）；浓酸侵蚀能力低于稀酸 ③碱侵蚀：硅酸盐玻璃的**不耐碱**
注意事项	①**模制瓶**：价廉、强度高 ②**管制瓶**：质轻薄均匀、透明，价高易碎 ③**棕色避光** ④高硼硅 – 冻干粉针瓶 ⑤低硼硅不适合安瓿 ⑥**钠钙玻璃价廉，适合稳定性要求不高药品** ⑦琥珀色（棕色）受铁催化的药不能采用 ⑧蓝色和绿色光敏性药不能用

（2）塑料药包材

特点	①力学性质高；②稳定；③阻隔好；④**质轻**；⑤便于成型；⑥光学、印刷装饰好；⑦**成本低** 缺点：**耐热、寒性比玻璃差**；强度和硬度不高；**易透**；老化；缺少灭菌方法；不**易再生**
种类	①聚乙烯（**PE**）：HDPE、MDPE、LDPE、LLDPE 等，硬度逐渐↓，韧性逐渐↑。LLDPE 厚度↓，热封好 ②聚丙烯（**PP**）：最轻。**优于 PE**，更透明；防潮、阻气、防异味；为需高温灭菌的包装材料；但易老化；印刷性、耐寒、气密不良 ③聚氯乙烯（**PVC**）：**泡罩材料**。单体有毒、耐热差，需加稳定剂、增塑剂，无毒助剂等 ④聚偏二氯乙烯（**PVDC**）：高阻隔。耐化学性好；但比 PVC 热稳定性、耐老化差；单体有毒，价贵。与 PE、PP 等复合用 ⑤聚酯（**PET**）：**韧性最大**；稳定，**但不耐浓酸碱**；耐热、寒；**中等阻隔材料**；透明、遮紫外线；**但不耐高温**；带静电；热封性差。是口服液体制剂玻璃容器的良好替代品
应用及注意事项	**应用**：塑料瓶；塑料袋；复合包装材料 **注意事项**：但挥发性药品的逸出，塑料中组分被所接触的药品溶出

（3）金属药包材

特点	①**力学性优**；②**综合保护性好**；③成型性好；④美观；⑤**易再生**，污染小 不足：**稳定性及耐腐蚀性差**，影响质量与健康；**较重**，能耗大；**成本高**等
种类	①镀锡薄钢板（马口铁）：低碳薄钢板，塑性好，工艺性好。缺点：耐蚀性差，易生锈，**镀锡后能形成钝化膜可增强抗腐蚀能力**。**涂酚醛树脂**可装酸性制品，**涂环氧树脂**可装碱性制品 ②铝箔：可单用，多与纸、塑料膜等复合用。表面**镀锡或涂漆**可增加其防腐性。为高阻隔材料，装潢及导热好，易杀菌；无毒；卫生；耐热、寒性好。但**不可热封，不耐高温**
应用及注意事项	**应用**：铝箔、金属软管、喷雾罐 **金属软管**开启方便，易控制剂量，密闭性好，防污染；比塑料管阻隔好；需加入树脂内壁涂层；**盛装半固体的**糊剂、凝胶、乳膏或软膏用

（4）复合包装材料药包材

特点	①综合性能好；②耐水、耐油、耐药品；③阻隔、防护、强度、加工、耐热、耐寒等性能均改善；④装饰好，卫生；⑤适于单剂量；⑥降低成本，但回收再利用差
种类	内层要求无毒无味、惰性，热封性或黏合性好，用 **PE、CPP、EVA** 等 外层要求光学性与装潢性，耐热、耐摩擦、强度好，**用 BOPET、BOPP、纸、PT、BOPA 等**；加高阻隔层数可提高阻隔性 **中隔层用镀铝膜、EVOH、PVDC** 等防气、液渗透 塑料与铝箔无相容性，必须使用黏合剂
应用及注意事项	①**泡罩包装**：适用于固体制剂药品包装 ②**条形包装**：易撕，方便，阻隔好，保质期长；环保；用于泡腾剂、胶囊等药品 不足：效率低、容积大。成本与玻璃容器相当

三、药物稳定性及药品有效期

药物稳定性是指原料药及其制剂保持其物理化学、生物学及微生物学性质的能力。

研究目的，为制剂生产、包装、贮存、运送**条件**的确定和**有效期**的建立提供科学依据。包括**化学、物理和生物学稳定性**三个方面，主要研究化学稳定性。

（一）药物的化学降解途径

1. 水解

（1）**酯类**：**盐酸普鲁卡因、盐酸丁（可）卡因、溴丙胺太林、硫酸阿托品、氢溴酸后马托品，硝酸毛果芸香碱、华法林钠等**（内酯结构）。

（2）**酰胺类**：**青霉素、头孢菌素、氯霉素**、巴比妥类、利多卡因、对乙酰氨基酚。

（3）**其他类**：阿糖胞苷、维生素 B、地西泮、碘苷等。

2. 氧化

（1）**酚类**：肾上腺素、左旋多巴、吗啡、水杨酸钠等。

（2）**烯醇类**：维生素 C 等。

（3）**其他**：①芳胺类：磺胺嘧啶钠；②吡唑酮类：氨基比林、安乃近等；③噻嗪类：**盐酸氯丙嗪（异丙嗪）**；④含碳碳双键：维生素 A、维生素 D 的氧化。

3. 其他　左肾上腺素外消旋、毛果芸香碱差向异构、维生素 A 反式变顺时等**异构化**；氨苄西林钠、塞替派等**聚合**；对氨基水杨酸钠等**脱羧**。

（二）影响药物制剂降解的因素

1. 处方因素

（1）**pH**：每个药物都有一个最稳定的 pH_m。

（2）**广义酸碱催化（缓冲剂）**：缓冲剂浓度越大，催化速度越快。

（3）**溶剂**：介电常数 ε 对药物水解影响较大。$\lg K = \lg K_\infty - \dfrac{K' Z_A Z_B}{\varepsilon}$。**对于同电荷反应，溶剂介电常数 ε 下降，反应速度下降**。可选乙醇、丙二醇、甘油、非水溶剂为溶剂。如丙二醇使注射剂稳定性提高。

（4）**离子强度**：$\lg K = \lg K_0 + 1.02 Z_A Z_B \sqrt{\mu}$。**对于同电荷反应，药物的离子强度 μ 增加，反应速度加快**。

（5）**表面活性剂**：加表面活性剂使易水解的药物稳定性增加（如十二烷基硫酸钠使苯佐卡因稳定）。但有的表面活性剂加快药物的降解（吐温 80 使维生素 D 稳定性下降）。

（6）**基质和赋形剂**：润滑剂硬脂酸镁加快阿司匹林的水解，只能用滑石粉或硬脂酸。

2. 环境因素

（1）**温度**：温度升高，反应速度加快。符合 Arrhenius 公式。

（2）**光线**：激发药物氧化反应。酚类药物肾上腺素、吗啡、苯酚、可待因在光线下易氧化。对光敏感的药物有**硝普钠、异（氯）丙嗪、核黄素、氢化可的松、叶酸、泼尼松、维生素 A、维生素 B、辅酶 Q10** 等，需遮光保存。

（3）**空气中的氧**：①由水带入；②容器内留。**通入惰性气体 N_2 或 CO_2 置换**。

（4）**金属离子**：催化氧化作用。加入 $EDTA - Na_2$ 金属离子络合剂。

（5）**湿度和水分**：对固体制剂稳定性影响大。药物临界相对湿度（CRH）越小，越容易吸湿。

（6）**包装材料**：玻璃、塑料、金属、橡胶材料影响稳定性。

（三）药物制剂稳定化方法

（1）控制温度。

（2）调节 pH。

（3）改变溶剂。

（4）控制水分和湿度。

（5）遮光。

（6）驱逐氧气（用氮气或二氧化碳，固体也可以用真空包装）。

（7）加抗氧剂或金属离子络合剂。常用的抗氧剂有：①**水溶性抗氧剂**：酸性溶液中加亚硫酸氢钠、焦亚硫酸钠、维生素 C，碱性溶液中加硫代硫酸钠、亚硫酸钠，硫脲为中性，半胱氨酸在注射剂中用。②**油溶性抗氧剂**：叔丁基对羟基茴香醚（BHA）、2,6 - 二叔丁基对甲酚（BHT）、维生素 E 等。

金属离子络合剂有 $EDTA - 2Na$、枸橼酸、酒石酸等。

（8）**药物制剂稳定化的其他方法如下**：①**改进剂型与生产工艺**：片剂、颗粒剂、青霉素等**制成固体制剂**及头孢菌素粉针剂、硝酸甘油膜剂。维生素 A、维生素 C、$FeSO_4$ **微囊化**；盐酸异丙嗪、苯佐卡因 **β - CD 包合**。氯（异）丙嗪、对氨基水杨酸钠**包衣**。维生素 C 直接压片并包衣。②**制成稳定的衍生物**：制成难溶性的盐、酯、酰胺类或高熔点衍生物及制成前体药。③**加入干燥剂及改善包装**：用3%二氧化硅做干燥剂提高阿司匹林的稳定性。

（四）药品的有效期

1. **定义**　药品的有效期是指该药品被批准使用的期限，表示该药品在规定的贮存条件下能够保证质量的期限。常用**药物降解10%所需的时间**表示。$t_{0.9} = 0.1054/k$。

2. **表示方法**　按年月日顺序标注。

（1）有效期至×××年×月或有效期至××××年×月×日。

（2）有效期至×××.×.×.或有效期至×××/××/××。

如某药品有效期是24个月，生产日期2006年07月09日，则"有效期至2008年07月08日"或"有效期至2008年06月"。

第二节　药品质量标准

（历年参考分值为5～7分）

要点提示

①药品标准体系组成；②《中国药典》的主要结构与内容；③药品标准质量要求。

一、药品标准体系

（一）我国药品标准体系的组成

国家药品标准：是国家强制执行的质量标准。是药品生产、经营、使用、检验和监督管理共同遵循的法律依据。没有国家标准的，应当符合经核准的药品质量标准。

组成：《中华人民共和国药典》与《药品标准》、药品注册标准和企业药品标准。

1. **《中国药典》（ChP）** 国家药典委员会制定和修订。现行版为 **2020 年版**，是第 11 版药典。**包括四部**。

一部中药：①中药包括收载药材和饮片；②植物油脂和提取物；③成方制剂和单味制剂。

二部化学药品：①化学药品、抗生素、生化药品及各类药物制剂（列于原料药之后）；②放射性药物制剂。

三部生物制品：①预防类、治疗类、体内诊断类和体外诊断类品种；②生物制品通则、总论和通则。

四部：收载通则和药用辅料。

2. **药品注册标准** 指由国务院药品监督管理部门（NMPA）核准给申请人特定药品的质量标准（"核准标准"），生产该药品的企业应执行该注册标准。**药品注册标准不得低于国家药品标准的相关规定**。

3. **企业药品标准** 即生产企业**出厂放行规程**（或"**企业内控标准**"），仅在本企业发挥作用，属非法定标准。其检验项目、方法同国家标准或注册标准，但指标限度的**要求等于或高于国家药品标准或药品注册标准**。如"炽灼残渣""重金属"按照国家药品标准执行；"有关物质"等要求高于国家药品标准。

（二）国际药品标准

"人用药品注册技术要求国际协调理事会"（**ICH**），由美国、欧盟和日本发起。

	USP（美国药典）	EP（欧洲药典）	JP（日本药典）
最新版	**USP42 – NF37**	第 10 版（EP 10.0）	17 版
执行日	2019.5.1	2020.1.1	2016.4.1
基本内容	有凡例、通则、标准正文。USP 载原料药和制剂，NF 载辅料和食品补充剂。包括：①法定名称、结构式、分子式、分子量、化学名、**CA 登记号等**；②包装与贮藏、标签、USP 标准物质等附加要求；③鉴别、检查和含测与限度要求	1 卷为凡例与通则；2～3 卷为标准正文。包括：法定名称、结构式、分子式、分子量、**CA 登记号**、定义（化学名称与含量限度）、特性（相当于性状，包括外观与溶解度）、鉴别、检查、含量测定、贮藏、杂质结构式与化学名称	凡例、通则、标准正文、红外、紫外光谱集、一般信息、附录。原料药依次列有：英文名称（INN 名称）、日文名称、结构式、分子式和分子量、化学名称及 **CA 登记号**、含量限度、性状、鉴别、物理常数、检查、含量测定、**容器与贮藏**，少量品种有有效期；制剂正文有：英文名称、日文名称、含量限度、制法、鉴别、检查、含量测定、容器与贮藏
特征	每年 1 版	3 年 1 版，**不载制剂**	5 年 1 版

二、药品标准质量要求

（一）《中国药典》标准体系

国家药品标准由凡例与正文及其引用的通则共同构成。

组成		内容
凡例		凡例对《中国药典》正文、通则与药品质量检定有关**共性问题**统一规定，在正文之前。具有法定的约束力。包括：①总则；②正文；③通则；④名称与编排；⑤项目与要求；⑥检验方法和限度；⑦标准品与对照品；⑧计量；⑨精确度；⑩试药、试液、指示剂；⑪动物试验；⑫说明书、包装和标签
通则 （通则是对药品质量指标的检测方法或原则统一规定）	制剂通则其他通则	规定各剂型的基本要求。包括定义、基本要求和常规的检查项目。如片剂的定义、分类、"重量差异""崩解时限""发泡量""分散均匀性""微生物限度"及其检查方法与限度要求等
	通用分析与检测方法	系各正文品种进行**相同检查项目的检测时所应采用的统一的设备、程序、方法及限度等**。通用分析如高效液相色谱法；检测方法如熔点测定法、氧瓶燃烧法、维生素、抗生素微生物、氯化钠测定法；光谱、色谱、物理常数、限量、特性检查法；生物学、中药、生物制品相关检查法、含量测定法、化学残留物测定法、微生物检查法、生物活性/效价测定法、试药与标准物质等
	指导原则	系为执行药典、考察药品质量、起草与复核药品标准等所制定的指导性规定，**不作为强制的法定标准**。药物与制剂稳定性试验、人体生物利用度和生物等效性试验、药品晶型研究及晶型质量控制、药品质量标准分析方法验证指导原则（包括：专属性、准确度、精密度、检测限、定量限、线性、范围与耐用性）、药品杂质分析、药物引湿性试验、近红外分光光度法、国家药品标准物质制备指导原则等
正文		**基本信息**：包括品名、结构式、分子式、分子量、来源或化学名称、含量或效价限度、处方、制法 **技术规格**：为药品标准的主体。包括：性状、鉴别、检查、含量测定 **附加事项**：（他项要求）。包括：类别、规格、贮藏、杂质信息

注意：《中国药典》收载的凡例与通则对未载入本版《中国药典》但经国务院药品监督管理部门颁布的其他药品标准具有同等效力。

（二）《中国药典》基本要求

1. 性状

（1）**外观性状**：药品色泽和外观（包括形态和臭味）作一般性的描述。

（2）**溶解度**：溶解度是药品的一种物理性质。"极易溶解""易溶""溶解""略溶""微溶""极微溶解""几乎不溶或不溶"等。

（3）**物理常数**：是药品的特征常数，**不仅鉴别药物，也反映药品的纯度**。包括相对密度、黏度、比旋度、熔点、凝点、馏程、折光率、吸收系数、碘值、皂化值和酸值等。

1）**熔点**：供试品在初熔至终熔时的温度，毛细管法测定。初熔与终熔的温度差值称熔距，**熔距反映供试品的纯度**。纯度下降，会导致熔点下降、熔距增长。如马来酸氯苯那敏的熔点为 131.5℃ ~135℃。

2）**旋光度**：当平面偏振光通过含有某些光学活性物质的液体或溶液时，能引起旋光现象，使偏振光的振动平面向左或向右旋转，旋转的度数称为旋光度（α）。有右旋（＋）、左旋（－）。**旋光度与其化学结构，供试品溶液的浓度、光路长度以及测定时的温度和偏振光的波长有关。**

比旋度：偏振光透过长 1dm，且每 1ml 中含有旋光物质 1g 的溶液，在一定波长与温度下，测得的旋光度。《中国药典》规定 20℃，钠光谱 D 线 589.3nm 作光源，以 $[\alpha]_D^{20}$ 表示。

2. **鉴别**　指用规定的试验方法辨识药品与名称的一致性，**即辨识药品的真伪。**

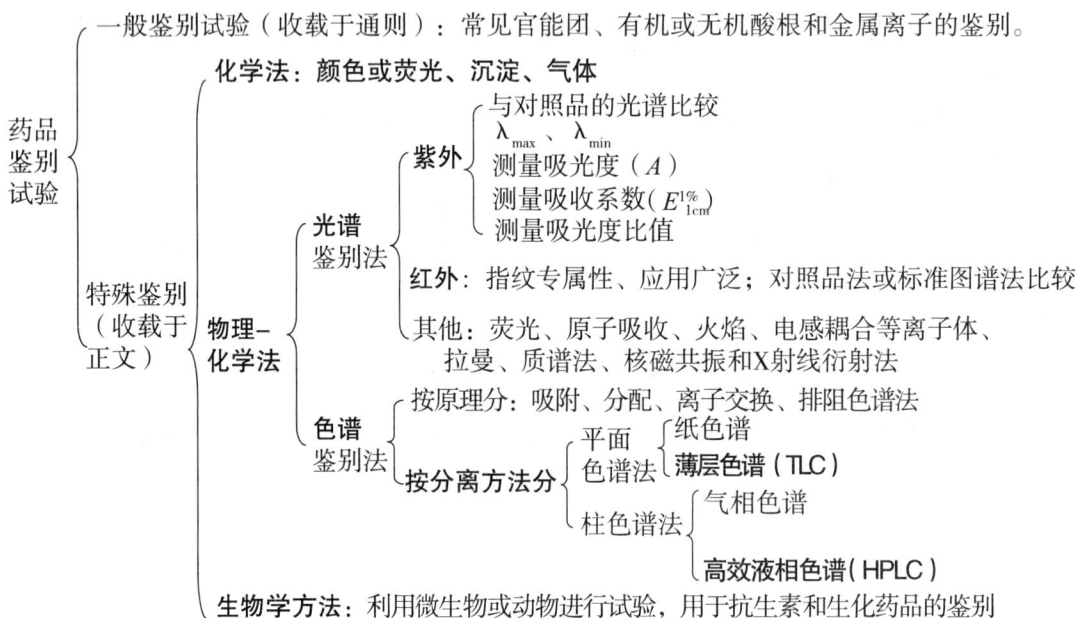

药品鉴别试验

- 一般鉴别试验（收载于通则）：常见官能团、有机或无机酸根和金属离子的鉴别。
- 特殊鉴别（收载于正文）
  - 化学法：**颜色或荧光、沉淀、气体**
  - 物理-化学法
    - 光谱鉴别法
      - 紫外
        - 与对照品的光谱比较
        - λ_{max}、λ_{min}
        - 测量吸光度（A）
        - 测量吸收系数（$E_{1cm}^{1\%}$）
        - 测量吸光度比值
      - 红外：指纹专属性、应用广泛；对照品法或标准图谱法比较
      - 其他：荧光、原子吸收、火焰、电感耦合等离子体、拉曼、质谱法、核磁共振和X射线衍射法
    - 色谱鉴别法
      - 按原理分：吸附、分配、离子交换、排阻色谱法
      - 按分离方法分
        - 平面色谱法
          - 纸色谱
          - **薄层色谱（TLC）**
        - 柱色谱法
          - 气相色谱
          - **高效液相色谱（HPLC）**
  - 生物学方法：利用微生物或动物进行试验，用于抗生素和生化药品的鉴别

（1）**化学鉴别法**

①颜色反应：如酚羟基＋三氯化铁→紫堇色。

②沉淀反应：葡萄糖＋碱性酒石酸→氧化亚铜↓。

③气体生成：尼可刹米＋氢氧化钠，加热，产生二乙胺臭气。

④荧光反应：维生素 B_1 在碱性下与铁氰化钾反应生成具有蓝色荧光的硫色素。

（2）**光谱鉴别法**：采用分光光度法，与对照品光谱比较。

①**紫外－可见分光光度法**：测药物最大或最小吸收波长，吸光度或吸收系数鉴别。

②**红外分光光度法（IR）**：**具有指纹专属性**，采用对照品法或标准图谱法进行比较鉴别。

（3）**色谱鉴别法**：色谱法是一种物理或物理化学分离分析方法，**系将混合物中各组分分离后在线或离线分析的方法。**

特点：高灵敏度、高选择性、高效能、应用范围广。

①高效液相色谱法（HPLC，常用）：用保留时间 t_R 作为鉴别依据，色谱峰保留时间 t_R 与对照品主峰 t_R 比较进行应一致。

②薄层色谱法（TLC，备选）：供试品点样，展开与检视。供试品主斑点位置 R_f 与对照品主斑点位置一致。大小与颜色（或荧光）的深浅也应大致相同。

（4）生物学方法：利用微生物或实验动物对抗生素和生化药品的鉴别。

3. 检查

药品检查
- 检查内容：安全性、有效性、均一性、纯度
- 检查项目
  - 一般检查（通则中）
    - 限量检查法：一般杂质检查；特殊杂质检查
    - 特性检查法：崩解时限；溶出度与释放度；含量均匀度；结晶性检查法
    - 生物学检查法：无菌；异常毒性；热原、细菌内毒素；过敏反应
  - 特殊检查（收载在正文中）

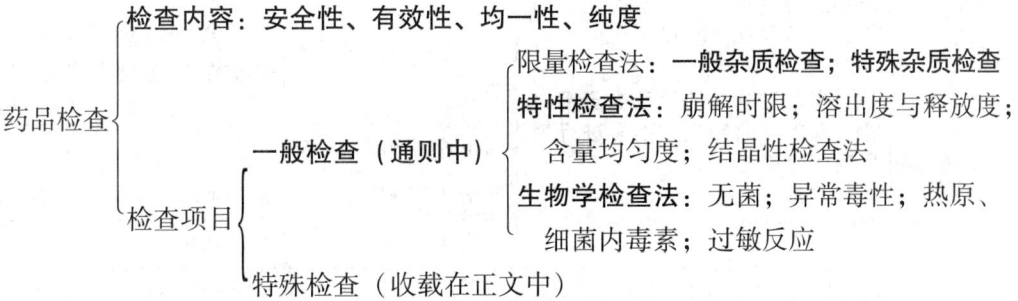

（1）限量检查法：系检查药品中的杂质是否超过限量规定；是药品纯度检查（也称杂质检查）。用对照法与供试品同法操作，判定供试品中该杂质是否超限。

1）一般杂质检查法：是自然界分布广泛、药品生产过程中容易引入的杂质。

如氯化物、重金属（以铅为代表，限量通常为百万分之十）；砷盐（As）（限量通常为百万分之一）；干燥失重（检查药品中微量水分，失重限度一般为 0.5%）；水分（含水量较高的药品，用费休氏法测定）；炽灼残渣（检查药品中能与硫酸生成硫酸盐的无机杂质，残渣限量通常为 0.1%）；残留溶剂（气相色谱法测定，毛细管顶空进样，等温法、升温法和溶液直接进样法）。药物中第三类有机溶剂的残留量限度为 0.5%。

2）特殊杂质检查法：指特定药品在其生产和贮藏过程中引入的杂质。

①特定杂质：按规定工艺生产的药品中存在的。

②非特定杂质：贮藏过程中可能因不同条件发生降解而产生的。

部分已知的特定杂质单独列项（阿司匹林中的"游离水杨酸"、对乙酰氨基酚中"对氯苯乙酰胺"、盐酸普鲁卡因中"对氨基苯甲酸"、异烟肼中"游离肼"、硫酸阿托品中"莨菪碱"、青霉素钠中"青霉素聚合物"、肾上腺素中"酮体"等）；部分特定杂质与非特定杂质一并检查（称"有关物质"）；少数特殊杂质用其他命名检查，如硫酸奎宁检查"其他金鸡纳碱"；盐酸四环素检查"杂质吸光度"等。

（2）特性检查法：反映药品的安全性、有效性与均一性。

《中国药典》收载溶液颜色、澄清度、不溶性微粒、可见异物、崩解时限、溶出度与释放度、含量均匀度、最低装量法、结晶性、粒度和粒度分布等 18 项检查或测定法。如：

类别	含义	类型	时间
崩解时限	指口服固体制剂在规定条件下全部崩解溶散或成碎粒，除不溶性包衣材料或破碎的胶囊壳外，应全部通过筛网。除另有规定外，取供试品 **6** 片，在规定的时间内全部崩解。如有 **1** 片不能完全崩解，应另取 **6** 片复试，均应符合规定 **除另有规定外，凡规定检查溶出度、释放度的制剂，不再进行崩解时限检查**	**普通片**	15 分钟内
		薄膜衣片、硬胶囊、滴丸剂	30 分钟内
		糖衣片、软胶囊	60 分钟内
		肠溶片	在盐酸溶液 2h 不得有裂缝、崩解或软化现象；在磷酸盐缓冲液（pH 6.8）中 1 小时应全部崩解
		含片	不应在 10 分钟全部崩解或溶化
		舌下片、泡腾片	5 分钟内
		可溶片、分散片	3 分钟内
		口崩片	1 分钟内
溶出度与释放度	溶出度系指活性药物从片剂、胶囊剂或颗粒剂等普通制剂在规定条件下溶出的速率和程度，在缓释制剂、控释制剂、肠溶制剂及透皮贴剂等制剂中也称释放度	**篮法、桨法、小杯法、桨碟法、转筒法、流池法和往复筒法**	
含量均匀度	用于检查单剂量的固体、半固体和非均相液体制剂含量符合标示量的程度 **凡检查含量均匀度的制剂，一般不再检查重（装）量差异；当全部主成分均进行含量均匀度检查时，复方制剂一般不再检查重（装）量差异**	**单剂标示量小于25mg 或主药含量小于每一个单剂重量25%者；采用混粉工艺的注射用无菌粉末；内充非均相溶液的软胶囊；单剂量包装的口服混悬液、透皮贴剂和栓剂等均应检查含量均匀度** 复方制剂仅检查符合上述条件的组分，多种维生素或微量元素一般不检查含量均匀度	
结晶性	偏光显微镜法或 X 射线粉末衍射法		

4. 含量或效价测定

（1）含量或效价限度的规定

1）原料药：含量限度用有效物质所占的重量百分数（%）表示。将药品的含量换算成干燥品或无水物的含量。当含量限度未规定上限时，**系指不超过 101.0%**。

"效价测定"指抗生素或生化药品含量限度用效价单位表示。如硫酸庆大霉素效价按无水物计算，每 1mg 的效价不得少于 590 庆大霉素单位。

2）制剂：含量（效价）的限度一般用含量占标示量的百分率来表示。

（2）含量或效价限度的测定方法

药品含量测定方法

- 化学分析法
  - 重量分析法
  - 容量分析（滴定分析）：电位滴定法与永停滴定法、非水溶液滴定法、氧瓶燃烧法、氮测定法等 10 种
- 仪器分析法
  - 光谱法：紫外 - 可见光分光光度法、荧光分光光度法、原子吸收分光光度法等 12 种
  - 色谱法：高效液相色谱法 [以峰面积（A）或峰高（h）为含量测定的依据]、气相色谱法等 11 种
- 生物活性测定法
  - 抗生素微生物：管碟法、浊度法
  - 细胞色素 C 活力测定法、玻璃酸酶测定法、肝素生物测定法、胰岛素生物测定法、生长激素生物测定法等 17 种

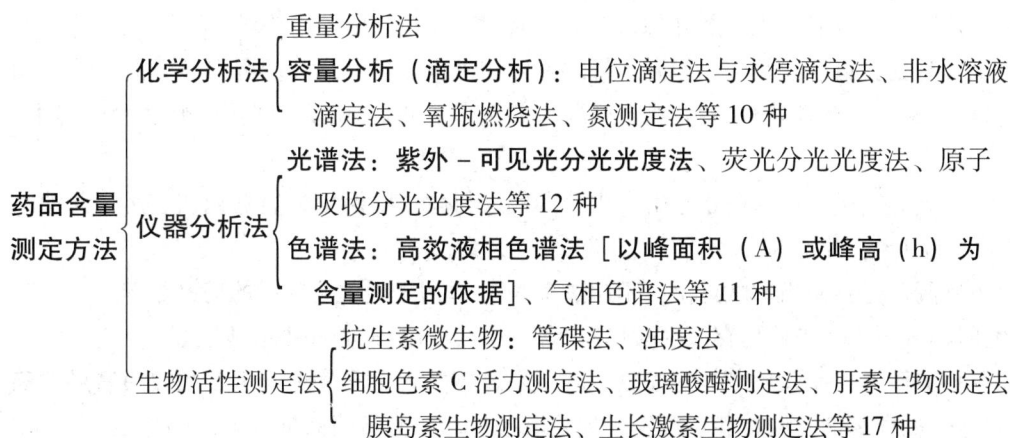

① **一般要求**：操作简便，结果准确、重现性好。

② **首选方法**：原料药首选滴定分析法（精密度高、准确性好）。**药物制剂首选色谱分析法**（强调灵敏度和专属性或选择性）。辅料不干扰时也可用光谱分析法。

③ **高效液相色谱法适用性试验**：考察色谱柱的理论板数（n）；分离度（R 应大于 1.5）；拖尾因子（T）；灵敏度 [定量限（LOQ）：信噪比（S/N）应不小于 10]；重复性（连续进样 5 次，峰面积测量值的 RSD 应不大于 2.0%）等**五个参数**。

④ **抗生素微生物检定法**：根据量反应平行线原理设计，有管碟法与浊度法。

⑤ **标准物质**：用于校准设备、评价测量方法、给供试药品赋值或者鉴别用的物质。分为标准品、对照品、对照药材、对照提取物、参考品，均应按其标签或使用说明书的规定使用和贮藏。

对照品：用理化方法进行鉴别、检查或含量测定时所用的标准物质，一般按纯度（%）计。如 UV。

标准品：用于生物检定或效价测定的标准物质，其特性量值按效价单位（U）或重量单位（μg）计。

5. 附加事项 为药品临床合理使用与贮藏提供信息。为药品质量的**他项要求**。

（1）**规格**：制剂的规格是**指每单位制剂中含有主药的重量（或效价）或含量（%）或装量**。如阿司匹林片"规格 0.1g"系指每片中含阿司匹林 0.1g；硫酸庆大霉素片"规格 20mg（2 万单位）"系指每片中含庆大霉素 20mg 或 2 万单位；硫酸庆大霉素注射液"规格 1ml：20mg（2 万单位）"系指每支注射液的装量为 1ml，其中含庆大霉素 20mg 或 2 万单位。

对于列有处方的制剂，也可规定浓度或装量规格。如葡萄糖酸钙口服溶液"规格 10%"；复方葡萄糖酸钙口服溶液"规格 每 10ml 含钙元素 110mg"；复方乳酸钠葡萄糖注射液"规格 500ml"等。

（2）**贮藏**

1）**避光**：指**避免日光直射**。药品贮藏的基本要求。

2）**遮光**：指用**不透光**的容器包装，如棕色或黑纸包裹、半透明容器。用于遇光不稳定的药品。如二氢吡啶类药物及其制剂、维生素 A 及其制剂、盐酸异丙嗪、异烟肼、盐酸四环素等。

3）**密闭**：可防止尘土及异物进入的容器包装。包装的基本要求。

4）**密封**：**可防止风化、吸潮、挥发**或异物进入的容器包装。用于有引湿性或遇湿气易水解的、具有挥发性或易风化的药品的包装，如乙琥胺、阿司匹林、水合氯醛、氨茶碱等。

5）**熔封或严封**：**可防止空气、水分的侵入与微生物污染**的容器包装。**用于无菌制剂**。如注射剂、冲洗剂。

6）**阴凉处**：系指贮藏处温度**不超过20℃**。**适用于对温度敏感的药品贮存**。如锭剂应密闭、置阴凉干燥处贮存。丙酸倍氯米松乳膏、抗生素类如头孢地尼等。

7）**凉暗处**：系指贮藏处**避光且温度不超过20℃**。用于对光与温度均较为敏感的药品贮存。如气雾剂、软胶囊、抗生素类要求密封、在凉暗处保存。

8）**冷处**：系指贮藏处温度为**2℃～10℃**。**用于遇热不稳定的药品**。如阿法骨化醇，要求遮光、充氮、密封、冷处保存；门冬酰胺酶（埃希）、生长抑素等2℃～8℃保存和运输。重组人胰岛素遮光、密闭、在－15℃以下保存；重组人生长激素密闭、2℃～8℃保存，其溶液－20℃保存。

9）**常温**：系指温度为**10℃～30℃**。除另有规定外，一般系指于常温保存。

（3）**制剂**：原料药正文标准中记载的制剂系指该品种在本版药典中收载的剂型类别。

（4）**杂质信息**：指该品种按规定工艺路线生产时，其成品中可能残留、并要求加以控制的有关杂质。如马来酸依那普利的杂质Ⅰ（依那普利拉）和杂质Ⅱ（依那普利双酮）；乙胺利福异烟片的异烟肼利福平腙等。

第三节　药品质量保证

（历年参考分值2～3分）

要点提示

①药品质量研究：创新药研究（重点稳定性试验）、仿制药药质量的一致性评价；②药品质量检验：药品检验的分类、检验工作基本程序；③体内药物检测：生物样品种类、生物样品测定法、药动学参数测定与生物等效性评价。

一、药品质量研究

（一）创新药质量研究

分三部分：结构确证、分析方法建立与验证、**稳定性考察**。

结构确证包括：

①一般项目：元素分析（质谱、热分析法等）；金属盐类（原子吸收或电感耦合等离子质谱法）

②手性药物：旋光度法、柱色谱法、X射线衍射法，旋光色散或圆二色谱法。

③**药物晶型**：**晶型不同而具有不同的溶解度、稳定性、生物利用度和/或生物活性**，如棕榈氯霉素A晶型稳定，生物活性低；B晶型亚稳，生物活性高；C晶型不稳，可以转化为A晶型。《中国药典》用IR法检查棕榈氯霉素混悬液中A晶型含量限度。

④结晶溶剂：热分析法结合干燥失重、水分或 X 射线衍射法等方法。

《中国药典》通则收载的药品注册相关技术若干指导原则：

1. 药品特性检查指导原则

（1）药品**晶型研究**及晶型质量控制指导原则：以**溶解度**或溶出度评价。

（2）药物**引湿性试验**指导原则：指在一定温度及湿度条件下该物质吸收水分能力。试验结果作为选择适宜的药品包装和贮存条件的参考。①潮解：吸足量水分形成液体；②极具引湿性：引湿增重 ≥ 15%；③有引湿性：2% ＜ 增重 ＜15%；④略有引湿性：0.2% ＜增重 ＜2%；⑤无引湿性：增量 ＜0.2% 。

2. 药品杂质分析指导原则

（1）杂质的分类：①按特性分：有机杂质、无机杂质、有机挥发性杂质。②按来源分：一般杂质和特殊杂质。③按毒性分：毒性杂质（重金属、砷盐）和信号杂质（氯化物、硫酸盐等）。

（2）杂质检查项目的确定：新原料药和新制剂中的杂质，按有关新药申报要求，进行安全性评价。在原料中已控制的杂质，在制剂中一般不再控制。《中国药典》规定，药物中未定性或未确证结构的杂质应小于 0.1% 。

3. 注射剂安全性检查法应用指导原则 包括**异常毒性、细菌内毒素（或热原）、降压物质（包括组胺类物质）、过敏反应、溶血与凝聚等项**。内毒素与热原检查项目间、降压物质与组胺类物质检查项目间，可以根据适用性研究结果相互替代。

（1）注射剂安全性检查项目的设定

1）静脉用注射剂：均设细菌内毒素（或热原）检查项（化学药首选内毒素检查；中药首选热原检查项）。必要时设异常毒性、过敏反应、降血压物质（特别是中药注射剂），设立降压物质或组胺类物质检查项。中药注射剂应考虑设溶血与凝聚检查项。

2）肌内注射用注射剂：符合上述情况的，也要设立异常毒性、过敏反应、易污染的设细菌内毒素检查项。

3）特殊途径的注射剂：椎管内、腹腔、眼内等注射剂，安全性检查项目一般应符合静脉用注射剂的要求，必要时应增加刺激性检查、细胞毒性检查。

4）注射剂用辅料：根据来源、性质、用途、用法用量，设立必要的安全性检查项目。

5）其他：原料和生产工艺特殊的注射剂必要时应增加病毒检查、细胞毒性检查等。

（2）**安全性检查方法**

检查项目	异常毒性	细菌内毒素（或热原）	降压物质	组胺类物质	过敏反应	溶血与凝聚
实验动物	小鼠	鲎试剂（或家兔）	麻醉猫	离体豚鼠回肠	豚鼠	兔红细胞混悬液

4. 药品稳定性试验指导原则 为药品的生产、包装、贮存、运输**条件**提供科学依据，通过试验建立药品的**有效期**。

（1）**影响因素试验**（原料与制剂）：为处方设计与工艺及包装**条件提供依据**。

①**高温试验：温度高于加速试验 10℃以上**，第 0 天、5 天、10 天、30 天观察重点项目。

②高湿试验：相对湿度 **90%±5%**，第 0 天、5 天、10 天观察重点项目。

③强光照射试验：照度为 **4500Lx±500Lx**，D65/ID65 发射标准的光源或同时暴露于冷白荧光灯和近紫外光灯下；第 0 天、5 天、10 天观察重点项目。

（2）**加速试验**：在超常条件下进行试验，**预测有效期**，在试验条件下放置 6 个月。检测包括初始和末次的 3 个时间点（如 0、3、6 个月）。

（3）**长期试验（留样观察法）：确定有效期**，在试验条件下放置 12 个月。每 3 个月取样考察检测。然后仍需继续在 18 个月、24 个月、36 个月取样检测。将结果与 0 个月比较以确定药品的有效期。

加速试验与长期试验具体试验条件见下表。

	温度	相对湿度	温度敏感性药品	拟冷冻药品	半透容器药品	不耐热药品
加速试验	**40℃±2℃**	**75%±5%**	25℃±2℃ 60%±5%	5℃±3℃ 或 25℃±2℃	40℃±2℃、25%±5%	30℃±2℃ 65%±5%
长期试验	北 **25℃±2℃** 南 **30℃±2℃**	北 **60%±10%** 南 **65%±5%**	5℃±3℃	−20℃±5℃	25℃±2℃、40%±5% 或 30℃±2℃、35%±5%	

（二）仿制药质量一致性评价

包括**安全性**与**有效性**评价。

1. 药品晶型与杂质模式研究

（1）药品晶型研究：仿制药品晶型与已上市药物一致，评价有效性。

（2）药品杂质研究：评价安全性。

2. 药物溶出度评价 采用试验制剂与参比制剂在不同溶出介质中的溶出度一致性进行评价。取样量分别为 6 片。

（1）溶出介质选择：①成分稳定药：除水外，还有 pH 1.2、4.5 和 6.8 的介质；②受 pH 影响大药物：必要时 pH 可细分至 0.5。③肠溶制剂：选择 pH 1.2、4.5、6.0 和 6.8 的介质。

（2）**溶出曲线相似性的比较**：多采用非模型依赖法中的相似因子（f_2）法。

（3）**采用相似因子（f_2）法比较溶出曲线相似性的要求：用 3～4 个或更多取样点**，满足下列条件：①在完全相同的条件下对试验制剂和参比制剂的溶出曲线进行测定。②两条溶出曲线的取样点应相同。时间点选取应尽可能以溶出量等分为原则，并兼顾整数点，但溶出量在 85% 以上的时间点仅能选取 1 个。③第 1 个时间点溶出结果的相对标准偏差 <20%，自第二个至最后时间点溶出结果的相对标准偏差 <10%。

（4）**溶出曲线相似性判定标准**：①高溶解性和高渗透性的药物，参比制剂与试验制剂均在 **15 分钟时，平均溶出量都不低于 85%**，或与参比制剂平均溶出量的差值 ≤10%，认为溶出曲线相似。②除另有规定外，两条**溶出曲线相似因子（f_2）数值 ≥50**，认为具有相似性。如头孢呋辛酯需检查"溶出度"，《中国药典》规定"15 分钟时为标示量的 60%；45 分钟时为标示量的 75%"，其片剂在 4 种常用介质中的标准溶出度行为见图 1−1，将试验制剂与参比制剂的平均溶出量比较 [**12 片（粒）的均值**]，评判不同厂商产品质量一致性的。

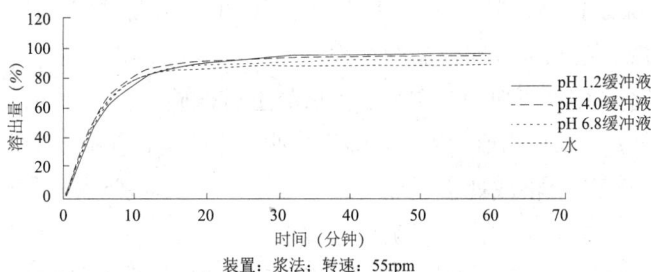

图 1-1　头孢呋辛酯片（规格：250mg）在 4 种溶出介质中的标准溶出度曲线

要求四种溶出介质中均采用相似因子（f_2）法比较溶出曲线相似性。比较的时间点为 5、10 和 45 分钟。

3. 仿制药人体生物等效性试验　等效性试验是指在相似的试验条件下给予相同剂量的试验药物后，受试制剂中药物的吸收速度与程度与参比制剂的差异在可接受范围内。按照研究方法评价效力的**优先顺序为药代动力学研究、药效动力学研究、临床研究和体外研究。**

（1）药代动力学研究：为首选方法。终点指标 C_{max} 和 AUC 进行评价。若血液等目标物质难以测定，可测尿液。

（2）药效动力学研究、临床研究和体外研究法：①药动学方法不适用时，采用药效学方法；②上述方法均不适用时，用以患者临床疗效为终点评价指标的临床研究方法；③如需评价在肠道内结合胆汁酸的药物的生物等效时，采用体外研究法（进入循环系统起效的药物，不推荐该法）。

（3）特殊问题

1）检测物质：一般仅测原型药物。但①代谢物显著影响药物的安全性和有效性时，应同时测定。②原型药物浓度过低，可用代谢产物的相关数据评价生物等效性。③外消旋体推荐用非手性的检测方法。④若药效主要异构体产生，且呈非线性时，需分别测定各对映体。

2）长半衰期药物：①口服常释制剂，用单次给药的交叉试验设计。该法难以实施时，可采用平行试验设计。要求均有足够长的生物样品采集时间。用 C_{max} 和适当截取的 AUC，如 $AUC_{0\to72h}$ 来描述药物浓度的峰值和总暴露量。②体内变异较大的药物不能采用截取的 AUC 评价生物等效性。

3）内源性化合物：测得的总血药浓度中减去这一基线值。

二、药品质量检验

（一）药品质量检验分类

1. 监督抽检　指药品监督管理部门根据监管需要对质量可疑药品进行的抽查检验。

2. 评价抽检　指药品监督管理部门为评价某类或一定区域药品质量状况而开展的抽查检验。

（二）检验工作基本程序

1. **抽样** 样品系指供检验用的来自同一批产品的**有代表性**的部分产品；抽样则系指从一批产品中按一定规则抽取样品的过程。

2. **检验** 鉴别或限度试验通常取 1 份供试品进行试验；含量测定取 2 份。旋光度测定连续读取 3 次数据，取平均值；采用费休氏法测定水分时，应取 3 份供试品平行测定。

当检验结果处于不合格或处于边缘时，除规定以一次检验为准［重（装）量差异、无菌、热原、细菌内毒素等］外，一般应予复验。

3. **报告** 检验报告是药品检验机构依据公正数据对药品质量做出的技术结论，具有法律效力的技术文件。内容：①品名、规格、批号、数量、包装、有效期、生产单位、检验依据；②取样/收检日期、报告日期；③检验项目、标准规定、检验结果；④检验结论。有检验者、复核者（或技术部门审核）和部门负责人（或管理部门）的签章及检验机构公章（写全名，否则该检验报告无效）。

三、体内药物检测

（一）生物样品种类

1. **血样（常用）** 能较为准确地反映药物在体内的状况。除特别规定外，通常是指血浆或血清中药物浓度测定。

（1）**血样（全血）采集**：全血采集后置**含有抗凝剂**（肝素、EDTA、草酸盐、枸橼酸盐等）的试管中，混合均匀，即得。

（2）**血浆的制备**：全血置内**含抗凝剂**的试管中，混匀后离心分离，取上清液即为血浆，约占全血量的 50%～60%。

（3）**血清的制备**：全血置**不含抗凝剂**的试管中，室温放置离心，取上清液即为血清，约占全血量的 20%～40%。

血浆为常用。如果抗凝剂对药物测定产生干扰，则以血清为检测样本。

血样采集后立即分析。否则，置于具塞硬质玻璃试管或聚塑管中密塞保存。短期置冰箱冷藏（4℃），长期在 -20℃ 或 -80℃ 下冷冻贮藏。全血未经分离时，不宜直接冷冻保存。

2. **尿液** 用于药物尿液累积排泄量、尿清除率或生物利用度及药物代谢物途径、类型和速率等的研究。采集后立即测定。否则，低温保存（＜36h）或加防腐剂后冷藏保存；若需长时间，应冰冻贮藏。

（二）生物样品测定法

1. **免疫分析法** 特点：选择性高、检出限低，用于各种抗原、抗体的临床药物监测与研究和临床病理检验，操作简便。①**放射免疫法**：灵敏度高。②**非放射性免疫法**：使用荧光基团、化学或生物发光组分、酶作为标记物。

2. **色谱分析法** 包括气相色谱法（GC）、高效液相色谱法（HPLC）和色谱-质谱联用（GC-MS、LC-MS）等，**适用于复杂生物样品中微量或痕量药物**的专属、准确定量。

（三）**药动学参数测定与生物等效性评价（举例）**

仿制氨氯地平片与原研片剂的生物等效性评价。

1．研究方案

（1）**受试者选择与分组**：20 名健康男性，21～24 岁，58～76kg。随机分 2 组。

（2）给药与样品采集：自身交叉试验设计。间隔一周。统一饮食。取血浆，在 −20℃ 待测。

2．**样品测试** 采用液相色谱 – 质谱联用。

3．**数据处理** 用非房室方法计算。C_{max} 和 T_{max} 为实际值。

4．**药动学参数与生物等效性评价** 等效性判断：$AUC_{0\to72}$、C_{max}、T_{max}。

（1）方差分析进行分析 AUC 或 C_{max} 间是否有显著性差异检验：①个体间存在差异（$P < 0.05$）；②受试和参比制剂间无显著性差异；③试验周期间无显著性差异（$P > 0.05$）。

（2）双向单侧 t 检验与 90% 置信区间

①双向单侧 t 检验是等效性检验。结果 $P < 0.05$ 时，认为两药等效。

②90% 置信区间：经处理后受试和参比制剂药动学参数比值 90% 可能存在的范围，在 80.00%～125.00% 之间。试验结果为 0.9499～1.0319。

结论：以 $AUC_{0\to72}$ 为评价指标，苯磺酸氨氯地平受试制剂与参比制剂生物等效。

（3）C_{max} 的统计分析步骤同 $AUC_{0\to72}$。

（4）T_{max} 一般不需要进行统计评价，必要评价则应该采用秩转换的非参数检验法进行。

药动学软件：如 3P87/3P97、WinNonlin、NDST 新药统计、DAS 统计、BAPP 软件等。

第二章 药物的结构与作用

第一节 药物结构与作用方式对药物活性的影响

（历年参考价值2～3分）

要点提示

重点掌握常用药物的化学骨架及名称，他汀类药物骨架及药效必需基团；药物与靶标结合的化学本质中的两种键合方式共价键和非共价键，特别是一些常用药物的举例是考试的重点内容。

一、药物的结构和名称

1. 药物结构 药物结构由两部分组成：基本骨架（母核）和取代基（基团）。

（1）重要的基团与性质

①**羧基**：羧基显酸性，刺激胃肠道，含有羧基的药物都具有这样的性质。制剂上一般加入肠溶衣材料做成肠溶剂型，减少胃肠道刺激，如阿司匹林肠溶片。

在药物化学上，常把羧基成酯，做成前药，即增加脂溶性，又减小酸性对胃肠道刺激性。如阿司匹林成酯得前药贝诺酯。

羧基与碱成盐，溶于水，有利于制成注射液，如青霉素 G 不溶于水，成盐得到青霉素 G 钠，溶于水，临床上用粉针。

注意：含羧基的药物，羧基在体内易解离，降低中枢作用，如西替利嗪结构的羧基，体内易解离，属于无中枢作用的抗组胺药物。

②**酯键**：酯键易水解，含有酯键的药物体内易被酯酶水解代谢。所以，有酯键的药物，在生产制备、运输、贮存保管、使用过程要防止水解。通常通风干燥、密封保存，如阿司匹林等。

酯键也是前药的特征，一般前药结构中含有酯键，如氯吡格雷、洛伐他汀等。

注意：还有硝酸酯、磷酸酯等，也具有类似的性质。

③**酰胺键**：酰胺键也可水解，特别是环状酰胺更易水解，如青霉素类、头孢类抗生素结构有 β – 内酰胺环易水解，临床上用粉针。

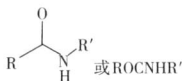

注意：还有磺酰胺、磷酰胺等。

④**羟基**：做题时，看见酚就是苯环上有羟基。

酚羟基显弱酸性，极易氧化生成醌类变红色，所以，酚类药物要防止氧化，避光、热、混入金属离子保存。如吗啡等。

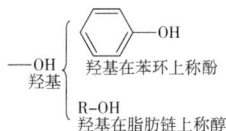

酚羟基与三氯化铁显示紫堇色，可用于鉴别酚类药物或杂质，如阿司匹林药物中主要杂质水杨酸的检查等。

醇羟基与葡萄糖醛酸结合代谢；醇羟基也可氧化成醛、酮、酸代谢。

⑤**季铵盐**：做题时看见季铵就在药物结构中找正电荷离子。季铵结构的药物是离子结构，体内很难吸收，也没有中枢作用，一般做成注射液或气雾剂。如头孢匹罗等。季铵盐药物溶于水。

⑥**烯键和炔键**：双键易氧化成环氧，继续氧化成二醇，如卡马西平环氧化，最后成二羟基卡马西平。

一个双键被还原需加上两个氢。

有双键的药物有顺反异构，如己烯雌酚反式异构有效。

炔键也易氧化。

（2）重要类型药物的基本骨架和作用

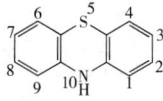

1,4-苯并二氮䓬（镇静催眠药如地西泮）　**吩噻嗪环**（抗精神病药如氯丙嗪）　**环丙二酰脲**（巴比妥，抗癫痫药）

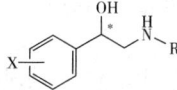

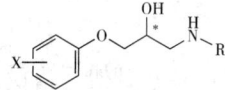

芳基丙酸（非甾体抗炎药如布洛芬）　**苯乙醇胺**（肾上腺素受体调控药）　**芳氧丙醇胺**（β受体阻断药如普萘洛尔）

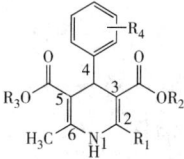

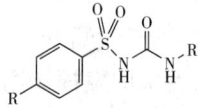

1,4-二氢吡啶（钙通道阻滞药如硝苯地平）　**磺酰脲**（降血糖药如格列本脲）　**对氨基苯磺酰胺**（磺胺类抗菌药）

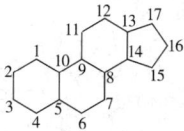

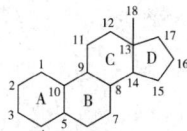

甾烷（甾体激素骨架）　**雌甾烷**（雌激素类药物如雌二醇）　**雄甾烷**（雄激素药、同化激素药）

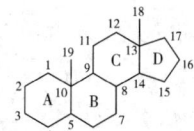

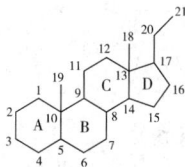

孕甾烷（皮质激素类、孕激素类）　**喹啉酮环**（喹诺酮类如环丙沙星）　**β-内酰胺环**（抗菌药如阿莫西林）

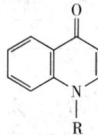

注意：这是考试的重点内容，给出骨架，要知道骨架是哪类药物的骨架以及有什么药理作用。

2. 基本骨架与基团对药物活性影响　羟甲戊二酰辅酶 A 还原酶抑制剂降血脂药物（他汀类）代表药物有洛伐他汀、辛伐他汀、阿托伐他汀、瑞舒伐他汀等。

洛伐他汀　　　　　辛伐他汀　　　　3,5－二羟基戊酸结构　　　内酯化（无活性，前药）

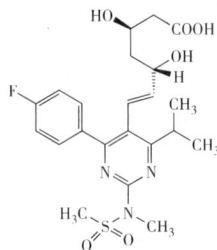

氟伐他汀　　　　　　　阿托伐他汀　　　　　　　瑞舒伐他汀

（1）基本骨架：洛伐他汀和辛伐他汀是六氢萘环，氟伐他汀是吲哚环，阿托伐他汀是吡咯环，瑞舒伐他汀是嘧啶环。骨架变化对药物活性有影响。

（2）**他汀类药物必须药效基团：3,5－二羟基戊酸**。

（3）**前体药物（简称前药）**：洛伐他汀和辛伐他汀结构中无3,5－二羟基戊酸药效团，本身无活性，但这两个药物在体内酯酶的作用下结构中的β－羟基六元内酯环水解，游离出3,5－二羟基戊酸活性基团发挥作用。像这样体外无活性，在体内代谢后才有活性的药物称为前体药物。如洛伐他汀体内代谢如下：

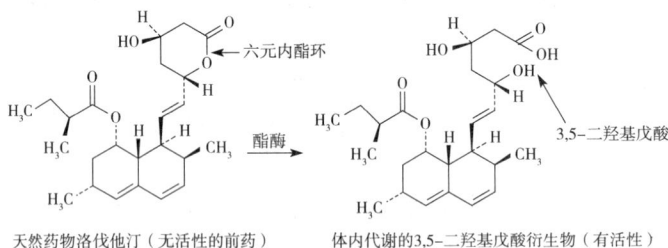

天然药物洛伐他汀（无活性的前药）　　　体内代谢的3,5－二羟基戊酸衍生物（有活性）

二、药物与靶标相互作用对药物活性的影响

1. 药物的体内过程　药物的体内过程有4步：

第1步是吸收转运——脂溶性的药物和分子型的药物易吸收转运。

第2步是药物作用部位的结合——与受体结合、与酶结合、与离子通道结合、与核糖核酸结合等。

第3步是药物的药效——重点药物的药效特点是考试的重点。

第4步是药物代谢后的排出体外过程——药物经转化与结合转变成水溶性的转化物排出体外。

药物在体内由脂溶性转变成极性代谢物的过程称生物转化。生物转化后与体内活性物质结合溶于水排出体外称排泄。

注意：**亲水性基团有**——羟基、羧基、氨基、磺酸基、巯基等。**亲脂性基团有**——烃基、酯键、酰胺键、卤素原子、醚键等。

药物结构中连有亲脂性基团，脂溶性大，吸收转运快，中枢作用强。药物结构中连有亲水性基团（极性基团），脂溶性小，中枢作用弱。季铵盐药物是离子结构，难吸收转运，几乎无中枢作用。

注意：判断药物的脂溶性大小和中枢作用强弱，就是看基本结构上连的基团来判断。

2. 化学药物及其作用方式

（1）结构特异性药物：**药物的活性主要依赖药物的化学结构**，如药物与受体结合、与酶结合、与离子通道结合、与转运体结合、与核糖核酸结合等均依赖化学结构。

（2）结构非特异性药物：**药物的活性主要与药物的理化性质有关，与结构关系不大**。如吸入性麻醉药物、巴比妥类药物、碳酸氢钠碱化尿液等。

（3）构效关系：药物化学结构与药物活性之间的关系。

3. 药物与作用靶标结合的化学本质

（1）键合方式

①**共价键**：药物与靶点**键合是牢固的、不可逆的结合、很难断裂**。如**抗肿瘤药物烷化剂与 DNA 分子中的鸟嘌呤碱基形成共价键，产生细胞毒活性；β-内酰胺类抗生素药物、拉唑类抗溃疡药、有机磷农药与体内的胆碱酯酶结合等**。少见。

②**非共价键**：药物与靶点的**键合是可逆的结合**。包括离子键、氢键、离子-偶极、偶极-偶极、静电引力、范德华力、疏水键、电荷转移复合物等。常见。

（2）非共价键键合类型

①**离子键**：又称盐键，药物与靶点正负离子之间，通过静电引力产生的电性作用，结合力强，是所有非共价键键合键中最强的一种。例如季铵药物氯贝胆碱与靶点的键合等。

②**氢键**：最常见的键合方式，也是最基本的键合方式，键合力弱。例如碳酸、磺酰胺类与碳酸酐酶形成氢键键合；水杨酸甲酯形成分子内氢键，用于肌肉疼痛治疗，而对羟基苯甲酸甲酯则无此作用等。多发生于羟基、羧基、氨基、酰胺键等化合物之间。

③**离子-偶极和偶极-偶极相互作用**：**电荷分布不均称偶极**。偶极与离子结合称离子-偶极作用。偶极与偶极结合称偶极-偶极作用。乙酰胆碱和受体的作用就是偶极-偶极相互作用，多发生于羧基化合物。美沙酮分子内离子-偶极键合形成镇痛药的空间构象。多发生于酰胺、酯、酰卤及羧基化合物之间。

④**电荷转移复合物**：**有电荷移动的偶极-偶极作用**。氯喹可以插入到疟原虫的 DNA 碱基对中，形成电荷转移复合物，发生在缺电子的电子接受体和负电子的电子供给体之间。

⑤**疏水性作用**：药物的非极性部分与生物分子的非极性部分的结合。如药物结构中的烷基、苯基等。

⑥**范德华力**：分子之间的相互作用力为范德华力，**是键合能力最弱的键合方式**。

⑦金属离子配合物：金属离子参与。二齿配位体与金属离子形成单环螯合物；三个以上称多齿配体，与金属离子形成更多螯合环。最常见最稳定是五元环和六元环螯合物。抗肿瘤药金属铂配合物与肿瘤的 DNA 两个鸟嘌呤形成五元螯合环干扰 DNA 合成，二巯丙醇的巯基与重金属离子螯合解毒等。

（3）药物与靶标键合方式的示意图

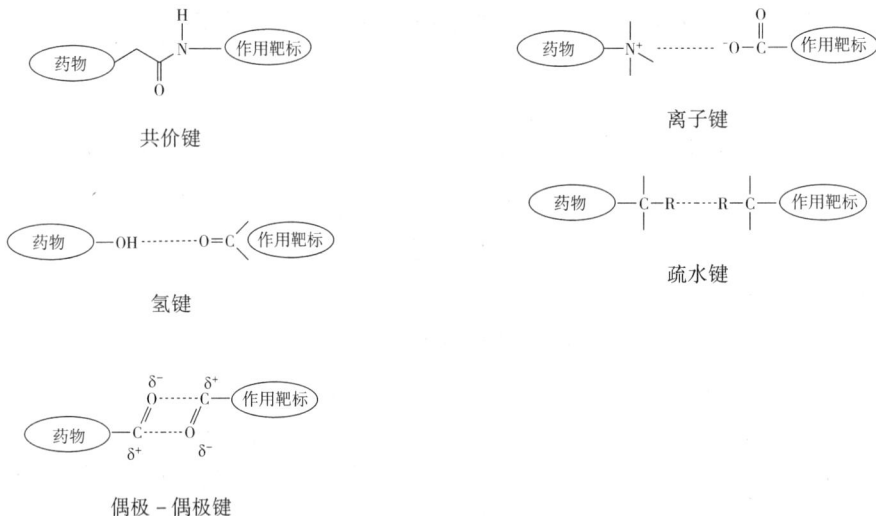

共价键

离子键

氢键

疏水键

偶极‐偶极键

注意：药物与靶标键合方式不止一种，如普鲁卡因与受体的键合方式如下：

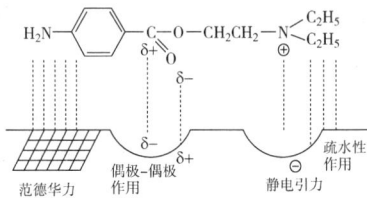

注意：键能最大的是共价键，非共价键中键能最大的是离子键，键能最小的是范德华力。每种键型形成的特点及举例是考试的重点。

第二节　药物结构与性质对药物活性的影响

（历年参考分值 3~4 分）

要点提示

重点掌握药物的理化性质中脂溶性、解离性、pK_a、lgP、酸碱性对药物活性的影响；取代基中烃基、卤原子、羟基和巯基、醚和硫醚、磺酸、羧酸和酯、含氮原子类对药物性质的影响；电荷分布、手性结构、几何异构、立体异构对药物活性的影响。

一、药物结构、理化性质与药物活性

药物的理化性质主要包括脂溶性、解离性、酸碱性等。药物的脂溶性大小用脂水分配系数 lgP 值表示，药物在体内不同环境中的解离程度用解离常数值 pK_a 表示。酸碱

性用 pH 值表示，pH = 7 为中性环境；pH > 7 为碱性环境，越大碱性越强；pH < 7 为酸性环境，越小酸性越强。

1. 药物的脂水分配系数与药物活性

（1）体液、血液和细胞浆是水相环境，药物有一定亲水性才能溶解。药物通过的细胞膜是由脂溶性的磷脂组成，因此，药物有一定的脂溶性，即亲脂性，才能透过生物膜。所以，两者过高、过低都对药效产生不利影响。

（2）药物的脂水分配系数：$P = C_o/C_w$，$\lg P = \lg \dfrac{C_o}{C_w}$。式中，$C_0$ 为药物在正辛醇的浓度，C_w 为药物在水相浓度。$\lg P$ 表示药物的脂水分配系数，$\lg P$ 大，脂溶性大；$\lg P$ 小，脂溶性小；**合适的脂溶性（$\lg P$ 值），药物最佳活性**。如 $\lg P$ 约为 2，吸入性全麻药效果最佳。

注意：一般来说，随着药物脂溶性增大，药物吸收性增高，当达到最大脂溶性后，再增大脂溶性则药物的吸收性降低，吸收性和脂溶性的关系呈近似于抛物线的变化规律。

（3）结构对药物脂水分配系数 $\lg P$ 的影响

①**亲水性基团（极性基团）**：药物结构中引入羟基、羧基、氨基、巯基、磺酸基等极性基团时，由于具有形成氢键的能力和离子化的能力，会使药物的极性增加，水溶性增大，药物的中枢作用下降。

注意：酸性基团成盐，可使药物具有水溶性。如青霉素难溶于水，而青霉素钠盐易溶于水。

②**亲脂基团**：药物结构中引入烃基（甲基、乙基等）、卤素原子、脂环（如苯环、环己烷等）、硫原子、酯键、酰胺键、醚键（烷氧基）等，药物亲脂性会增加，透膜速度加快，药物中枢作用会增强。

③亲水性基团转变为亲脂性基团，会使药物脂溶性增加，$\lg P$ 增大，药物吸收增加，中枢作用增强。**如亲水的羧基、羟基、磺酸基成酯后，即增大药物脂溶性**。

④基团之间的溶解能力比较：有机化合物中烃基（碳原子）的脂溶性大，碳多脂大。

基团与碳原子的溶解能力比较如下：

基团	与碳原子溶解能力对比
羟基	增加 3~4 个碳溶解能力
氨基、羧基、酯基	增加 3 个碳溶解能力
酰胺	增加 2~3 个碳溶解能力
醚、醛、酮、尿素	增加 3~4 个碳溶解能力
增加 1 个电荷（正或负）	增加 20~30 个碳溶解能力

如镇痛药阿尼利定结构中有 22 个碳原子，2 个氨基和 1 个酯键相当于增加了 9 个碳的溶解能力，脂溶大。但当其成盐后，相当于增加了 20~30 个碳的溶解能力

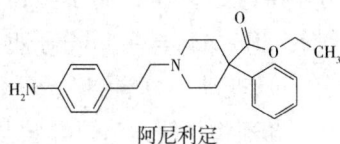

阿尼利定

（高于 22 个碳的脂溶性），成为水溶性化合物。

（4）生物药剂学根据药物溶解度和渗透性的不同组合将药物分为四类。

①Ⅰ类：**高溶解度、高渗透性的两亲性分子药物**。药物在体液血浆中溶解快，透过生物膜也快，**故体内吸收取决于溶出度**。如普萘洛尔、依那普利、地尔硫草等。

②Ⅱ类：**低溶解度、高渗透性的亲脂性分子药物**。药物在体液血浆中溶解慢，透过生物膜快，**故体内吸收取决于溶解度**。如双氯芬酸、卡马西平、吡罗昔康。

③Ⅲ类：**高溶解度、低渗透性的水溶性分子药物**。药物在体液血浆溶解快，透过生物膜慢，**故体内吸收取决于渗透率**。如雷尼替丁、纳多洛尔、阿替洛尔。

④Ⅳ类：**低溶解度、低渗透性的疏水性分子药物**。药物在体液血浆溶解慢，透过生物膜也慢，**故体内吸收比较困难**。如特非那定、酮洛芬、呋塞米。

2. 药物的酸碱性、解离度和 pK_a 对药效的影响

（1）药物的解离度和 pK_a

①体内环境：胃为酸性环境，pH 在 1.0 ~ 3.5 之间；肠道为弱碱性环境，pH 在 5.6 ~ 7.0，越往下碱性越强；体液环境近乎中性，pH 约 7.4。药物在不同的环境下，解离程度是不同的。

②药物的解离度：药物解离程度大，离子型多，分子型少，不易透膜吸收；药物解离程度小，分子型多，离子型少，易透膜吸收；但对药物的药效来讲，**解离程度合适才具有最佳活性**。如巴比妥类药物 pK_a 值 7.0 ~ 8.5 之间，药效较好。

药物的解离程度用解离常数 pK_a 表示，计算公式如下：

碱性药物计算公式：$pK_a = pH + lg[HB^+] / [B]$

酸性药物计算公式：$pK_a = pH + lg[HA] / [A^-]$

pK_a 与环境 pH 的关系如下：

药物性质	pK_a 与 pH 关系	解离（离子型）/非解离（分子型）	吸收与排泄
弱酸性药物	$pK_a > pH$	不易解离，分子多	易吸收
	$pK_a < pH$	易解离，离子多	易排泄
	$pK_a = pH$	**解离型与非解离型各占 50% 如苯巴比妥**	药效最佳
弱碱性药物与之相反			

注意：

弱酸性药物：$pK_a - pH = 1$，分子型占比 90%，离子型占比 10%；$pK_a - pH = -1$，分子型占比 10%，离子占比 90%。$pK_a - pH = 2$，分子型占比 99%，离子型占比 1%；$pK_a - pH = -2$，分子型占比 1%，离子型占比 99%。

弱碱性药物：$pH - pK_a = 1$，分子型占比 90%，离子型占比 10%；$pH - pK_a = -1$，分子型占比 10%，离子型占比 90%。$pH - pK_a = 2$，分子型占比 99%，离子型占比 1%；$pH - pK_a = -2$，分子型占比 1%，离子型占比 99%。

pH 变动一个单位，分子型/离子型比例变动 10 倍。

③药物举例：苯丙醇胺是弱碱性药物，$pK_a = 9.4$，在生理环境 pH 7.4 中，pH −

$pK_a = 7.4 - 9.4 = -2$，其分子型比例占 1%，离子型比例占 99%，所以苯丙醇胺在该环境中难吸收。

阿莫西林结构有氨基、羧基、酚羟基三个可以解离基团，在生理 pH 7.4 环境中，羧酸（HA，pK_{a_1} 2.4，$pK_a - pH = 2.4 - 7.4 = -5$，离子比例 99.999%）为基本完全解离形态；伯氨基（BH^+，pK_{a_2} 7.4，$pH - pK_a = 7.4 - 7.4 = 0$）为 50% 形成铵盐，50% 为游离胺；酚羟基（HA，pK_{a_3} 9.6，$pK_a - pH = 9.6 - 7.4 = 2.4$）约 99% 为未解离的形态。根据三个基团的解离程度综合判断阿莫西林基本以离子型存在。

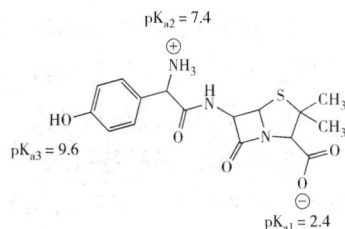

阿莫西林

（2）药物的酸碱性与体内吸收：药物体内以分子型药物吸收，离子型药物很难在胃肠道吸收。药物在不同环境中解离程度是不同的，如环丙沙星在酸性胃中和碱性肠道中的解离。

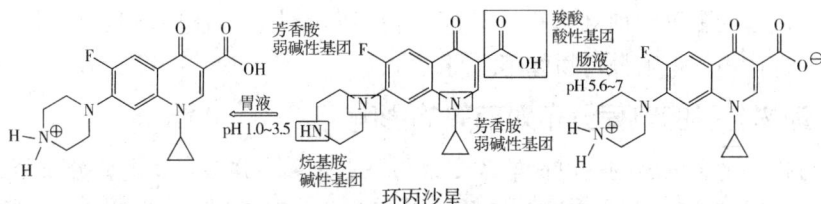

环丙沙星

环丙沙星结构中的羧基在胃酸环境中难解离，在弱碱性的肠道中解离；而结构中的烷基胺碱性较强，在胃酸环境中解离，在 pH 5.6 ~ 7 的肠液中相对于烷基胺较强碱性也是酸性环境，也发生解离。

①弱酸性药物在酸性的胃环境中不易解离，以分子型存在形式多，易吸收，如水杨酸和巴比妥类药物。

②肠道为碱性环境，弱碱性药物以分子存在形式多，易吸收，如奎宁、麻黄碱、氨苯砜、地西泮等药物。

③碱性极弱的咖啡因和氨茶碱，胃中解离少，易吸收。

④碱性强的药物如胍乙啶，季铵类药物和磺酸类药物，在整个胃肠道均为离子，难吸收。

注意：**酸酸碱碱促吸收，碱酸酸碱促排泄**。这句话要理解，并会应用解释用药问题，如巴比妥类药物中毒用碳酸氢钠碱化尿液，加速巴比妥类的排泄。

二、药物结构中的取代基与药物活性

1. **烃基 R 引入**　溶解度、解离度、分配系数、位阻等改变。环己巴妥引入甲基的海索比妥，脂溶性大，分子型占 90.91%，口服后约 10 分钟见效。

2. **卤素引入**　电荷分布、脂溶性及作用时间等改变。如氟奋乃静比奋乃静的安定作用强 4 ~ 5 倍。

3. **羟基引入**　引入羟基增强与受体亲和力，增加水溶性，改变生物活性。引入脂肪链上，活性和毒性下降；引入苯环上，活性和毒性增强；成酯或成醚，活性降低。

4. 巯基引入 脂溶性高于醇，可与重金属形成硫醇盐，故作为解毒药，如二巯丙醇中的巯基与重金属形成稳定络合物，用于治疗金、汞和含砷化合物的中毒。

5. 醚键和硫醚 醚键中烷氧基，氧原子亲水，烷基亲脂，使醚类药物在脂-水交界处定向排列，易于透过细胞膜。**硫醚氧化到亚砜，继续氧化到砜**，如阿苯达唑硫醚结构体内氧化成亚砜活性更高，继续氧化成砜无活性。

6. 羧基、磺酸基引入 **显酸性，胃肠道刺激，亲水**；成酯后，为前药，即增大脂溶性，口服有利，又降低酸性，减小胃肠道刺激性，如羟嗪结构中的羟基换成羧基，羧基易解离成离子，中枢作用弱，得到第二代没有中枢作用的抗过敏药西替利嗪。

7. 含氮基团类 基团有胺类、脒类和胍类。伯胺活性大，叔胺活性小，季铵为离子结构，无中枢作用。胺基、酰胺可形成氢键。芳香胺一般具有毒性，胍类一般具有强碱性刺激性大。

注意：一是基团引入药物结构带来药物性质的变化；二是基团之间的转换带来药物性质变化。如头孢呋辛结构中亲水基团多，只能注射给药，半衰期也短，将头孢呋辛结构中的羧基成酯得到前药头孢呋辛酯，脂溶性增大，口服吸收良好，体内水解成头孢呋辛发挥作用，也延长药物作用时间。

三、药物分子的电荷分布对药效的影响

药物与靶点键合依靠的是电荷的改变，与靶点亲和力强与弱，电荷分布至关重要。

1. 喹诺酮类药物 该类药物必须药效基团是 4-酮基-3-羧基，但电荷分布改变可以增加 4-酮基-3-羧基与 DNA 回旋酶的亲和力，进而提高药物活性。如司帕沙星在其喹诺酮类药物骨架 5 位上引入氨基，氨基供电子增加了 4-酮基-3-羧基的电荷密度，从而增加对 DNA 回旋酶的亲和力，活性比环丙沙星强 16 倍。如下所示：

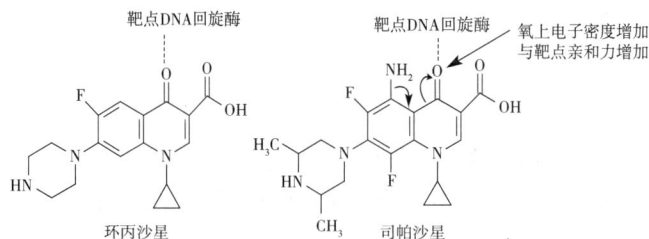

2. 局部麻醉药物 普鲁卡因结构中氨基供电子，使酯键的电子密度升高，增强了与受体的亲和力，局麻作用大于苯甲酸乙酯。而对硝基苯甲酸乙酯结构中的硝基吸电子基，使酯键的电子密度降低，减小了与受体亲和力，局部麻醉作用下降。

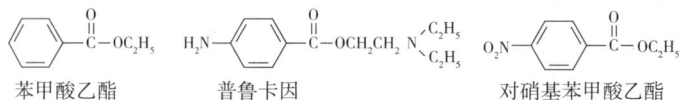

注意：并不是所有的药物引入供电子基都增加亲和力使药效增强。如苯二氮䓬类药物在骨架的 7 位引入吸电子基使药效增强，硝西泮活性大于地西泮。

四、药物的立体结构对药物作用的影响

药物的立体结构包括**手性结构（光学异构）、几何异构、构象异构**等三种情况。

1. 药物的手性结构与药物活性

（1）会找手性中心位置：一般是碳原子上连的四个基团不相同时，即为手性中心。

（2）手性药物的对映体之间药物活性的差异：手性药物一般存在旋光性，（－）表示左旋体，（＋）表示右旋体，（±）表示外消旋体。手性药物的对映体之间药物活性的差异如下：

对映体之间活性的差异	举例
等同的活性与强度	普罗帕酮、氟卡尼
等同的活性，强弱不同	左氧氟沙星活性大于氧氟沙星、氯苯那敏右旋体活性大、萘普生右旋体活性大上市、布洛芬体内自动转化外消旋体上市
一个有活性，一个没有活性	L－甲基多巴、S－氨己烯酸、R－索他洛尔、S－阿替洛尔有活性
活性相反	（＋）－哌西那多有阿片样作用，（－）－哌西那多有抗阿片样作用；依托唑啉左旋体利尿，右旋体抗利尿；扎考比例、异丙肾上腺素
不同类型活性	丙氧酚右旋体镇痛，左旋体镇咳；麻黄碱升血压和平喘，伪麻黄碱支气管扩张；奎宁抗疟疾，奎尼丁抗心律失常
一个有活性，一个有毒性	氯胺酮左旋体中枢兴奋为毒品、乙胺丁醇左旋体视觉毒性、丙胺卡因左旋体血液毒性

2. 药物的几何异构对药物活性的影响

（1）几何异构：含有双键的烯烃药物会发生几何异构，若双键上两个碳原子上连有四个完全不同的原子或基团，按"顺序规则"分别比较每个碳原子上连接的两个原子或基团，若两个较优基团在双键平面同侧者为 Z 型异构体，在异侧者为 E 型异构体。

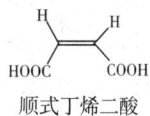
顺式丁烯二酸

（2）药物举例：①噻吨类抗精神病药顺式异构体活性强；②己烯雌酚反式异构体与雌二醇结构在分子形状、电荷分布、分子大小等方面极为相似，故具有雌激素活性，而顺式异构体结构与雌二醇结构相差很大无活性。

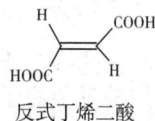
反式丁烯二酸

3. 药物的构象异构体对药物活性的影响

药物与受体结合的构象称为药效构象，这种药物构象与受体的结构具有互补性。药效构象并不一定是药物的最低能量构象，作用于同一受体的药物应具有相似的药效构象，如吗啡、哌替啶等镇痛药物作用于阿片受体，具有相似的药效构象，即"T"型构象。

（1）一种结构具有不同构象，可作用于不同受体，如组胺以反式构象作用于 H_1 受体，以扭曲式构象作用于 H_2 受体，产生不同效应。

（2）特异性优势构象具有最大活性，如多巴胺反式构象有最大活性为优势构象。

第三节 药物结构与药物代谢

（历年参考分值 3~4 分）

💡**要点提示**

重点掌握生物转化的反应类型和生物结合反应的类型，参与生物转化的酶类。卡马西平、地西泮、利多卡因、可待因、阿苯达唑、舒林酸等药物的转化；水溶性增加的结合反应有 4 类，脂溶性增加的结合反应有 2 类。关注举例。

药物吸收转运一般为脂溶性，经体内转化结合代谢排出体外一般为水溶性。药物在体内由脂溶性吸收转运转变为水溶性排出体外的过程称为体内过程。药物的体内过程一般分两步：第 1 步生物转化（Ⅰ相），第 2 步生物结合（Ⅱ相）。但也有少数药物不经代谢或经 1 步代谢而排出。

一、药物结构与第Ⅰ相生物转化的规律

也称药物的官能团化反应，是药物亲脂基团，**通过氧化、还原、水解、羟基化等反应，转化为极性分子的过程**。

1. 参与Ⅰ相代谢的酶类

（1）氧化－还原酶

①细胞色素 P450（CYP450）酶系：**CYP3A4 是最主要的代谢酶**。细胞色素 P450 催化的反应包括烯烃和芳烃化合物的氧化反应；烯烃、多环烃、卤代苯的环氧化反应；仲胺、叔胺和醚的脱烷基反应；伯胺的脱氨基反应；胺类化合物的 N－氧化物，羟胺和亚硝基衍生物的转化；卤代烃的脱卤素反应；以及把偶氮化合物和硝基化合物还原为芳香伯胺。需要还原型辅酶Ⅱ和氧参与。

②黄素单加氧酶（FMO）：氧化杂原子 N 和 S 加氧、羟基等，不能催化 N、S 杂原子脱烷基反应，不能使碳原子上羟基化。需要还原型辅酶Ⅱ和氧参与。

③过氧化酶：这类酶以过氧化物作为氧的来源，在酶的作用下进行电子转移，通常是对杂原子进行氧化（如 N－脱烃基化反应）和 1,4－二氢吡啶的芳构化。

④多巴胺 β－单加氧酶：能催化碳羟基化、环氧化和 S－氧化及 N－脱烷基反应。

⑤单胺氧化酶（MAO）：对儿茶酚胺和 5－羟色胺的代谢中具有非常重要的作用，有 MAO－A 和 MAO－B 两种类型。MAO－A 对于底物 5－羟色胺、肾上腺素、去甲肾上腺素具有优先选择性；MAO－B 对于 β－苯乙胺具有选择性。两者的共同底物有多巴胺、酪胺和其他单酚苯乙胺类。

此外还有乙醇脱氢酶（ADH）、羟化酶、黄嘌呤氧化酶（XO）和黄嘌呤脱氢酶（XDH）等，存在于线粒体和组织匀浆的可溶性部分。

注意：各种酶催化代谢药物类型，各种酶的缩写符号要掌握。

（2）还原酶：催化加 H 反应。

（3）水解酶：参与酯类和酰胺类药物代谢，包括酯酶、胆碱酯酶及丝氨酸内肽酯

酶等。

2. 药物结构的 I 相生物转化

（1）含芳环的药物：**主要是芳环的氧化引入羟基成酚**。要注意的问题一是芳环上有吸电子存在氧化转弱，有给电子基易氧化；二是空间位阻效应影响氧化；三是有些药物转化后引入手性；四是结构中只有一个苯环氧化代谢。

药物	代谢特点
丙磺舒	苯环上多个吸电基存在，不能发生苯环氧化代谢
氯丙嗪	发生在不含卤原子的苯环上
保泰松	一个苯环氧化成酚，代谢物活性大，更安全，开发药物是羟布宗
苯妥英	一个苯环氧化代谢，无活性，代谢物中增加一个手性中心
华法林	代谢有立体选择性：$S-(-)$-体母环（苯环）氧化代谢后，经尿液排泄；$R-(+)$-体侧链酮基代谢后，经粪便排泄

（2）烯烃、炔烃的药物：烯烃氧化成环氧化物，进一步氧化成二醇结构如**卡马西平的代谢首先成环氧化物有活性，最终为 10,11 - 二羟基卡马西平无活性**。己烯雌酚也是双键环氧化代谢。

炔烃是端基碳原子，形成烯酮中间体，水解成羧酸；非端基碳原子，则和酶中吡啶氮原子发生 $N-$ 烷基化，使酶不可逆去活化，如炔雌醇。

（3）含饱和碳原子的药物：$\omega -$ 氧化：末端氧化成醇 - 酸；$\omega_1 -$ 氧化：末端倒数第 2 个碳原子上，氧化成醇。如丙戊酸钠 $\omega -$ 氧化生成 $\omega -$ 羟基丙戊酸钠和丙基戊二酸钠，经 $\omega_1 -$ 氧化生成 2 - 丙基 - 4 - 羟基戊酸钠，**地西泮碳原子氧化引入羟基，得替马西泮，进一步脱甲基代谢，得奥沙西泮，均为活性代谢物**。苄位代谢成苄醇，进一步代谢成酸，如甲苯磺丁脲。

（4）脂环的氧化：引入羟基。

（5）含卤素的药物：一部分与谷胱甘肽结合溶于水排出体外；一部分氧化或还原脱卤素原子代谢，产生毒性。如氯霉素中的二氯乙酰基代谢成酰氯，与 P450 酶等中的脱辅基蛋白结合，产生毒性。

（6）胺类药物：一是脱烷基或脱氨；二是发生 $N-$ 氧化反应。

药物	代谢特点
普萘洛尔	发生**氧化脱氨代谢、$N-$ 脱烷基代谢、苯环氧化代谢等**，代谢物无活性
丙米嗪	发生 $N-$ 脱烷基（甲基）代谢，代谢物具有等同活性，即地昔帕明
吗啡	发生叔胺的氮氧化代谢
苯丙胺	发生氧化脱氨代谢
氨苯砜	发生 $N-$ 氧化代谢，最终代谢为羟基胺代谢物
利多卡因	发生 $N-$ 脱烷基代谢，代谢物有中枢神经毒性

（7）含氧的药物

类型	代谢特点	
醚类药物	发生 O - 脱烷基代谢	**可待因体内约10%发生 O - 脱甲基代谢成吗啡**
醇、醛、羧酸类药物	发生伯醇氧化成醛 - 酸；仲醇氧化成酮	甲芬那酸处于苄位甲基氧化代谢成醇 - 醛 - 酸
酮类药物	发生代谢成仲醇，常出现代谢物增加手性中心	美沙酮代谢有立体选择性，S - （ + ）- 美沙酮代谢后成 $3S,6S - \alpha - $（ - ）- 美沙酮

（8）含硫的药物

药物	代谢特点	
硫醚类药物	S - 脱烷基代谢	6 - 甲基硫嘌呤代谢成6 - 巯基嘌呤
	S - 氧化代谢成亚砜、砜	**阿苯达唑氧化成亚砜活性更高，进一步氧化成砜无活性**
硫羰基类药物	氧化脱硫代谢	硫喷妥脱硫代谢成戊巴比妥
亚砜类药物	氧化成砜或还原成硫醚	**前体药物舒林酸体内亚砜还原成硫醚才具有活性，氧化成砜无活性**

（9）含硝基的药物：可经亚硝基、羟胺等中间步骤到胺类，羟胺为毒性代谢物，可致癌和产生细胞毒性，如氯霉素的对硝基苯基经生物转化还原生成对氨基苯化合物。

（10）酯和酰胺类药物：均为水解代谢。酰胺水解较慢，如普鲁卡因代谢比普鲁卡因胺快。酰胺也可被氧化成羟胺，致癌毒性强，如非那西汀缘于此被淘汰。水解有立体专一性，如丙胺卡因，只有 R - （ - ）- 异构体被水解，生成邻甲苯胺，氧化成 N - 氧化物，引起正铁血红蛋白症毒副作用，这是所有含苯胺类药物的共同副作用。

注意：生物转化的实质是亲脂基团转化（或脱去）成为极性基团（亲水基团），经过的反应是氧化、还原、水解或羟基化。要学会从结构判断。如利多卡因的结构中有酰胺键和叔胺，可判断发生转化反应有酰胺水解、N - 脱乙基等。N - 脱乙基转化如下：

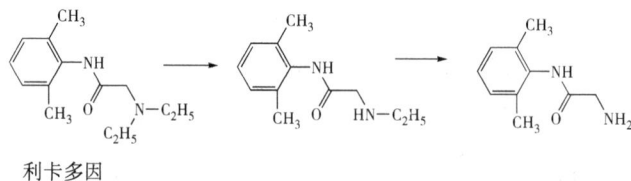

利卡多因

重点掌握：保泰松、苯妥英、丙磺舒、华法林、卡马西平、地西泮、可待因、普萘洛尔、利多卡因、舒林酸、阿苯达唑、硫喷妥等药物的 Ⅰ 相转化。

二、药物结构与第 Ⅱ 相生物转化的规律

药物经 Ⅰ 相生物转化后，极性基团还要与体内的活性物质发生 Ⅱ 相结合反应（共价键），形成水溶性物质排出体外。但有的发生 Ⅱ 相结合后脂溶性增加。

1. 水溶性增加的结合反应

（1）**与葡萄糖醛酸的结合反应**：有 O、N、S 和 C 的葡萄糖醛苷化和 O、N、S 的

葡萄糖醛酸酯化、酰胺化，是**药物代谢最普遍的结合反应**。如吗啡 3 - 酚羟基发生葡萄糖醛酸的结合反应。由于新生儿在使用氯霉素时不能使其与葡萄糖酸结合排出体外，引起"灰婴综合征"。

（2）**与硫酸的结合反应**：沙丁胺醇的 3 个羟基，**只有酚羟基形成稳定的硫酸酯**，另两个羟基不能。

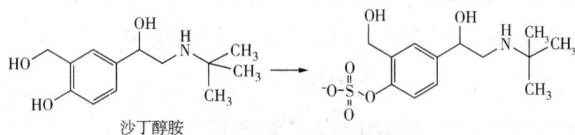

沙丁醇胺

（3）**与氨基酸的结合反应**：羧酸类药物和代谢物发生，如苯甲酸到马尿酸、水杨酸到水杨酰甘氨酸等。

（4）**与谷胱甘肽的结合反应**：谷胱甘肽属于三肽化合物，其中谷胱甘肽中的硫醇基（巯基）具有很好的亲核性。**谷胱甘肽与酰氯的反应是体内解毒的反应**。代谢生成酰氯或光气的时，会对体内生物大分子酰化产生毒性，谷胱甘肽与酰氯结合，解除毒性。如抗肿瘤药物白消安体内发生谷胱甘肽的结合。

2. 脂溶性增加的结合反应

（1）**乙酰化结合**：含有伯胺基（脂肪胺、芳香胺）、氨基酸、磺酰胺、肼、酰肼结构的药物可以发生乙酰化结合，使脂溶性增加。如对氨基水杨酸、磺胺类药物（血晶尿的发生）等。注意：叔胺、季铵药物不能发生乙酰化结合。

（2）**甲基化结合**：甲基化结合有酚羟基、氨基、巯基等，使脂溶性增加。**如儿茶酚胺类药物肾上腺素、去甲肾上腺素、异丙肾上腺素、多巴胺、多巴酚丁胺等。**

注意：儿茶酚胺类药物的结构特征是苯环上有两个羟基相邻。

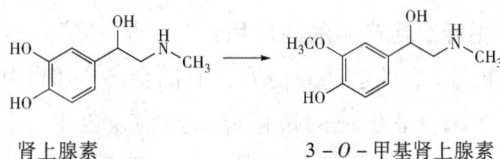

肾上腺素   3 - O - 甲基肾上腺素

水溶性增加的结合反应有葡萄糖醛酸的结合、硫酸的结合、氨基酸的结合、谷胱甘肽的结合 4 种；脂溶性增加的结合反应有乙酰化结合、甲基化结合 2 种。最普遍的结合是葡萄糖醛酸的结合；解毒的结合反应是谷胱甘肽的结合。

第四节　药物结构与毒副作用

（历年参考分值 3~4 分）

要点提示

重点掌握药物结构中的毒性基团、脱靶效应、代谢过程等引发的毒性。特别是一些典型的例子是考试的要点。

药物的不良反应和安全性问题主要来源于两方面：一是非靶结合引发副作用；二是药物代谢过程及代谢产物引发毒性作用。

一、药物与非靶结合引发的毒副作用

1. 含有毒性基团的药物　主要是抗肿瘤药物，特别是抗肿瘤烷化剂如氮芥类、磺酸酯类、含氮丙啶结构的药物、含有醌类结构的药物等，结构中的亲电毒性基团与核酸、蛋白质直接结合，引起毒性、致癌、致突变等。如多柔比星蒽醌结构诱发心脏毒性等。

2. 药物作用在非结合靶标产生的非治疗作用（脱靶效应）　"一个靶标，一种疾病，一个药物"这是药物研发的策略。药物进入体内脱离目标靶，与其他非目标靶结合，就会产生非治疗作用，这就是毒副作用。

（1）**药物与非治疗部位靶标结合产生的副作用**

①**抗精神病药物的锥体外系副作用**：抗精神病药物作用于多巴胺通路，多巴胺的受体有四条通路，其中第一条中脑－边缘通路和第二条中脑－皮质通路与精神、情绪、情感等行为活动有关。第三条通路是结节－漏斗通路主管垂体前叶的内分泌功能。第四条通路是黑质－纹状体通路属于锥体外系，有使运动协调的功能。

抗精神病药物如氯丙嗪、氯普噻吨、氟哌啶醇、奋乃静、洛沙平等，这些药物属于多巴胺受体阻断药。可阻断四条通路，阻断第一条、第二条通路有抗精神病作用，阻断第三条通路引起内分泌紊乱副作用，阻断第四条通路导致锥体外系副作用。因此，该类药物或多或少都有锥体外系副作用，锥体外系反应的主要症状是帕金森综合征，表现为运动障碍，如坐立不安，不停动作、震颤、僵硬等。

②**选择性 COX－2 抑制剂**：非甾体抗炎药罗非昔布、伐地昔布等所产生心血管不良反应。环氧合酶有两种 COX－1 和 COX－2。选择性的 COX－2 抑制剂罗非昔布、伐地昔布等药物不抑制 COX－1，几乎无胃肠道刺激性，但导致 COX－1 有关的血栓素 TXA_2 合成不受影响，引发血管栓塞事件，导致罗非昔布、伐地昔布等药物撤出市场。

（2）**药物与非治疗靶标结合产生的副作用**："一药一靶"是理想状态，但现实是相当多的药物是"一药多靶"，有的会药效协同，有的会产生副作用。

①协同增效降低副作用：非经典的抗精神病药物氯氮平、利培酮、喹硫平、阿立哌唑、奥氮平、齐拉西酮等既能阻断 DA_2 受体，又能阻断 5－HT_2 受体，降低锥体外系副作用。

②"一药多靶"引起毒副作用：**血管紧张素转换酶抑制药类药物卡托普利等**，通过抑制血管紧张素转换酶，用于治疗高血压、充血性心力衰竭等心血管疾病。但同时阻断了缓激肽的分解，增加呼吸道平滑肌分泌前列腺素、慢反应物质以及神经激肽 A 等，导致血压过低、血钾过多、咳嗽、皮疹、味觉障碍等不良反应，特别是干咳是其发生率较高的不良反应。

14 元环大环内酯类抗生素红霉素类药物，如红霉素等作用于核糖体 50S 亚基产生抗菌作用同时也刺激胃动素的活性，引起恶心、呕吐等胃肠道副作用，而 12 元环或 16 元环内酯类抗生素毒副作用小。

（3）**对心脏快速延迟整流钾离子通道（hERG）的影响**：近年来发现一些化学结构不同的药物因阻断该通道引起 Q－T 间期延长甚至诱发尖端扭转型室性心动过速而撤出市场。

①最常见的主要为**心脏用药物**：如抗心律失常药、抗心绞痛药和强心药。

②非心脏用药：如一些抗高血压药、抗精神失常药、抗抑郁药、抗过敏药、抗菌药、局部麻醉药、麻醉性镇痛药、抗震颤麻痹药、抗肿瘤药、止吐药和促胃肠动力药等。

抗过敏药物**特非那定、阿司咪唑被美国 FDA 从市场撤回；促胃肠动力药西沙必利也因此撤出市场**。非心脏药物常见的还包括**司帕沙星、洛美沙星、螺内酯、多柔比星、表柔比星、柔红霉素等**。

药物的安全性评价要包括对心脏复极和 Q－T 间期的影响，而各国新药审批部门要求新药上市前需进行 hERG 抑制作用的研究。对于临床使用中，更应注意和减少药物产生的心脏副作用。

注意：常见的药物是考试出题的点。

二、药物与体内代谢过程引发的副作用

1. 对细胞色素 P450 酶作用引发的副作用

（1）对 CYP450 酶抑制作用

类型	诱发结构	代表药物
可逆性抑制	含氮杂环如咪唑、吡啶等	**西咪替丁、酮康唑**等
不可逆抑制	烯烃、炔烃、呋喃、噻吩、肼等	**异烟肼**
类不可逆抑制	苯并二噁烷、胺类等	地尔硫䓬、丙米嗪、尼卡地平等

但不是所有胺类药物都具有肝药酶抑制作用如阿奇霉素、文拉法辛。

酶抑制会降低 CYP450 酶活性，使药物代谢减慢，合并用药时需加以注意，如西咪替丁与硝苯地平合用，会增强硝苯地平的降压作用，引起血压过低。

（2）对 CYP450 酶的诱导作用：对乙酰氨基酚在体内经 CYP2E1 代谢产生氢醌，正常情况下与体内谷胱甘肽结合排泄。但乙醇能诱导 CYP2E1 活性增加，产生的氢醌增加，耗竭谷胱甘肽，同时与体内蛋白等结合产生毒性。所以，服用含有对乙酰氨基酚药物的感冒病人不要饮酒。

2. 药物代谢产物产生毒副作用　药物体内代谢产生代谢物引起毒副作用称为特质性药物毒性（IDT），与药物副作用不同，**一是毒副作用发生滞后，二是剂量－效应关系不明显，三是后果严重**。

（1）含有苯胺、苯酚等结构药物的代谢：药物结构中常含有苯胺（包括 N－苯基哌啶和 N－苯基哌嗪）、苯酚（包括苯氧烷基）、对氨基酚和对氨基苯甲基等片段，与蛋白亲核基团**形成共价键结合产生醌、亚胺－醌、次甲基－醌结构产物，诱发毒性**。

①双氯芬酸结构中二苯胺片段代谢成亚胺－醌引发肝毒性。

②奈法唑酮结构中苯基哌嗪片段氧化代谢成亚胺－醌和氯代对醌引发肝毒性，已撤出市场。

③普拉洛尔首先 O－脱烷基代谢成对乙酰氨基酚，继而氧化成亚胺－醌发生特异质硬化性腹膜炎，已撤出市场。其他洛尔药物开发中避免此种情况。

④曲格列酮结构中的色满酮母核与噁唑烷二酮氧化成 o－次甲基－醌和 p－醌，诱发严重肝毒性，已撤出市场。

（2）含杂环结构药物代谢：舒多西康结构中是噻唑环被 CYP450 酶代谢成酰基硫脲，与肝蛋白共价键结合引发肝毒性而在 3 期临床被中止开发。美洛昔康结构中是甲基噻唑环，主要是噻唑环上的甲基代谢成羧基，不产生肝毒性。

舒多普康　　　　　　　　　　　　　　　　　　　　　　　舒多普康的强亲电性
酰基硫脲代谢产物

美洛昔康　　　　　　美洛昔康的噻唑环上甲基氧化代谢产物

（3）含有芳烷酸药物代谢：药物结构中的羧基与葡萄糖醛酸结合有利于代谢，但其生成的酰基葡醛酸酯，在生理 pH 或碱性下有时会同蛋白质结合，引发特质性反应。

①佐美酸结构中芳乙酸酰化的葡糖醛酸苷酯，引发肝毒性，已被终止使用。

②苯噁洛芬、芬氯酸、异丁芬酸也可发生葡萄糖酸苷酯化，引发肝毒性和变态反应，被停止使用。

（4）其他代谢成活泼基团的药物：**非尔氨酯在体内代谢成 2 - 苯基丙烯醛，引发肝毒性和再生障碍性贫血特质性反应被限制使用。**

注意：药物代谢一般产生活泼亲电性强基团与蛋白质结合产生肝脏毒性。药物举例是考试的重点。学会结合结构去判断毒性代谢物，如苯环上连胺基的结构一般代谢成亚胺 - 醌毒性物。

例如：双氯芬酸体内代谢成亚胺 - 醌毒性代谢物产生肝毒性。

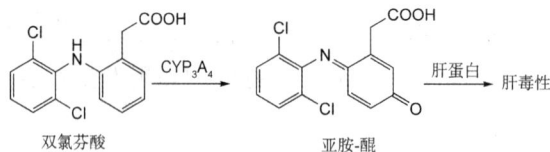

双氯芬酸　　　　　　　　　　　亚胺-醌

第三章 常用的药物结构与作用

第一节 中枢神经系统疾病用药

（历年参考分值 3~4 分）

要点提示

重点掌握苯二氮䓬类药物的结构特征、变化及体内代谢；三环类特别是吩噻嗪类药物结构与光过敏的关系和结构变化；非三环类药物的结构特点；抗抑郁药的体内代谢和结构特点；镇痛药物的结构变化和对阿片受体的作用特点。

一、镇静催眠药

1. 苯二氮䓬类

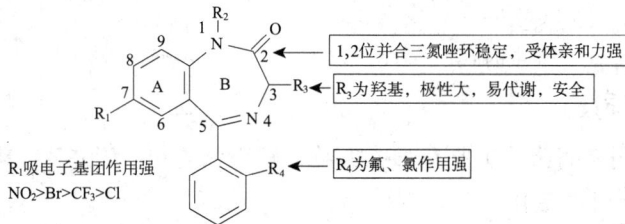

1,2位并合三氮唑环稳定，受体亲和力强
R₃为羟基，极性大，易代谢，安全
R₄为氟、氯作用强
R₁吸电子基团作用强
NO₂>Br>CF₃>Cl

（1）**母环为：1,4 - 苯并二氮䓬。**

（2）**地西泮在体内代谢 1 位去甲基，3 位氧化引入羟基的代谢物仍具有活性如奥沙西泮，由于羟基引入，一是具有手性，二是极性大，更安全。其代谢产物还有去甲地西泮、替马西泮，都具有活性。**

（3）**基本骨架的 1,2 位酰胺键和 4,5 位氮杂双键在酸性条件下易水解，失活。其中 4,5 位水解后，在碱性肠道又可闭合，不影响生物利用度。为防止 1,2 位水解，活性丧失，在 1,2 位并和一个三氮唑环，稳定性增强，与受体亲和力增强，活性增强，如艾司唑仑、阿普唑仑、三唑仑（脂溶性最大，中枢作用最强）等。**

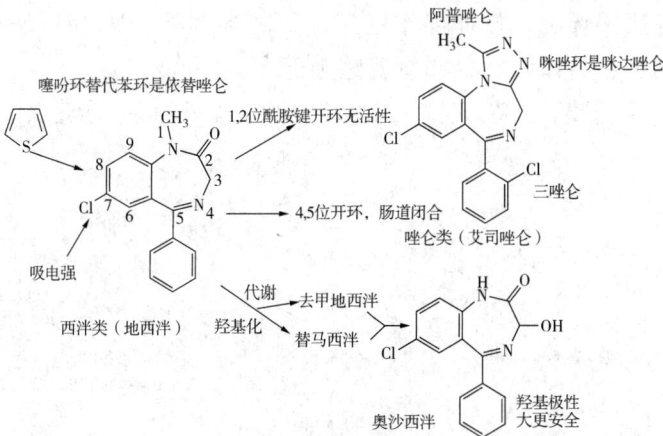

阿普唑仑
咪唑环是咪达唑仑
噻吩环替代苯环是依替唑仑
1,2位酰胺键开环无活性
三唑仑
4,5位开环，肠道闭合
唑仑类（艾司唑仑）
吸电强
西泮类（地西泮）
代谢 羟基化
去甲地西泮
替马西泮
奥沙西泮
羟基极性大更安全

（4）1,2 位并合咪唑环的药物是咪达唑仑；阿普唑仑苯环用 5 - 乙基噻吩取代是依替唑仑。

注意：三唑仑脂溶性大，国家按第一类精神药品管理。地西泮的代谢产物去甲地西泮、劳拉西泮有活性，最后代谢物奥沙西泮也有活性；其中劳拉西泮和奥沙西泮的 3 位羟基与葡萄糖醛酸结合排出体外。地西泮、氟西泮长期多次用药母体及代谢物体内易积蓄，药效消失慢。

2. 非苯二氮䓬类

（1）**唑吡坦**：本品是第一个上市的咪唑并吡啶类镇静催眠药。认识咪唑并吡啶环即可。

（2）**佐匹克隆**：属吡咯酮类。活性主要来自 $S - （+）-$ 异构体，称艾司佐匹克隆，左旋体无活性且易引起毒性。认识吡咯酮环即可，注意以其右旋体上市。

（3）**扎来普隆**：属于吡唑并嘧啶衍生物，副作用低，常规剂量无后遗效应。认识吡唑并嘧啶环即可。

注意：认识咪唑并吡啶、吡唑并嘧啶、吡咯酮环等，能在结构中找出来。

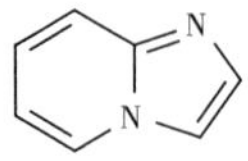

咪唑并吡啶 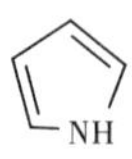　　吡咯 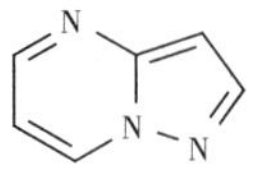　　咪唑并嘧啶

二、抗精神病药

1. 三环类抗精神病药　　主要有吩噻嗪类、硫杂蒽类和二苯并氮䓬类药物等。

（1）**吩噻嗪母环及变化**

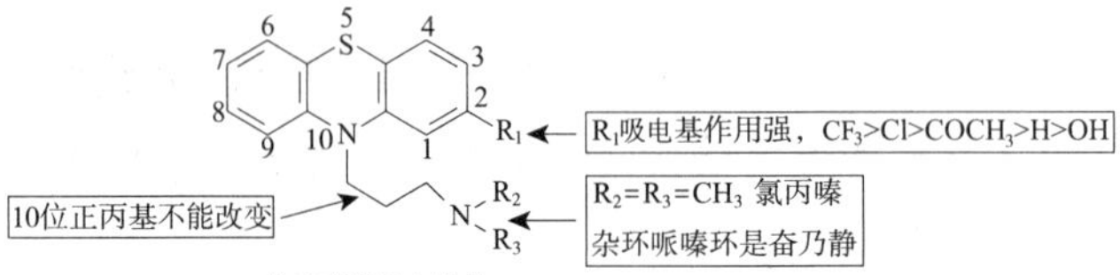

吩噻嗪类基本结构

注意：**母环吩噻嗪环易氧化，碳 - 氯键断裂形成自由基可致光毒性变态反应，避免日光照射**；5 位—S—换成—CH_2CH_2—为二苯并氮杂䓬类，抗抑郁作用强，如丙米嗪；5 位—S—换成—CH_2CH_2—，同时 10 位—N—换成—CH—，以双键与丙基相连，为二苯并环庚二烯类，抗抑郁作用强，如阿米替林；10 位—N—换成—CH—，以双键与丙基相连，为噻吨类，如氯普噻吨等。

①基本骨架：**吩噻嗪环，称为吩噻嗪类如氯丙嗪、奋乃静等。吩噻嗪骨架变化如下：**

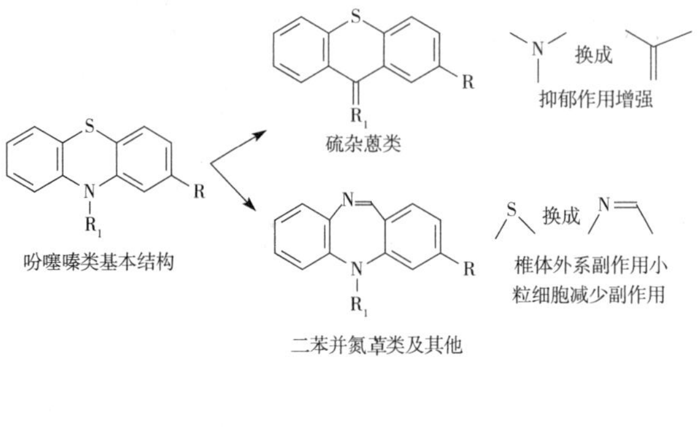

吩噻嗪类基本结构

硫杂蒽类

二苯并氮䓬类及其他

②吩噻嗪类、硫杂蒽类、二苯并氮䓬类均为三环类抗精神病药物。

③光变态反应：吩噻嗪母环诱发，光作用下形成自由基与皮肤蛋白结合，避免太阳光照射。

④氟奋乃静伯醇羟基与葡萄糖醛酸结合易代谢，作用时间短，成酯延长作用时间如氟奋乃静葵酸酯、氟奋乃静庚酸酯。

⑤吩噻嗪骨架的改变依据的是生物电子等排原理。但利培酮、齐拉西酮的研发依据的是拼合原理。

⑥代谢：氯丙嗪结构中 S 氧化成亚砜或砜，均无活性；苯环羟基化或叔胺脱烷基化代谢，代谢产物均有活性。

⑦硫杂蒽类：根据生物电子等排设计，又称噻吨类。药物有氯普噻吨、珠氯噻吨、氟哌噻吨、替沃噻吨等。该类药物结构具有顺反异构，顺式异构体有活性，反式异构体无活性。

⑧二苯并二氮䓬类：根据生物电子等排设计。将吩噻嗪环扩环成七元二氮䓬环得到氯氮平，锥体外系副作用小。但粒细胞减少副作用限制了使用。其他药物还有喹硫平、洛沙平、阿莫沙平等。

（2）重点药物

药物	结构特点	作用特点
氯丙嗪	2 - 氯吩噻嗪母环；二甲胺基	**服药后避免强光照射**，具有镇吐、降温、强化麻醉作用
奋乃静	2 - 氯吩噻嗪母环；1 - 哌嗪乙醇	作用强 6～10 倍，服药后避免强光照射，**1 位乙醇基成酯得前药，作用时间延长**
氯氮平	二苯并二氮䓬类	副作用：严重粒细胞减少
洛沙平	氯氮平 5 位 N 被 O 取代	与氯丙嗪作用相似
阿莫沙平	**是洛沙平的脱甲基代谢物**	代谢物有活性
奥氮平	氯氮平的生物电子等排体，苯环换成噻吩环	用于精神分裂症和双极障碍，几乎没有锥体外系副作用

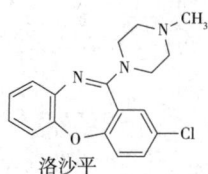

氯丙嗪

奋乃静

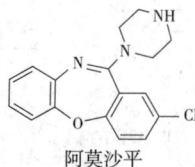

洛沙平　　体内脱甲基代谢　　阿莫沙平

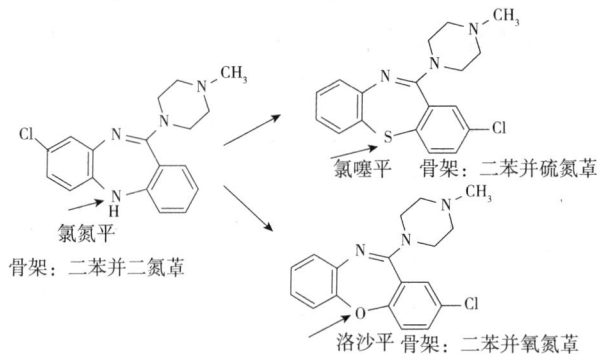

氯氮平
骨架：二苯并二氮䓬

氯噻平 骨架：二苯并硫氮䓬

洛沙平 骨架：二苯并氧氮䓬

2. 非三环类抗精神病药 非三环抗精神病药主要有丁酰苯类药物、苯甲酰胺类药物和其他类药物。

（1）丁酰苯类药物：氟哌啶醇是第一个应用于临床的丁酰苯类。片剂制备避免使用乳糖，因为与乳糖中的 5－羟甲基－2－糠醛发生加成反应。

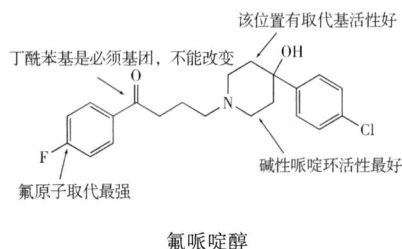

该位置有取代基活性好
丁酰苯基是必须基团，不能改变
OH
碱性哌啶环活性最好
氟原子取代最强

氟哌啶醇

药物	结构	作用特点
三氟哌多	三氟甲基苯	迅速，改善孤独。有肠－肝循环
氟哌利多	苯并咪唑酮	代谢快，时间短。**与芬太尼合用静脉注射产生特殊麻醉状态**

（2）苯甲胺酰胺类药物：局部麻醉药物普鲁卡因胺结构改造的发现。代表药物有：舒必利、硫必利、瑞莫必利等，用于精神分裂症和顽固性呕吐对症治疗。

注意：苯甲酰结构要认识。

（3）其他类药物：齐拉西酮、利培酮为新型的抗精神病药，根据拼合原理设计。

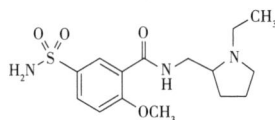

舒必利

药物	结构特点	作用特点
利培酮	拼合原理设计	用于精神分裂症的阳性症状和阴性症状
帕利哌酮	**利培酮的活性代谢物，引入新的手性中心**	**半衰期长于利培酮**
齐拉西酮	拼合原理设计	用于精神分裂症的阳性症状和阴性症状

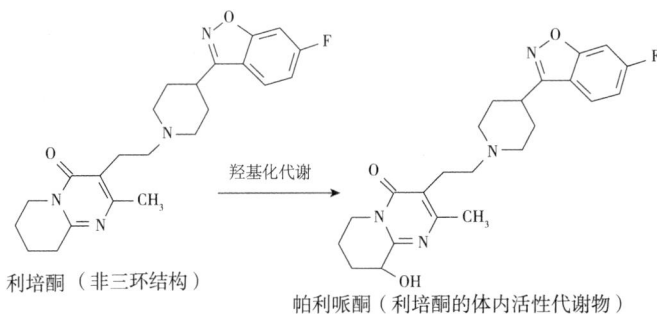

羟基化代谢

利培酮（非三环结构）

帕利哌酮（利培酮的体内活性代谢物）

三、抗抑郁药

1. 分类

（1）**去甲肾上腺素重摄取抑制剂**：氯米帕明、地昔帕明、阿米替林、丙米嗪、多塞平。

（2）**选择性5－羟色胺再摄取抑制剂**：氟西丁、氯氟沙明、氟伏沙明、舍曲林、西酞普兰、艾司西酞普兰、盐酸帕罗西汀。

（3）**单胺氧化酶抑制剂**：吗氯贝胺、托洛沙酮。

（4）**5－羟色胺与去甲肾上腺素再摄取抑制剂（双重抑制）**：度洛西汀、文拉法辛、米氮平。

2. 常用药物结构与作用特征

药物	结构	作用特点
丙米嗪	吩噻嗪中S用—CH_2CH_2—取代，电子等排。二苯并氮杂䓬类	代谢物为地昔帕明，活性相同
多塞平	仿照硫杂蒽结构利用生物电子等排得到二苯并噁䓬结构	Z－异构体抑制5－HT再摄取，E－异构体抑制NE再摄取，代谢物更有活性
盐酸阿米替林	二苯环庚二烯	代谢物去甲替林活性相同
氟西汀	三氟甲基、丙胺	**药为外消旋体，代谢物活性同，半衰期长，肝肾病人监测**
舍曲林	甲氨基、二氯苯基	市售S,S－（＋）－异构体，代谢物活性小
文拉法辛	二甲氨基	有首关效应，代谢物活性相似，半衰期长，致死危险性大。具有**双重抑制**作用
西酞普兰	苯并呋喃，一个手性碳，外消旋体	代谢物活性小，无首关效应
艾司西酞普兰	西酞普兰的S－异构体	活性大
盐酸帕罗西汀	苯并二噁茂、氟苯基、哌啶环，反式	有首关效应，**代谢物无活性**。市售左旋体
吗氯贝胺	苯甲酰胺、吗啉结构	单胺氧化酶抑制剂
托洛沙酮	氨基甲酸酯结构	单胺氧化酶抑制剂

注意：**抗抑郁药物在体内大部分脱甲基代谢物有活性**（这是考试的重中之重），不能脱甲基代谢的有帕罗西汀、吗氯贝胺、托洛沙酮，代谢物无活性。考试出结构时，注意认识环和基团，如氟西汀的结构，认识氟原子就可。

四、镇痛药

1. 天然生物碱及其类似物

（1）**盐酸吗啡**

①结构特征：A、B、C、D、E五个环组成，其中包含**一个苯环、一个哌啶环、一个五元氧环**；A、B、C构成部分氢化菲环。有一个酚羟基、一个醇羟基、一个叔胺碱性中心。镇痛药物的药效构象是"T"型构象，所有镇痛药物都必须有这个"T"型构象才具有活性。

②性质：**天然吗啡为左旋体**。3 位酚羟基显示弱酸性，17 位叔胺结构显示弱碱性，故吗啡为两性即溶于酸，又溶于碱。**3 位酚羟基易氧化变质生成伪吗啡（也称双吗啡，毒性大）、N - 氧化吗啡，所以要避光，密封保存**。pH 3～5 时最稳定，酸性下脱水生成催吐药阿扑吗啡。

③药理作用：镇痛、镇咳、止泻。可用于麻醉前给药。产生便秘副作用，呼吸抑制是中毒死亡的主要原因。按国家法令管理。

④代谢：主要经 3 位酚羟基、6 位醇羟基与葡萄糖醛酸结合，少数发生 N - 去甲基代谢，经肾脏随尿液排泄，少量经胆汁、汗液和唾液排泄。

（2）吗啡结构及变化

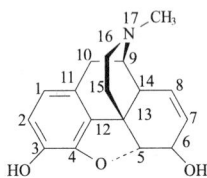

吗啡结构

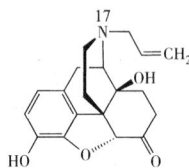

吗啡17位甲基被烯丙基取代得吗啡受体阻断药纳洛酮

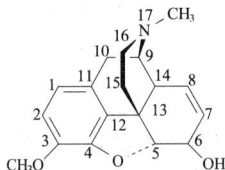

吗啡3位酚羟基被甲氧基取代得镇咳药可待因

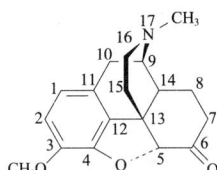

可待因6-羟基成酮得中枢作用强的羟考酮

（3）半合成镇痛药

①**17 位 N 上引入烯丙基（—CH$_2$CH＝CH$_2$）或者环丙基甲基、环丁基甲基，得到阿片受体阻断药，用于吗啡类药物中毒的解救**，如盐酸纳洛酮、盐酸纳曲酮（拮抗作用强）、烯丙吗啡。

②**3 位酚（—OH）成甲醚（—OCH$_3$），得到镇咳药磷酸可待因**。可待因 5 - 羟基氧化成酮，为羟考酮，对脑脊髓阿片受体有亲和力，缓释片具有双向吸收模式，减少服药次数。

③埃托啡镇痛作用是吗啡的上千倍，但治疗指数低。将埃托啡的双键还原得到二氢埃托啡，但易成瘾，只用于重度疼痛。

注意：吗啡 3 位酚羟基的特性及改造是考试重点。

2. 合成镇痛药

（1）哌啶类（吗啡结构保留 A、E 环）：属于 4 - 苯基哌啶结构（哌替啶）和 4 - 苯胺基哌啶结构。代表药物有盐酸哌替啶、枸橼酸芬太尼、阿芬太尼、瑞芬太尼等。

①哌替啶代谢及结构变化特点：代谢物有去甲哌替啶、去甲哌替啶酸、哌替啶酸。

4-苯基哌啶结构的哌替啶

受苯环位阻影响，该酯键不易水解

脱甲基代谢

去甲基哌替啶

体内消除慢，蓄积产生中枢毒性，引发癫痫

4-苯胺基哌啶结构的芬太尼　　　　　　　4-苯胺基哌啶结构的瑞芬太尼

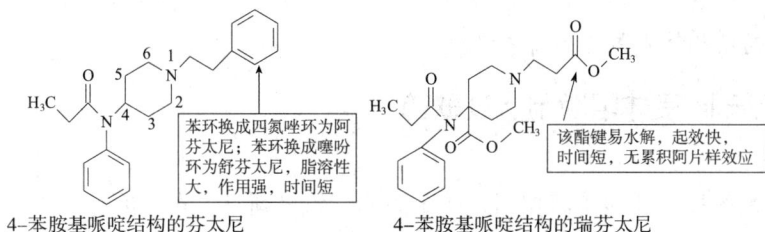

②重点药物（注意：只有哌替啶是4－苯基哌啶母核，其余是4－苯胺基哌啶母核）

药物	结构特点	作用特点
哌替啶	4－苯基哌啶甲酸乙酯	**酯键不易水解**；代谢物去甲哌替啶代谢慢，蓄积，引发癫痫，不推荐慢性疼痛
芬太尼	4－苯胺基哌啶，丙酰胺结构	**亲脂高，透过血－脑屏障**
阿芬太尼	4－苯胺基哌啶，四氮唑结构	作用迅速，持续时间短，易透过血－脑屏障
瑞芬太尼	4－苯胺基哌啶，丙酸甲酯结构	**酯键易水解，注射给药**，在体内迅速水解成无活性的羧酸结构，无蓄积
舒芬太尼	4－苯胺基哌啶，噻吩结构	治疗指数高，起效快，持续时间短

（2）氨基酮类：盐酸美沙酮是二苯基庚酮结构，1个手性碳，用外消旋体。但左旋体大于右旋体。镇痛效果强于吗啡和哌替啶，成瘾性小，**用于海洛因成瘾的替代疗法**，但毒性较大，有效剂量与中毒剂量较接近（安全窗小）。代谢产物具有镇痛作用，作用时间较长。

3. **其他合成镇痛药**　盐酸布桂嗪（肉桂嗪结构，起效快，用于各种疼痛）、**盐酸曲马多**（为弱的阿片受体激动药，含两个手型碳原子，右旋体抑制5－HT，右旋体抑制去甲肾上腺素和α_2受体激动药，临床用外消旋体，为两者的协同作用，弱于吗啡的镇痛）。

美沙酮　　　　　　　　布桂嗪　　　　　　　　曲马多

第二节　外周神经系统疾病用药

（历年参考分值3~4分）

💡 **要点提示**

重点掌握H_1受体阻断药和拟肾上腺素药物的结构特征、结构对药物活性的影响；H_1受体阻断药结构与中枢作用关系及心脏毒性；拟肾上腺素药物结构与受体选择能力关系；重点药物苯海拉明、氯苯那敏、西替利嗪、特非那定、赛庚啶、地氯雷他定和儿茶酚胺类、麻黄碱、沙丁胺醇、克仑特罗、特布他林、沙美特罗、班布特罗、福莫特罗等药物的结构特点与作用特点。

一、组胺 H_1 受体阻断剂抗过敏药

1. 分类

（1）**氨基醚类**：盐酸苯海拉明、茶苯海明、氯马斯汀、司他斯汀。

（2）**哌嗪类**：盐酸西替利嗪。

（3）**丙胺类**：马来酸氯苯那敏。

（4）**三环类**：盐酸赛庚啶、酮替酚、氯雷他定。

（5）**哌啶类**：诺阿司咪唑、咪唑斯汀、非索非那定、特非那定。

2. 中枢作用比较

（1）极性大，**无中枢作用的药物**：西替利嗪、左西替利嗪、氯雷他定、地氯雷他定、哌啶类（阿司咪唑、咪唑斯汀、特非那定、非索非那定等）。

（2）**脂溶性大，中枢作用强的药物**：苯海拉明、赛庚啶、酮替芬、苯海拉明等。

注意：中枢作用强的药物，从事高空、开车等危险作业的人员慎用。

3. 重点药物

药物	结构	作用特点
盐酸苯海拉明	氨基醚结构	中枢作用强，可以治疗晕动症
茶苯海明	苯海拉明与8-氯茶碱结合的盐	8-氯茶碱中枢兴奋克服苯海拉明的嗜睡。防晕动症，但对化疗呕吐无效
马来酸氯苯那敏	丙胺结构，1个手性碳原子，外消旋体	副作用小，嗜睡轻。**用于复方制剂和化妆品**
异丙嗪	最早发现的吩噻嗪类抗组胺药	皮肤黏膜过敏或晕车等
赛庚啶	三环类，三环中无杂环	抑制过敏介质释放，抗过敏和哮喘
酮替芬	三环类，有噻吩环	强效，抑制过敏介质释放，用于过敏性哮喘
氯雷他定	三环类，吡啶环，引入氯原子	无中枢作用，还抗过敏介质血小板活化因子
地氯雷他定	氯雷他定的体内活性代谢物	活性大，第三代，过敏性鼻炎效果好
西替利嗪	哌嗪结构，**结构有羧基，易离子化**	**无中枢作用，左旋体已上市称左西替利嗪，季节性花粉症治疗**
特非那定	哌啶结构	无中枢作用，但**心脏毒性大，已退出市场**
非索非那定	特非那定的代谢物	无中枢作用，心脏毒性小
阿司咪唑	哌啶结构	无中枢作用，但**心脏毒性大，已退出市场**
诺阿司咪唑	阿司咪唑的代谢物	无中枢作用，心脏毒性小
咪唑斯汀	与阿司咪唑结构相似	双重作用（抗组胺、抗炎症递质）
还有依巴斯汀、卡瑞斯汀、左卡巴斯汀、依美斯汀、氮䓬斯汀等，均为哌啶类，无中枢抑制作用，但有心脏毒性

4. 结构特征 由三部分组成：芳环部分也可为杂环，也可两环相连成三环；中间链接部分 X 可是碳原子、氧原子；n = 2 ~ 3，叔胺结构可以是脂肪叔胺、杂环叔胺。

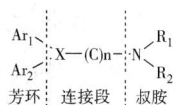

芳环 / 连接段 / 叔胺

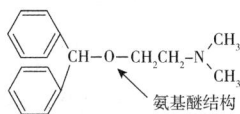

苯海拉明

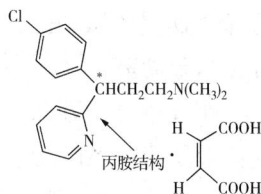

马来酸氯苯那敏

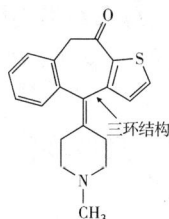

西替利嗪

酮替芬

5. 心脏毒性与代谢物

（1）哌啶类一般具有心脏毒性，如阿司咪唑、特非那定毒性大，已撤出市场。

（2）活性代谢物有地氯雷他定、诺阿司咪唑、非索非那定、卡瑞斯汀等。

氯雷他定   地氯雷他定

二、拟肾上腺素药物

1. 肾上腺素受体基本知识

受体类型		主要存在部位	受体激动	受体拮抗
α 受体	α_1	血管平滑肌（如皮肤、黏膜血管，以及部分内脏血管）	血压升高	血压下降
	α_2	去甲肾上腺素能神经的突触前膜上	血压下降	血压升高
β 受体	β_1	心脏平滑肌	心肌收缩力增强	心肌收缩力减弱
	β_2	支气管平滑肌	支气管平滑肌松弛	支气管平滑肌收缩痉挛

2. 分类 根据作用受体与机制的不同，分为 α 受体激动药、β 受体激动药和 α,β 受体激动药。

（1）**α,β 受体激动药**：肾上腺素、多巴胺、麻黄碱、伪麻黄碱、地匹福林。

（2）**α受体激动药**

①α_1受体激动药：去氧肾上腺素。

②α_2受体激动药：可乐定、甲基多巴、莫索尼定。

③非选择性 α 受体激动药：去甲肾上腺素。

（3）**β受体激动药**

①非选择性 β 受体激动药：异丙肾上腺素。

②β_1受体激动药：多巴酚丁胺。

③β_2受体激动药：沙丁胺醇、沙美特罗、特布他林、福莫特罗、丙卡特罗等。

3. 结构特征与作用特点

（1）拟肾上腺素结构类型一般为苯乙胺
类和苯异丙胺类（麻黄碱、伪麻黄碱、间
羟胺）。

注意：苯环与氨基之间就两个碳原子
最好。

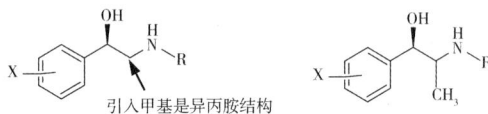

引入甲基是异丙胺结构

苯乙胺结构骨架　　　苯异丙胺结构骨架

（2）苯环上有两个羟基相邻的药物，在体内可被儿茶酚氧位甲基转移酶进行甲基
化代谢，故称儿茶酚类（肾上腺素、异丙肾上腺素、
去甲肾上腺素、多巴胺、多巴酚丁胺、甲基多巴），
该类药物极性大，中枢作用弱，易氧化，不能口服。
该类药物体内同时被两种酶代谢（儿茶酚氧位甲基
转移酶和单胺氧化酶）。

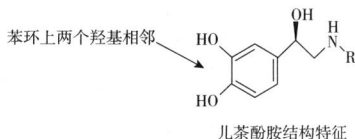

苯环上两个羟基相邻

儿茶酚胺结构特征

（3）与苯环相连的碳原子上有一个羟基（注意：多巴胺无—OH），含 **1 个手性 C**，
其 **$R-(-)-$异构体**活性大。如肾上腺素、去甲肾上腺素用 $R-(-)-$异构体，临床上
水溶液遇光、热易消旋化，活性快速降低。

（4）**R 取代基越大，对 β 受体选择能力越强。**

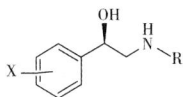

R	药物	作用受体	主要作用
—H	去甲肾上腺素	α 受体	抗休克
—CH₃	肾上腺素	α β 受体	抗休克、强心
—CH(CH₃)₂	异丙肾上腺素	β 受体	强心、平喘
—C(CH₃)₃	沙丁胺醇	β₂ 受体	平喘

4. 重点药物

药物	结构特点	作用受体	作用特点
肾上腺素	儿茶酚类、甲胺、$R-(-)-$体	α，β	抗休克、支气管哮喘，心脏骤停的急救
盐酸多巴胺	儿茶酚类、氨基、无 α-羟基手性碳，侧链无取代基	α，β	对抗多种类型休克
去甲肾上腺素	儿茶酚类、氨基、$R-(-)-$体	α	升血压、抗休克
异丙肾上腺素	儿茶酚类、异丙胺基	β	平喘

药物	结构特点	作用受体	作用特点
多巴酚丁胺	儿茶酚类	β₁	强心，用于心力衰竭
重酒石酸间羟胺	苯异丙胺类、两个手性碳原子	α	抗休克
盐酸麻黄碱	**苯异丙胺类、两个手性碳原子 (1R,2S) - (-)**（中枢作用强）	α，β	用于支气管哮喘、变态反应、鼻黏膜肿胀，是**制备甲基苯丙胺（冰毒）的原料**
盐酸伪麻黄碱	苯异丙胺类、两个手性碳 **(1S,2S) - (+)**	α，β	常用于感冒药复方制剂，减鼻充血药，也是易制毒原料
班布特罗	**特布他林的酯化前药**	β₂	平喘
沙美特罗	**侧链有长碳链亲脂基团**	β₂	长效、目前治疗哮喘夜间发作和维持治疗的理想药物，不适用于缓解急性症状
富马酸福莫特罗	含有 3 - 甲酰胺 - 4 - 羟基苯环及烷氧苯乙基	β₂	脂溶性小于沙美特罗，作用时间相同。**有明显的抗炎活性**
盐酸丙卡特罗	含有异丙氨基	β₂	选择性强，起效快，长效。**还有镇咳、祛痰作用**
去氧肾上腺素	肾上腺素苯环上去掉一个羟基，不是儿茶酚类	α₁	可口服，作用时间长
可乐定	电子分布胍基形成与去甲肾上腺素相似的药效构象	α₂	中枢降压，**有镇静、嗜睡等**，开车注意
莫索尼定	可乐定衍生物	α₂、咪唑啉受体	降压
利美尼定	噁唑啉结构	α₂	降压
甲基多巴	去旋多巴同系物	α₂	代谢成 α - 甲基去甲肾上腺素有活性，起效慢，作用时间长

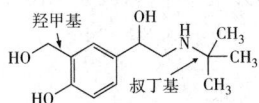

沙丁胺醇

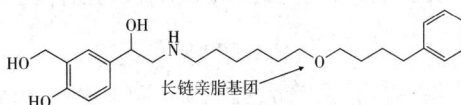

沙美特罗

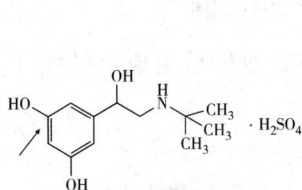

特布他林   班布特罗   丙卡特罗

5. 肾上腺素与麻黄碱、冰毒的结构比较

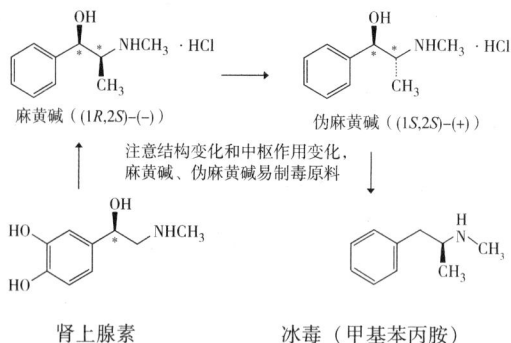

麻黄碱（（1R,2S)-(-)）　　　　伪麻黄碱（（1S,2S)-(+)）

注意结构变化和中枢作用变化，
麻黄碱、伪麻黄碱易制毒原料

肾上腺素　　　　冰毒（甲基苯丙胺）

注意：本节药物较多，但很有规律性，重点掌握药物的结构特征，作用的受体，推测性质，临床用途。重点药物肾上腺素、多巴胺、异丙肾上腺素、盐酸沙丁胺醇、甲基多巴、盐酸麻黄碱等。

第三节　解热镇痛及非甾体抗炎药

（历年参考分值 2～3 分）

💡要点提示

重点药物的结构特点及作用特点，如阿司匹林、贝诺酯、对乙酰氨基酚、双氯芬酸钠、舒林酸、布洛芬、吡罗昔康、昔布类等。

一、解热镇痛药

1. 分类

（1）水杨酸类：阿司匹林、贝诺酯、二氟尼柳。

（2）苯胺类：对乙酰氨基酚。

2. 重点药物

（1）阿司匹林（乙酰水杨酸）

①**分子中有羧基，显酸性，对胃肠道有刺激。克服办法：成酯、成盐、成酰胺。**如阿司匹林与对乙酰氨基酚成酯得到前体药物贝诺酯，不含羧基，对胃肠道几乎无刺激性。

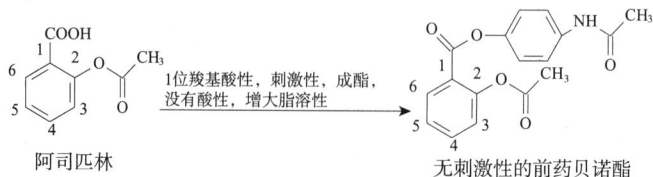

阿司匹林　　　　　无刺激性的前药贝诺酯

②**分子中含有酯键，易水解。要通风、干燥、密封保存；**水解后生成水杨酸（主要杂质），水杨酸易被氧化成醌类物质变黄色。

水杨酸杂质检查：加入三氯化铁试液呈现紫堇色。

注意：阿司匹林**水解后**才氧化变色；阿司匹林**水解后**加入三氯化铁才显紫堇色。

③解热镇痛、抗炎抗风湿。降低血小板血栓素 A_2 的生成，可用于预防心血管系统疾病。

（2）对乙酰胺基酚（扑热息痛）

①分子中的酰胺键相对稳定，贮存不当可水解成对氨基酚（主要杂质）。

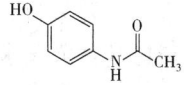

②**具有解热镇痛作用，无消炎抗风湿作用。**

③主要代谢途径是酚羟基的葡萄糖醛酸化和硫酸酯化排出体外。但极少部分在肝脏被代谢成毒性代谢物 **N－乙酰亚胺醌**，有肝毒性和肾毒性。超剂量服用对乙酰氨基酚，为防止急性肝坏死，应立即服用含巯基的药物如 **N－乙酰半胱氨酸或谷胱甘肽解救。**

二、非甾体抗炎药

1. 分类

（1）羧酸类

①芳基乙酸类：吲哚美辛、双氯芬酸钠、舒林酸。

②芳基丙酸类：布洛芬、萘普生、萘丁美酮、依托度酸、氟比洛芬、酮洛芬、洛索洛芬、非诺洛芬。

（2）非羧酸类

①昔康类（1,2 苯并噻嗪类）：吡罗昔康、美洛昔康、依索昔康、替诺昔康、氯诺昔康。

②昔布类（选择性 COX－2 抑制剂）：塞来昔布、罗非昔布、艾瑞昔布。

2. 芳基乙酸类

（1）吲哚美辛：本结构中含有吲哚－3－乙酸、4－氯苯甲酰。口服吸收迅速，血浆蛋白结合率高，对光敏感。可被强酸强碱水解，氧化变色。

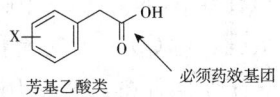

（2）双氯芬酸钠：芳基乙酸类的代表药物，2 个氯原子使苯环和苯乙酸的苯环非共平面，可抑制环氧合酶与 5－脂氧合酶活性，具有**双重抑制作用**；还可抑制花生四烯酸的释放。

（3）舒林酸：吲哚美辛的吲哚环转化成茚环，有甲砜基。**前体药物，体外无效，体内甲砜基还原为硫醚的活性代谢物显活性。**

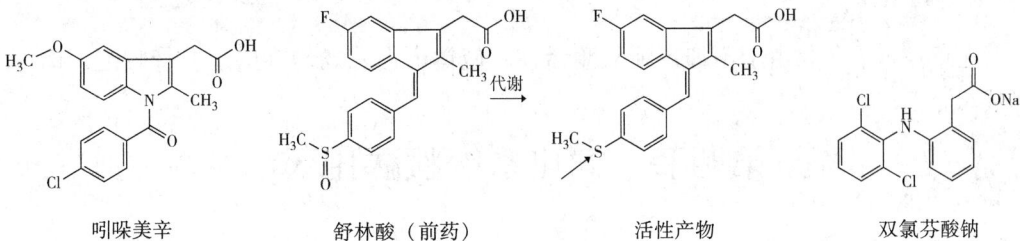

吲哚美辛　　　舒林酸（前药）　　　活性产物　　　双氯芬酸钠

3. 芳基丙酸类

（1）均含有一个手性碳，其中萘普生用的是右旋体。

（2）均显酸性，稳定，不水解。

（3）布洛芬为 4－异丁基苯基，引入甲基，限

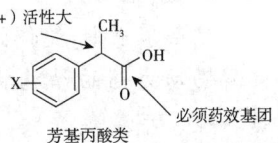

制羧基旋转，适合与酶或受体结合，提高活性，降低毒性。药理作用主要来自 **S－（＋）－异构体**，但在**体内 R－（－）－对映体可自动转变为 S－（＋）－对映体**，使用不必拆分，目前使用外消旋体。代谢发生异丁基上羟基化。

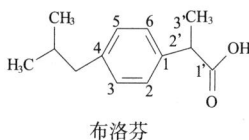

布洛芬

（4）**萘普生为右旋体**，6－甲氧基萘环。口服吸收完全迅速。有较长半衰期。

（5）**其他**：萘丁美酮是非酸性前药，代谢成 6－甲氧基－2－萘乙酸发挥作用；依托度酸、氟比洛芬、酮洛芬、洛索洛芬、非诺洛芬等都是布洛芬结构变化的药物，知道他们是芳基丙酸类，并从所给结构信息中判断出来即可。

4. **昔康类** 吡罗昔康和美洛昔康均为 1,2－苯并噻嗪类，**烯醇结构显酸性（必须药效基团）**，结构中不含—COOH。对于炎症有关的 COX－2 抑制活性强，因此，有较高的抗炎活性和较少的胃肠道不良反应。

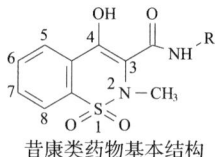

3,4-烯醇羟基显酸性；结构中没有羧基；R 不同药物不同

昔康类药物基本结构

注意：认识吡啶环、噻唑环、异噁唑环、噻吩环。2 位为甲基时活性最大。

5. **昔布类** 塞来昔布和罗非昔布为**选择性的 COX－2 抑制剂**，口服吸收快，完全。有磺胺过敏反应、消化道反应、神经系统反应及心血管系统反应等。

该类药物的心血管系统风险（血栓）大，罗非昔布已撤出市场。该类药物不抑制血栓素 A_2 的活性，我国科学家根据**"适度抑制"**理念，即对 COX－2 选择性抑制不宜太强，对 COX－1 也有抑制作用，两者抑制调节到平衡点，以不饱和吡咯烷酮作支架设计了艾瑞昔布，已成为治疗关节炎等的一线药物。

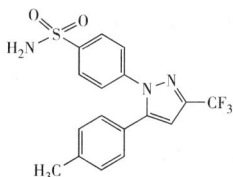

塞米昔布

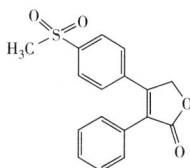

罗非昔布

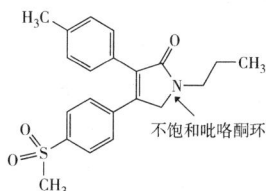

艾瑞昔布

不饱和吡咯酮环

注意：本节药物由于不抑制酯氧酶活性，使体内白三烯增多引起气管收缩，诱发哮喘。

第四节 消化系统疾病用药

（历年参考分值 2～3 分）

要点提示

重点掌握 H_2 受体阻断药的结构共性和特性、质子泵抑制剂的结构共性和特性、促胃肠动力药的结构特点与中枢作用。关注西咪替丁、雷尼替丁、罗沙替丁、奥美拉唑、甲氧氯普胺、西沙必利、伊托必利、莫沙必利、多潘立酮的结构特点与作用特征。

一、抗溃疡药

1. 组胺 H_2 受体阻断药

（1）药名：XX 替丁，均为 H_2 受体阻断剂抗溃疡药。

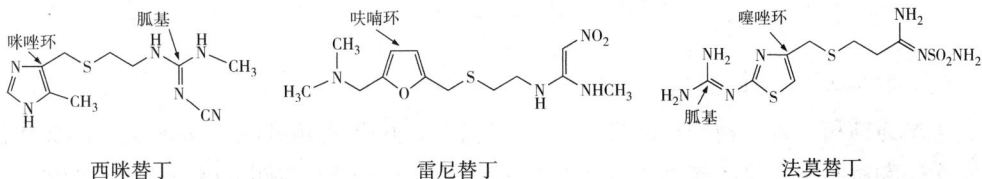

西咪替丁　　　　　　　　　　雷尼替丁　　　　　　　　　法莫替丁

（2）**西咪替丁**：**含咪唑环、氰基（—CN）、—S—、胍基，反式结构。**极性大，脂水分配系数小。因含咪唑环故为**肝药酶抑制剂。与雌激素受体有亲和作用。**一半代谢成亚砜，一半以原型排出。

（3）**盐酸雷尼替丁**：**含呋喃环，硝基（—NO_2）、—S—、二甲胺基，不含胍基，**氢键键合的极性基团是二氨基硝基乙烯，反式结构有效。具有速效、长效特点。

（4）**法莫替丁**：**含噻唑环、—S—、磺酰胺基（—SO_2NH_2）、胍基，**氢键键合的极性基团是 N – 氨基磺酰基脒。作用强。

（5）**尼扎替丁**：结构与雷尼替丁极其相似，差异之处是把雷尼替丁的呋喃环改成噻唑环。口服吸收迅速且完全，生物利用度超过 90%。

（6）**罗沙替丁**：**是用哌啶甲苯代替碱性的五元芳杂环，以含氧四原子链代替含硫二原子链，将脒（胍）改为酰胺。母环不是五元芳杂环，不是含 S 的侧链，而是含 O 的侧链。**

罗沙替丁

综上所述，组胺 H_2 受体阻断药结构由三部分构成：①碱性芳杂环药效团与受体上谷氨酸残基阴离子结合；②氢键键合平面极性药效基团与受体发生氢键键合；③易曲折的链或芳环系统。

第一部分	第二部分	第三部分
碱性芳核 药效基团	柔性链	氢键键合 极性药效团（为脒脲基团）
西咪替丁：咪唑环		氰基胍
雷尼替丁：呋喃环	含硫S四原子链	二氨基硝基乙烯
法莫替丁：噻唑环		N–氨基磺酰基脒
尼扎替丁：噻唑环		二氨基硝基乙烯
罗沙替丁：哌啶甲苯环	含氧O四原子链	酰胺

注意两点：罗沙替丁结构中哌啶甲苯环代替碱性五元芳杂环，以氧原子代替链上的硫原子；除西咪替丁有拮抗雄激素作用外，其他药物没有。

2. 质子泵抑制剂

（1）**结构特征**：结构均有**苯并咪唑环、吡啶环及连接两个环系的亚磺酰基构成。**

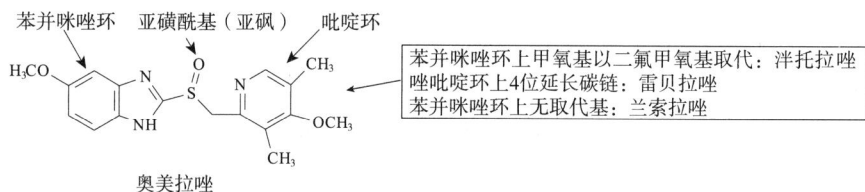

苯并咪唑环　亚磺酰基（亚砜）　吡啶环

苯并咪唑环上甲氧基以二氟甲氧基取代：泮托拉唑
唑吡啶环上4位延长碳链：雷贝拉唑
苯并咪唑环上无取代基：兰索拉唑

奥美拉唑

（2）拉唑类药物作用特点

①**均为前药**：该类药物在酸性的胃壁细胞内苯并咪唑环氮原子质子化解离成次磺酸和次磺酰胺与质子泵的巯基共价键结合才发挥作用，碱性条件下该类药物难解离。

②**形成前药循环**（奥美拉唑循环）：体内被含巯基的谷胱甘肽和半胱氨酸竞争复活，代谢物硫醚化合物在肝脏被氧化成奥美拉唑。这种体内共价结合和解除结合等一系列反应称奥美拉唑循环。

③**均为手性药物**：亚砜硫原子是手性中心，*R* - 和 *S* - 异构体活性相同，但代谢酶不同，*S* - 异构体经 **CYP3A4 代谢慢，更易形成前药循环**。*R* - 异构体被 CYP2C19 代谢快。奥美拉唑的 *S* - 异构体第一个上市称为艾司奥美拉唑，作用时间更长，活性优于奥美拉唑。

（3）其他药物

药物	结构特点	用途
兰索拉唑	吡啶环 4 位有含氟烷氧基	作用强，效果相似
泮托拉唑	苯并咪唑环上有二氟甲氧基	**旋光异构体体内转化**
雷贝拉唑	苯并咪唑环上无取代基，吡啶环 4 位长链	抗幽门菌活性更强
奥美拉唑	有甲氧基苯并咪唑环上	**第一个上市，*S* - 左旋体已上市**
艾司奥美拉唑	奥美拉唑的 *S* - 异构体	代谢慢，作用时间长
右兰索拉唑	兰索拉唑的 *R* - （+）	**第一个 2 次释药的双重控制的质子泵抑制剂**

二、促胃肠动力药

1. 重点药物

（1）多潘立酮：两个苯并咪唑环连在哌啶环上。**外周性多巴胺 D_2 受体阻断药。极性较大，不能透过血 - 脑屏障。**

（2）莫沙必利：**苯甲酰胺结构，5 - HT₄ 受体激动药**，与多巴胺 D_2 受体、肾上腺素受体和胆碱受体无亲和力，不良反应少，无锥体外系和催乳素分泌增多副作用。克服了西沙必利的心脏副作用。中枢作用小。**代谢物作用于 5 - HT₃ 受体。**

（3）甲氧氯普胺：**苯甲酰胺结构**，与普鲁卡因结构相似。无局麻和抗心律失常作用。**中枢性外周性多巴胺 D_2 受体阻断药。较强的中枢锥体外系作用，具有止吐作用。**

（4）西沙必利：**较强的心脏毒性，诱发尖端扭转型心律失常，已撤出市场。**

（5）伊托必利：**苯甲酰胺结构，阻断多巴胺 D_2 受体和抑制胆碱酯酶双重活性，无**

心脏毒性，安全性高。

2. 中枢作用 甲氧氯普胺 > 莫沙必利 > 多潘立酮。

第五节 循环系统疾病用药

（历年参考分值 4 ~ 5 分）

要点提示

重点掌握抗心律失常药物类型、β 受体阻断药的结构特征、钙通道阻滞药的结构特征、血管紧张素转换酶的结构特征与作用、羟甲戊二酰辅酶 A 还原酶抑制剂的结构特征与作用、抗血栓药分类与结构特征。关注重点药物美西律、胺碘酮、卡托普利、洛伐他汀、硝苯地平、氨氯地平、普萘洛尔、华法林、氯吡格雷、氯沙坦等的结构特点。

一、抗高血压药

1. ACE 抑制剂

（1）分类

①**含巯基的 ACE 抑制剂**：卡托普利、阿拉普利。

②**含膦酰基的 ACE 抑制剂**：福辛普利。

③含二羧基的 ACE 抑制剂：赖诺普利、依那普利、雷米普利、贝那普利、喹那普利、培哚普利、群多普利、螺普利。

（2）构效关系

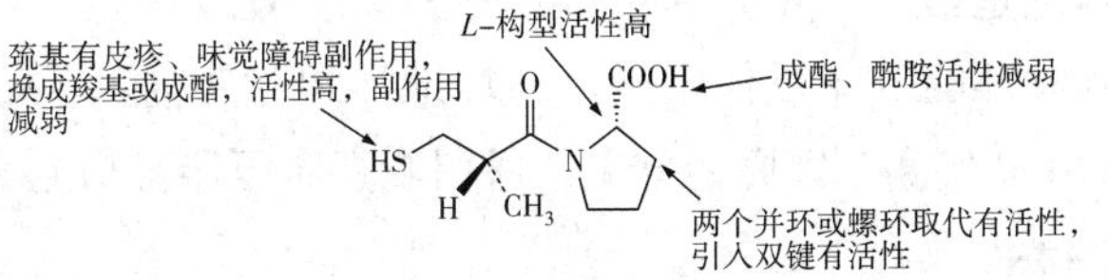

卡托普利

①两个酸性基团是必须，成酯则为前药。

②L - 氨基酸构型是必须，手性结构均为 S - 构型有活性。

③**卡托普利中巯基具有蒜臭味，并带来皮疹、味觉障碍等副作用。**

④该类药物阻滞炎症递质缓激肽分解，增加呼吸道平滑肌前列腺素分泌，引起干咳。

⑤普利类药物结构中两个酸性基团游离，**不是前体的药物如卡托普利和赖诺普利，其余均是前药**；其中有一个酸性基团成酯，则为前体药物。前药体内代谢活性物是 XXXX 拉，如依那普利代谢成依那普利拉有活性。

（3）重点药物

①卡托普利：2 个手性碳；含巯基（—SH），为关键药效团，具大蒜气味；水溶液易氧化；使碘试液褪色；显酸性。可引起皮疹、味觉消失等。含脯氨酸结构。阿拉普利是卡托普利

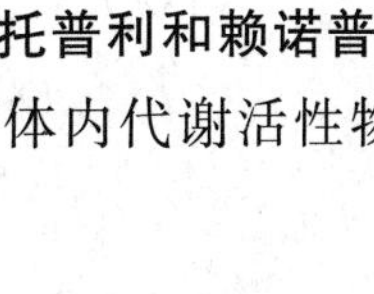

卡托普利（巯甲丙脯酸）

的前体药物。

②依那普利：有三个手性中心，均为 S - 构型，前药。

③福辛普利：含有膦酰基的药物，**经肠壁和肝的酯酶代谢**，形成有活性的福辛普利拉。（双通道代谢）。

④赖诺普利：含有碱性的赖氨酸基团残基 $[—(CH_2)_4NH_2]$ 取代了经典的非极性丙氨酸残基$(—CH_3)$；具有两个未被酯化的羧基。口服活性小，但吸收好。

⑤其他药物：注意结构中含有螺环（螺普利）、吲哚环（培哚普利）、异喹啉环（喹那普利）、7元环等的药物即可。

依那普利

2. 血管紧张素Ⅱ （AⅡ） 受体阻断药

基本骨架：联苯结构
四氮唑为酸性基团，生物利用度好，用—COOH取代的是替米沙坦
咪唑环上有形成氢键的羟基，亲脂的氯，3～4个碳的烃基
螺环的药物是厄贝沙坦，噻吩丙烯酸是依普沙坦

血管紧张素受体阻断药结构特征

（1） 血管紧张素Ⅱ受体阻断药含有酸性基团的联苯结构，酸性基团是四氮唑基或羧基（必需基团）；还含有咪唑环或咪唑开环结构。

（2） **良好的抗高血压、抗心衰和利尿作用，无 ACEI 的干咳副作用。**

（3） **缬沙坦是第一个不含咪唑环的 AⅡ受体阻断药；厄贝沙坦为缺乏氯沙坦中羟基的螺环化合物；替米沙坦是第一个分子中不含四氮唑基的 AⅡ受体阻断药；**坎地沙坦酯和替米沙坦均含有苯并咪唑环的 AT_1 受体阻断药，坎地沙坦酯为前药；依普沙坦具有噻吩丙烯酸结构，不经 CYP450 代谢，以原型排出，适用于高血压伴肾功能障碍者。

二、调节血脂药

1. 分类

（1）苯氧乙酸类：氯贝丁酯、非诺贝特、吉非罗齐。

（2）**羟甲戊二酰辅酶 A 还原酶抑制剂：洛伐他丁、氟伐他丁、辛伐他汀、阿托伐他汀、瑞舒伐他汀、普伐他汀。**

2. 羟甲戊二酰辅酶辅酶 A 还原酶抑制剂 （HMG－CoA）

（1）构效关系

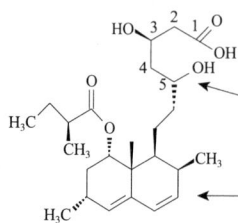

3,5-二羟基必需药效基团变化：
成酯为前药，有洛伐他汀、辛伐他汀；不成酯，游离羧基，不是前药，有普伐他汀、阿托伐他汀、氟伐他汀、瑞舒伐他汀

母环变化：氢化萘环（洛伐他汀、辛伐他汀、普伐他汀）；吲哚环是氟伐他汀；吡咯环是阿托伐他汀；嘧啶环是瑞舒伐他汀

基本结构

（2）重点药物：天然药物洛伐他丁；半合成药物辛伐他丁、普伐他汀；全合成药

物氟伐他汀钠、阿托伐他汀钙、瑞舒他汀钙。抑制内源性胆固醇的合成，用于高胆固醇血症。**该类药物具有横纹肌溶解的风险，西立伐他汀更严重已撤出市场，与苯氧乙酸类药物合用，风险增大。该类药物还具有肝毒性。**

药物	结构特点	作用特点
洛伐他汀	**天然，氢化萘母环**，β–羟基内酯结构	**前药**，体内代谢为β–羟基酸发挥作用
辛伐他汀	**半合成，氢化萘母环**，β–羟基内酯结构，比洛伐他汀多一个甲基	**前药**，体内代谢为β–羟基酸发挥作用
普伐他汀钠	半合成，氢化萘母环上引入羟基	不是前药，极性大，对肝脏有选择性
氟伐他汀钠	芳环（吲哚环）代替洛伐他汀结构中的双环，内酯环打开，**第一个全合成**	不是前药
阿托伐他汀	具有二羟基戊酸侧链，刚性部分改成多取代的**吡咯环**	不是前药
瑞舒伐他汀	全合成，刚性部分改成了多取代的嘧啶环	不是前药

天然的和半合成的药物有多个手性中心，全合成的药物只有2个手性中心。

注意：要认识各种环，3,5–二羟基戊酸必须认识。天然药物是洛伐他汀，第一个半合成药物是辛伐他汀，第一个全合成药物是氟伐他汀。**洛伐他汀和辛伐他汀是前药。**

三、抗心律失常药

1. 分类

Ⅰ类（钠通道阻滞药）：盐酸美西律、盐酸普罗帕酮、奎尼丁、盐酸利多卡因等。

Ⅱ类（β受体阻断药）：盐酸普萘洛尔、阿普洛尔等。

Ⅲ类（钾通道阻滞药）：盐酸胺碘酮、索他洛尔、伊布利特、多非利特。

Ⅳ类（钙通道阻滞药）：盐酸维拉帕米、盐酸地尔硫䓬。

其中，Ⅰ、Ⅲ、Ⅳ类统称为作用于离子通道的抗心律失常药。

2. 钾通道阻滞药

（1）盐酸胺碘酮：属于苯并呋喃类化合物，结构与甲状腺激素类似，**含有碘原子，可影响甲状腺激素代谢。**代谢物 N–脱乙基胺碘酮有类似生理活性。

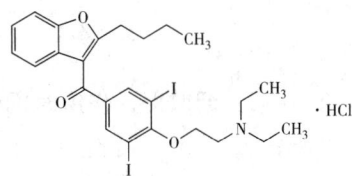
胺碘酮

（2）索他洛尔：**具有阻断β受体和延长动作电位时程双重作用。**

3. β受体阻断药

（1）分类

①**非选择性β受体阻断药**：盐酸普萘洛尔、阿普洛尔、氧烯洛尔、吲哚洛尔、纳多洛尔、噻吗洛尔。

②**选择性β₁受体阻断药**：酒石酸美托洛尔、醋丁洛尔、阿替洛尔、艾司洛尔、倍他洛尔。

③**α,β受体阻断药**：拉贝洛尔、卡维地洛、塞利洛尔。

（2）基本结构与构效关系

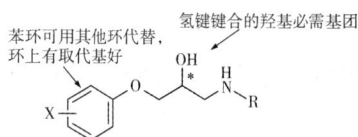

芳氧丙醇胺结构　　　　　　　　苯乙醇胺结构

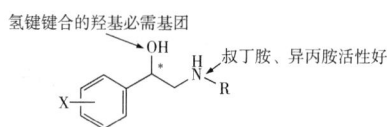

芳氧丙醇胺类和苯乙醇胺类具有相同的药效构象。 侧链上均含有带羟基的手性中心，该羟基在药物与受体相互结合时，通过形成氢键发挥作用，是关键药效团。

芳氧丙醇胺类药物 β 碳原子的 S – 构型活性大于 R – 构型，而苯乙醇胺类 R – 构型的活性大于 S – 构型。 但芳氧丙醇胺类药物 β 碳原子的 S – 构型与苯乙醇胺类药物的 R – 构型的立体结构是相当的。

（3）非选择性 β 受体阻断药

①**盐酸普萘洛尔：芳氧丙醇胺结构；含一个手性中心，S – 构型左旋体活性大，R – 构型右旋体活性小，** 异构体之间发生药动学相互作用，消旋体毒性大，**但临床用消旋体；** 抗心绞痛、抗高血压、抗心律失常。哮喘患者禁用，心功能不全慎用。

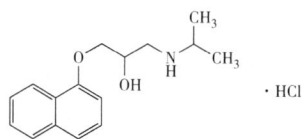

盐酸普萘洛尔

注意：阻断 β_2 受体引起支气管平滑肌痉挛，诱发哮喘。

②其他药物：阿普洛尔（烯丙基）、氧烯洛尔（烯丙氧基）、吲哚洛尔、纳多洛尔、噻吗洛尔（注意噻二唑、吗啉结构，作用可以治疗青光眼）。

（4）选择性 β_1 受体阻断药：美托洛尔、倍他洛尔、醋丁洛尔、阿替洛尔。**艾司洛尔结构中易水解的甲酯基团，迅速水解失活，为短效的药，半衰期只有 9.2 分钟。**

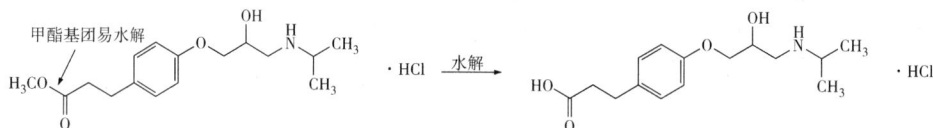

艾司洛尔　　　　　　　　　　　代谢产物无活性，短效

注意：**起效慢，作用时间长是倍他洛尔，一天给药一次；起效快，作用时间短是艾司洛尔。**

（5）α,β 受体阻断药：卡维地洛（咔唑环，儿茶酚结构）、塞利洛尔（脲结构片段）、拉贝洛尔［苯乙醇胺类，2 个手性，(R, R) – 异构体阻断 β 受体，(S, R) – 异构体阻断 α 受体，为妊娠高血压首选药］。

四、抗心绞痛药

1. 分类

（1）硝酸酯及亚硝酸酯类：硝酸甘油、硝酸异山梨酯（消心痛）、单硝酸异山梨酯。

（2）**钙通道阻滞药**

①**二氢吡啶类：** 硝苯地平、氨氯地平、尼群地平、尼莫地平。

②**芳基烷胺类**：盐酸维拉帕米。

③**苯硫氮䓬类**：盐酸地尔硫䓬。

④**三苯哌嗪类**：桂利嗪（用于脑血管系统疾病）。

（3）β 受体阻断药：普萘洛尔等。

2．硝酸酯类

（1）作用机制：释放一氧化氮（NO），NO 是血管舒张因子。

（2）重点药物特点

①硝酸甘油：有挥发性，致药物损失；吸水成塑胶状。**遇热、撞击易爆炸，不宜以纯品放置和运输。**舌下含服口腔黏膜吸收缓解心绞痛。为三硝酸甘油酯。

②硝酸异山梨酯（消心痛）：为山梨醇二硝酸酯，脂溶性大，易透过血-脑屏障，有头疼的不良反应。**遇强热撞击会发生爆炸。5-单硝酸异山梨酯是硝酸异山梨酯的体内代谢产物。作用机制与硝酸异山梨酯相同，但作用时间较长。中枢作用弱。**

③**单硝酸异山梨酯：硝酸异山梨酯的活性代谢物，口服吸收几乎 100%，无首关效应。**

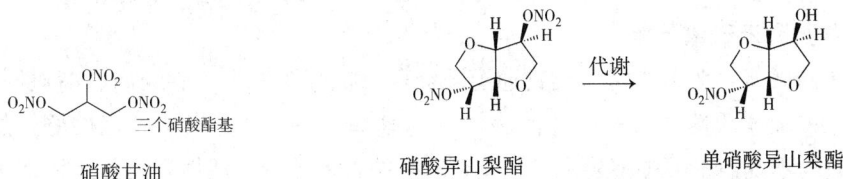

硝酸甘油　　　　　　　硝酸异山梨酯　　　　　　　单硝酸异山梨酯

④硝酸酯类药物连续使用或长期使用，产生耐受性，与受体中的巯基耗竭有关，给予硫化物还原剂，耐受性迅速翻转；给予 1,4-二巯基-3,3-丁二醇，耐药性不易发生。

注意：硝酸甘油是三硝酸酯，硝酸异山梨酯是二硝酸酯，单硝酸异山梨酯是一硝酸酯。

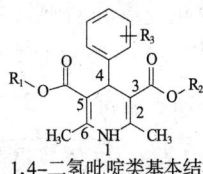

1,4-二氢吡啶类基本结构

3.1,4-二氢吡啶类钙通道阻滞药

（1）基本结构及变化：**1,4-二氢吡啶环为必需药效团；氨氯地平 2 位不是甲基；硝苯地平结构对称，4 位不是手性碳原子，其余药物 4 位均是手性碳原子，氨氯地平临床上以外消旋体和左旋体上市。**3,5 位有羧酸酯药效基团，不同酯基水解代谢不同。

（2）重点药物及特点

①1,4-二氢吡啶类，具有良好的抗高血压和抗心绞痛作用。该类药物不能与柚子同服（氨氯地平无此现象），**柚子中的黄酮类和香豆素类为肝药酶的抑制剂。**

②该类药物只有尼索地平没有首关效应。

③**硝苯地平为 2-硝基苯基，对称结构，无手性；尼群地平和尼莫地平为 3-硝基苯基，结构不对称，但 2、6 位均为甲基对称，3、5 位不对称。**

④氨氯地平为 2-氯苯基，2、6 位和 3、5 位均不对称。**以外消旋体和左旋体上市。**

⑤**该类药物遇光不稳定发生分子内光歧化反应。生成硝基苯吡啶和亚硝基苯吡啶衍生物，其中亚硝基苯吡啶衍生物有毒。**

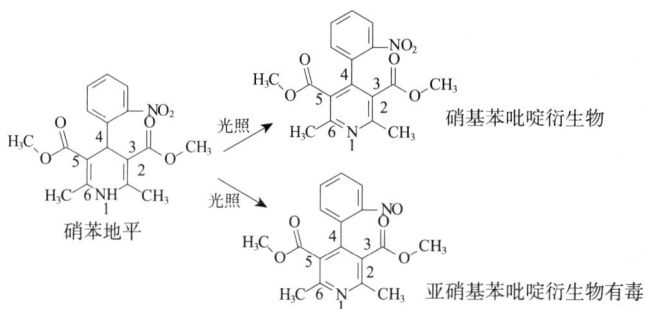

硝苯地平 光照 硝基苯吡啶衍生物

光照 亚硝基苯吡啶衍生物有毒

⑥氨氯地平、尼群地平、尼莫地平、尼卡地平的 4 位均有手性碳，用外消旋体。其中氨氯地平左旋体已上市。硝苯地平结构对称，无手性中心。

⑦**尼莫地平的 3 位链最长，选择扩张脑血管。**

⑧依拉地平有苯并氧杂二唑环，起效慢；拉西地平有叔丁基酯键。

注意：结构对称的药是硝苯地平，左旋体已上市的药是氨氯地平，选择扩张脑血管的药是尼莫地平。会从结构分析地平类药物的水解产物、光化产物，并找出来。

4. 苯烷基胺类和苯硫氮䓬类

（1）盐酸维拉帕米：为苯烷基胺类钙通道阻断药，抗心律失常、心绞痛、高血压。含 1 个手性碳，右旋体活性强，药用外消旋体；含氰基（—CN）。**化学稳定性好，加热、光、强酸碱均不变**，甲醇中不稳定。口服有较高的首关效应，活性高的异构体首关效应大于活性低的异构体，所以静脉给药维拉帕米将延长 P－R 间期直至大于口服给药时的 P－R 间期，原因在于当肠外注射给药时，活性较高的对映体并没有优先被代谢。

（2）盐酸地尔硫䓬：为 1,5－苯并硫氮杂䓬钙通道阻滞药，2 个手性碳，4 个异构体，药用右旋体。**有较高首关效应。**其结构与体内代谢如右图。

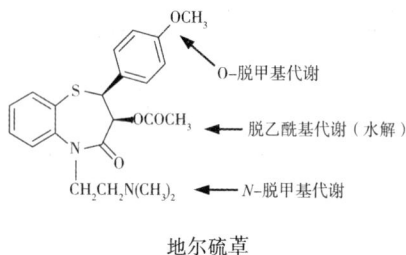
地尔硫䓬

五、抗血栓药

1. 分类

（1）抗凝血药

①香豆素类：华法林钠、双香豆素、醋硝香豆素。

②凝血酶抑制药：达比加群酯、阿加曲班。

③凝血因子 Ⅹa 抑制药：阿哌沙班、利伐沙班。

（2）血小板二磷酸腺苷受体阻断药：氯吡格雷、噻氯匹定、普拉格雷等。

（3）糖蛋白 GPⅡb/Ⅲa 受体阻断药

①肽类：依替巴肽、阿昔单抗。

②小分子非肽类：替罗非班。

2. 重点药物

（1）华法林钠

①属于 4－羟基香豆素类。

②作用靶点：抑制维生素 **K** 环氧还原酶。过量出血可用维生素 **K** 对抗。

③1 个手性中心，*S* – 异构体活性大，药用外消旋体。*R* – 异构体侧链代谢经尿液排泄；*S* – 异构体母核 **7** 位羟基化代谢经粪便排出（肠 – 肝循环）。代谢具有立体选择性。

华法林钠　　　　　　　*S* – 异构体　　　　　　侧链代谢尿排泄

R – 异构体　　　　　　母环代谢随粪排出

④主要经肝脏 CYP450 酶代谢，肝药酶抑制剂如甲硝唑、氯霉素、西咪替丁、奥美拉唑和选择性 5 – 羟色胺再摄取抑制药等使其代谢减慢，合用应注意。

（2）**氯吡格雷**：结构中含 **1** 个手性中心，药用 *S* – 异构体，为前药。

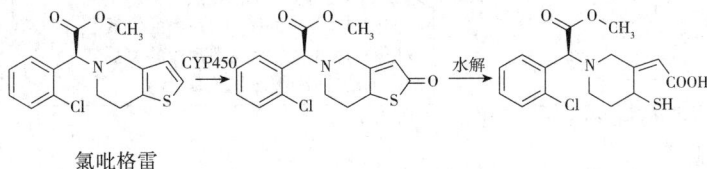

氯吡格雷

第六节　内分泌系统疾病用药

（历年参考分值 3~4 分）

要点提示

重点掌握甾体母环的结构变化、肾上腺皮质激素的构效关系、性激素（雌性激素、雄性激素、孕激素）如何延长作用时间和增强稳定性和可口服性、雄性激素如何变化结构增强蛋白同化作用、降血糖药物的分类和结构特征与作用特点、老年人骨质疏松症的用药等。关注地塞米松、甲睾酮、雌二醇、炔诺酮、苯丙酸诺龙、格列美脲、瑞格列奈、二甲双胍、吡格列酮、阿卡波糖的结构特征与作用。

一、甾体激素

（一）肾上腺素皮质类药物

1. 母环及分类　　母环为甾烷（环戊烷并全氢菲）。

（1）根据结构分

①雌甾烷类：有 18 角甲基。

②雄甾烷类：有 18、19 两个角甲基。

③孕甾烷类：有 18、19 两个角甲基，17 位有 2 个碳的侧链。

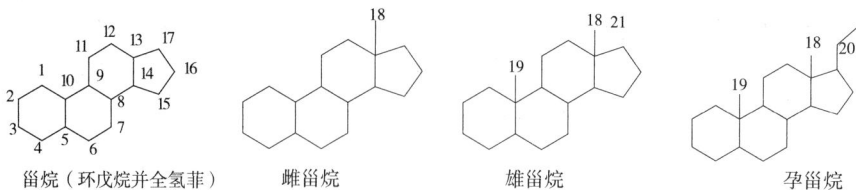

甾烷（环戊烷并全氢菲）　　雌甾烷　　　雄甾烷　　　孕甾烷

（2）根据作用分

①**雌性激素**：母环为雌甾烷。注意：己烯雌酚不含雌甾烷，具有雌激素作用。

②**雄性激素**：母环为雄甾烷。

③**孕激素**：母环为孕甾烷。

④**肾上腺皮质激素**：母环为孕甾烷。

注意：**肾上腺皮质激素和孕激素的母环均是孕甾烷。**

2. 肾上腺皮质激素类药物

（1）结构特点：孕甾烷母核；肾上腺糖皮质激素的基本结构是含有 $\triangle^4$ – 3,20 – 二酮、21 – 羟基、11 位有羟基或氧、17α – 羟基孕甾烷，若结构中不同时具有 17α – 羟基和 11 – 氧（羟基或氧代）的为盐皮质激素。**可的松、氢化可的松为天然药物。**

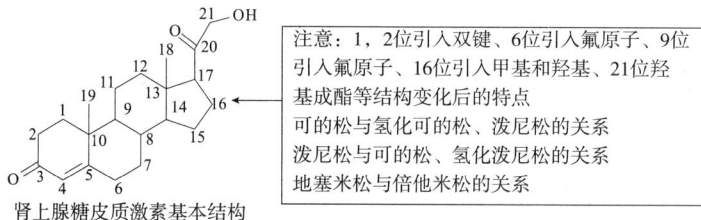

注意：1，2位引入双键、6位引入氟原子、9位引入氟原子、16位引入甲基和羟基、21位羟基成酯等结构变化后的特点
可的松与氢化可的松、泼尼松的关系
泼尼松与可的松、氢化泼尼松的关系
地塞米松与倍他米松的关系

肾上腺糖皮质激素基本结构

（2）结构修饰

①C_{21}位修饰：**改善生物利用度，不改变活性。**一般成醋酸酯。

②C_1位修饰：**引入双键，抗炎活性增大。**如可的松 1、2 位引入双键得泼尼松。

③C_9位修饰：**引入 α – 氟原子，抗炎活性增大，副作用增大。**16 为引入甲基或羟基成缩酮，抵消副作用。如地塞米松、曲安西龙、曲安奈德。

④C_6位修饰：**引入 α – 氟原子，抗炎、钠潴留均增大，只能外用。**如氟轻松。

⑤C_{16}位修饰：**引入羟基或甲基、成缩酮，抗炎活性增大，副作用降低。**如地塞米松。

（3）重点药物

①醋酸地塞米松 16 位是 α – 甲基，倍他米松 16 位是 β – 甲基，作用强于地塞米松。

②该类药物含氟的有：醋酸地塞米松、醋酸氟轻松（因含 9α,6α – 二氟，只能外用）、倍他米松、曲安奈德、曲安西龙等。

③该类药物 1、2 位有双键的有：醋酸泼尼松龙、醋酸地塞米松、醋酸氟轻松、倍他米松、曲安奈德、曲安西龙等。

④前体药物有可的松（代谢成氢化可的松有活性）、泼尼松（代谢成氢化泼尼松有活性）。

⑤**醋酸氟替卡松：孕甾烷 6 位有氟原子，水钠潴留副作用大。平喘药以气雾剂使用，支管平滑肌中酯键迅速水解失去活性，避免全身作用。**

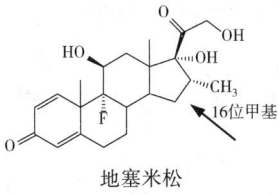

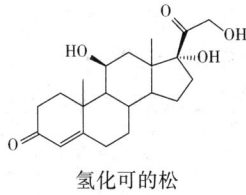

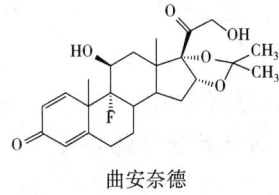

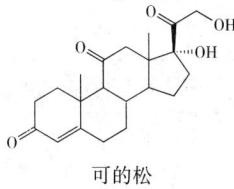

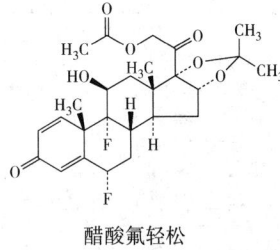

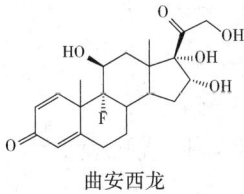

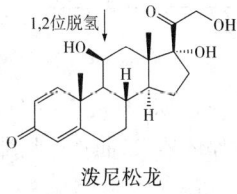

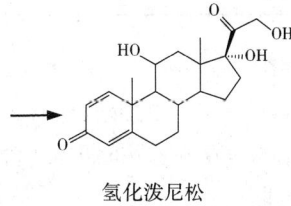

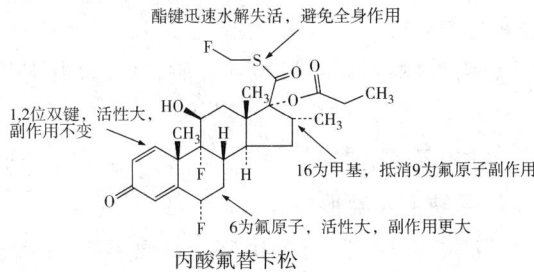

地塞米松 （16位甲基）

氢化可的松

曲安奈德

可的松

醋酸氟轻松

曲安西龙

泼尼松龙 （1,2位脱氢）

氢化泼尼松

丙酸氟替卡松

酯键迅速水解失活，避免全身作用

1,2位双键，活性大，副作用不变

16为甲基，抵消9为氟原子副作用

6为氟原子，活性大，副作用更大

（二）雌激素

1. 雌激素激动药 天然的活性最大的是雌二醇。

（1）结构特征：**雌甾烷母体；A 环为苯环；3、17 位为羟基或成酯。**

（2）天然雌激素临床应用缺点及克服方法

①不能口服。**17 位引入 α - 乙炔基，稳定可口服，如炔雌醇。**

②作用时间短。**3、17 位羟基成酯作用时间延长，如苯甲酸雌二醇和戊酸雌二醇。**

③将雌三醇的 3 位酚羟基醚化，提高 A 环代谢稳定性，得口服长效的尼尔雌醇。

雌二醇 （作用时间短，不能口服。）

成酯 → 苯甲酸雌二醇

17位引入乙炔基 → 炔雌醇（稳定口服）

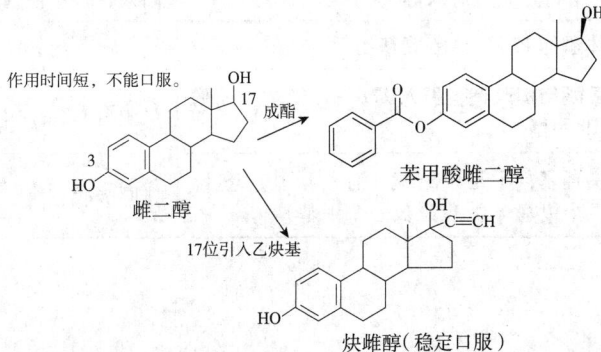

（3）**非甾体雌激素激动药：己烯雌酚不含有甾体骨架，但其反式异构体的分子形**

状满足两端的两个能形成氢键的基团之间距离是 1.45nm，与雌二醇结构相似，所以有雌激素样作用，活性更强。**顺式己烯雌酚无作用。**

丙酸己烯雌酚吸收慢，作用时间长；磷酸己烯雌酚水溶性，对前列腺癌有选择性。

2. 雌激素受体调节药

（1）选择性雌激素受体调节药

药物	结构特点	作用特点
他莫昔芬	三苯乙烯结构，Z-异构体活性大	代谢物有活性，**靶器官是乳腺，治疗乳腺癌**
雷洛昔芬	苯并噻吩结构	**靶器官是骨骼，用于老年女性骨质疏松症**
氯米芬	三苯乙烯结构，有氯原子	**治疗不孕症**
托瑞米芬	三苯乙烯结构，引入氯原子	治疗乳腺癌

（2）芳构化酶抑制药

①甾体结构的芳构化酶抑制药：依西美坦、福美司坦。用于乳腺癌治疗。

②非甾体结构的芳构化酶抑制药（含三氮唑环）：来曲唑、阿那曲唑。用于乳腺癌治疗。

（三）孕激素

天然活性最大的是黄体酮。

1. 结构特点 孕甾烷为母体；$\triangle^4$-3,20-二酮；C_{20} 为甲酮基，含有 21 个碳原子的甾体化合物。

注意：孕甾烷和雄甾烷都具有 $\triangle^4$-3-酮（4-烯-3-酮）结构。

2. 天然黄体酮临床应用缺点及克服方法

（1）不能口服。6、17 位引入基团（如甲基、氯原子等），稳定，可口服，如醋酸甲地孕酮。

（2）作用时间短。17 位引入羟基成酯作用时间延长。

3. 常用药物

药物	结构特点	应用特点
黄体酮	孕甾-4-烯-2,20-二酮	**不能口服，作用时间短**
醋酸甲羟孕酮	6α-甲基	口服注射均可，作用时间长
醋酸甲地孕酮	6β-甲基、6 位有双键	高效，口服注射均可，作用时间长
己酸羟孕酮	黄体酮的 17α-己酰氧基物	长效避孕药，注射一次 1 个月
炔诺酮	**对睾酮结构改造，引入 17α-乙炔基。并除去 19 甲基**	口服有效
左炔诺酮	17-羟基，不是甲酮基；有乙炔基；18 位多 1 个甲基（18 位延长一个甲基）	口服吸收完全，生物利用度高

黄体酮

17-羟基黄体酮（每天一针）

己酸羟孕酮（每月一针）

成酯延长作用时间

引入甲基、氯原子等可口服

甲羟孕酮

睾酮（雄激素）

炔诺酮（孕激素）

左炔诺孕酮

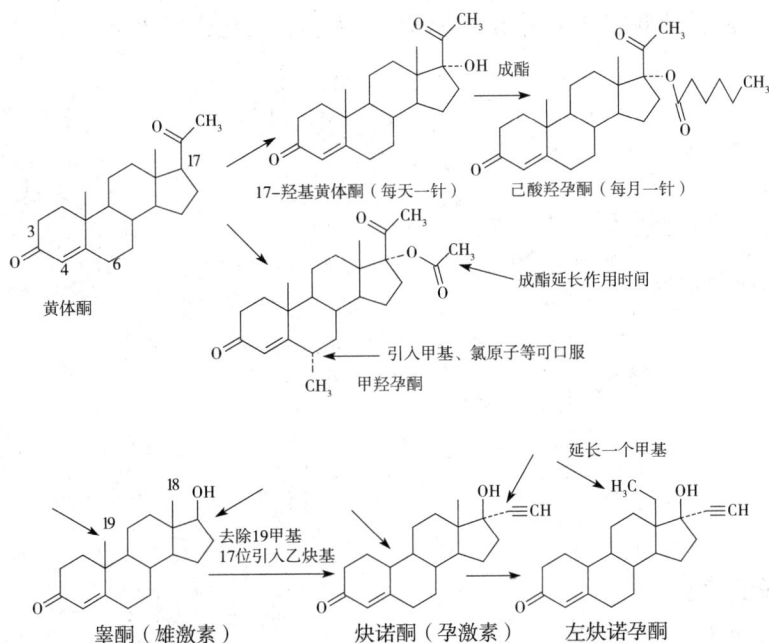

注意：黄体酮的结构变化。睾酮如何转化到孕激素药物炔诺酮、左炔诺孕酮的。

（四）雄激素及蛋白同化激素

1. 雄激素 天然活性最大的是睾酮（睾丸素）。

（1）雄激素的结构特征：雄甾烷母体；4-烯-3-酮结构；17位为羟基、酮基或成酯。

（2）**天然睾酮临床应用缺点及克服方法**

①不能口服。**17位引入 α-甲基，稳定，可口服，如甲睾酮。**

②作用时间短。**17位羟基成酯，作用时间延长，如丙酸睾酮。**

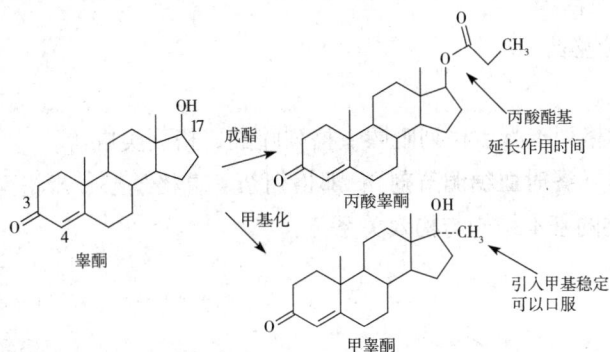

睾酮

丙酸酯基延长作用时间

丙酸睾酮

引入甲基稳定可以口服

甲睾酮

2. 蛋白同化激素

（1）雄激素的**雄甾烷母环的19去甲基、A环取代、A环并环等修饰雄激素作用降低，蛋白同化作用增强。**

（2）常用药物

①苯丙酸诺龙：睾酮的**19-甲基去除得到的第一个同化激素。**用于治疗转移性乳腺癌、严重骨质疏松症等。

②**司坦唑醇**：甲睾酮 A 环并合吡唑环的衍生物，同化作用增加 30 倍。

二、降血糖药

（一）胰岛素及其类似物

1. **结构特征**　多肽类激素，A 链有 21 个氨基酸，B 链有 30 个氨基酸，两条肽链通过两个二硫键连接。**B26 ~ B30 可以修饰，以延长作用时间为主。**

2. **分类**　按作用时间长短分：①速效胰岛素：格列辛胰岛素、门冬胰岛素、赖脯胰岛素；②短效胰岛素：普通胰岛素；③长效胰岛素：甘精胰岛素。饭前注射，用于 1、2 型糖尿病。

注意：结构修饰，考试时，从药名去判断。如胰岛素结构修饰有门冬氨酸参与则为门冬胰岛素；胰岛素结构修饰有甘氨酸、精氨酸参与为甘精胰岛素；胰岛素结构修饰有赖氨酸、脯氨酸参与为赖脯胰岛素等。

（二）口服降血糖药

1. 促胰岛素分泌药

（1）分类

①**磺酰脲类**：格列本脲、格列吡嗪、格列喹酮、格列美脲等。

②**非磺酰脲类（餐时血糖调节剂）**：那格列奈、瑞格列奈、米格列奈等。

（2）磺酰脲类的基本结构与构效关系

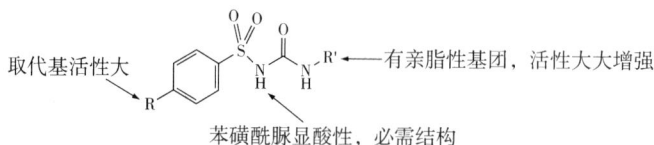

苯磺酰脲结构显示酸性，为必需结构，右边悬挂一个亲脂性基团，活性大大提高，比如悬挂一个甲基环己基得到高效、长效的格列美脲。

（3）促胰岛素分泌药的重点药物

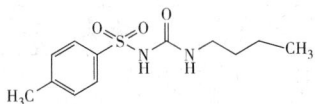
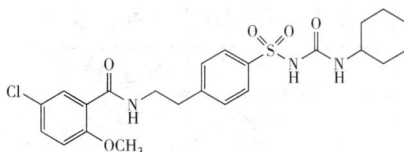

甲苯磺丁脲　　　　　　　　　　　　　　格列本脲

药物	结构特点	用途
甲苯磺丁脲	磺酰脲类，甲苯基	短效，降解羧基或羟基衍生物
格列本脲	磺酰脲类，甲氧氯苯基	排泄慢，脂环羟基化代谢
格列美脲	磺酰脲类，吡咯环，**甲基环己烷**	高效、长效、量小、副作用小，用于超重患者的糖尿病
格列齐特	磺酰脲类，甲苯基，有杂环	治疗单凭饮食控制不满意
格列吡嗪	磺酰脲类，吡嗪环	促进 B 细胞分泌胰岛素，降低餐后血糖明显
瑞格列奈	**氨甲酰甲基苯甲酸类，1 个手性碳**，$S-(+)$-构型活性大	构象 U 型底部酰胺键，空腹或进食后吸收不影响称为"膳食葡萄糖调节剂"。2 型糖尿病，肾病患者可用
那格列奈	D–苯丙氨酸衍生物	氨基酸结构，毒性很低
米格列奈	D–苯丙氨酸衍生物	血糖促进胰岛素分泌增加50%

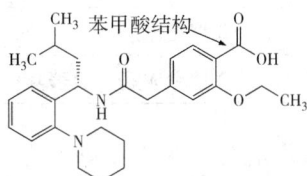
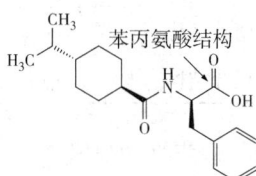

瑞格列奈　　　　　　　　　　　　那格列奈

2. 胰岛素增敏剂

（1）双胍类：二甲双胍。

（2）噻唑烷二酮类：罗格列酮、吡格列酮。

药物	结构特点	用途
盐酸二甲双胍	二甲双胍（强碱强酸盐，水溶液中性）	很少经肝脏代谢，不与血浆蛋白结合，几乎全部以原型经尿排出。肾功能损害者禁用
吡格列酮	噻唑烷二酮结构	减少肝糖产生。肾病患者禁用

3. α–葡萄糖苷酶抑制剂（1 型、2 型都可用）

药物	结构特点	用途
阿卡波糖	低聚糖（4 个糖）	胃肠道毒性大
伏格列波糖	氨基糖类似物	对 α–淀粉酶几乎无作用，对双糖水解酶抑制作用强
米格列醇	类似葡萄糖结构，环上有 N	对 α–葡萄糖苷酶强抑制

4. 二肽基肽酶-4抑制药（列汀类）

药物	结构特点	用途
磷酸西格列汀	芳香β-氨基酰胺衍生物	控制2型糖尿病
维格列汀	金刚烷片段	控制2型糖尿病
沙格列汀	羟基金刚烷结构	二甲双胍合用改善胰岛B细胞功能
阿格列汀	嘧啶二酮衍生物	一日给药一次，2型糖尿病
利格列汀	含有黄嘌呤结构	成人2型糖尿病

5. 钠-葡萄糖协同转运蛋白-2抑制药（列净类）

该类药物主要抑制肾脏对葡萄糖的再摄取，使尿糖增加，**引起泌尿系统毒性**。最早从苹果树皮中分离的根皮苷，为克服选择性差和口服生物利用度低缺点，经半合成得到氧-糖苷类和碳糖苷类。

药物	结构特点	用途
根皮苷	第一个从苹果树皮分离，氧苷结构	选择性差，口服利用低
舍格列净	O-糖苷结构，稳定差	控制2型糖尿病
瑞格列净	O-糖苷结构，稳定差	控制2型糖尿病
卡格列净	C-糖苷结构	2型糖尿病
达格列净	C-糖苷结构	2型糖尿病
恩格列净	C-糖苷结构	2型糖尿病，**显著降低心血管死亡风险**

注意：考试出题是药物的结构时，认识磺酰脲、苯丙氨酸与苯乙酸结构的区别，双胍结构（碱性强），噻唑烷二酮结构，4个糖聚合等。

三、调节骨代谢与形成的药物

（一）抗骨吸收的药物

双膦酸盐类是焦膦酸盐的类似物，临床多用单钠或二钠盐。口服吸收较差，食物特别是含钙的易于双膦酸盐形成复合物，减少药物吸收。药物不在体内代谢，以原型从尿排出，肾功能不全者慎用。代表药物有阿仑膦酸盐为双氨基双膦酸盐；利塞膦酸钠主要用于防治绝经后骨质疏松症；依替膦酸二钠具有双向作用，小剂量时抑制骨吸收，大剂量抑制骨矿化和骨形成，出现骨软化症和骨折。

（二）促进钙吸收的药物

维生素D类药物本身无活性，必须在肝脏和肾脏经过两次羟基化代谢才能产生活性的骨化三醇。老年人体内的1α-羟化酶几乎消失，无法转化为活性形式。**老年人需用阿法骨化醇和骨化三醇**。阿法骨化醇体内一步代谢有活性。

注意：如果考结构，可以去找咪唑环、吡啶环、丁胺基、咪唑并吡啶环等，代表不同的双膦酸盐类药物。

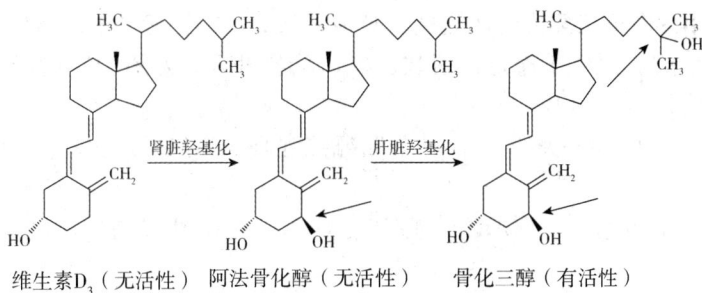

维生素D₃（无活性）　阿法骨化醇（无活性）　　骨化三醇（有活性）

第七节　抗感染药

（历年参考分值5~6分）

要点提示

重点掌握青霉素类药物的结构变化和变化后的作用特点、头孢类药物结构变化和变化后的作用特点、β-内酰胺酶抑制剂的结构特点、碳青霉烯类药物的结构特点、单环类药物的结构特点、喹诺酮类药物的构效关系和作用特点、磺胺类药物的构效关系、抗菌增效剂的增效特点、唑类抗真菌药物的结构特点、抗病毒药物结构特点和抗疟药青蒿素的结构变化等。

一、抗生素类抗菌药物

β-内酰胺类抗生素

（1）分类

①青霉素类：青霉素G、氨苄西林、阿莫西林、哌拉西林等。

②头孢菌素类：头孢氨苄、头孢他啶、头孢克洛、头孢哌酮、头孢呋辛等。

③**β-内酰胺酶抑制剂**：氧青霉烷类如克拉维酸，青霉烷砜类如舒巴坦和他唑巴坦。

④**碳青霉烯类**：亚胺培南、美罗培南等。

⑤**单环类**：氨曲南。

（2）结构特征

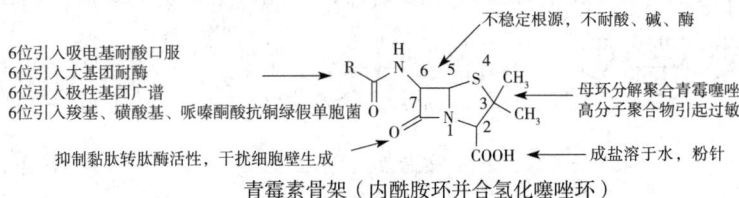

青霉素骨架（内酰胺环并合氢化噻唑环）

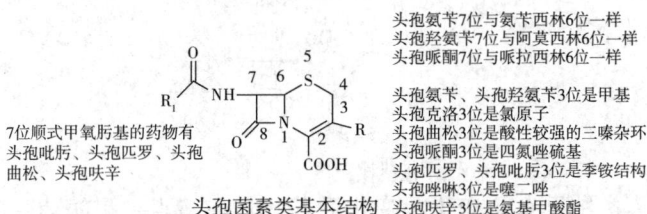

头孢菌素类基本结构

①均含有 β-内酰胺环：此环为抗菌必须，与细菌细胞壁中的黏肽转肽酶结合，干扰细菌细胞壁生成。此环不稳定，遇酸、碱、酶易开环，是不稳定的根源，是细菌产生耐药性的原因。

②青霉素类：β-内酰胺环并合一个四氢噻唑环。头孢菌素类：β-内酰胺环并合一个四氢噻嗪环。

③均含有一个羧基（—COOH），临床上成盐，稳定性提高，钾盐刺激性大少用，一般用钠盐。

④均含有多个手性碳，如青霉素母环中有三个手性碳，2S,5R,6R；头孢类母环中有两个手性碳，6R,7R。

⑤青霉素 6 位、头孢类 7 位和 3 位引入不同基团，可得到不同的药物。这是考试的重点。

（3）青霉素类

1）天然青霉素：青霉素 G 是第一个应用于临床的抗生素。又称苄基青霉素。不能口服，遇酸分解。作用时间短，与丙磺舒合用，作用时间延长。抗菌谱窄，只对革兰阳性菌（G⁺）有效。易水解，用粉针。有交叉过敏反应，生产中引入的杂质青霉噻唑等聚合物是过敏的主要原因，用肾上腺素解救。**不耐酶，易产生耐药性。**

2）半合成青霉素类

①耐酸青霉素：**青霉素母核 6 位侧链引入吸电子基，耐酸，可口服**，如非奈西林、阿度西林等。

②耐酶青霉素：**青霉素母核 6 位侧链引入大基团，耐酶**如苯唑西林、甲氧西林等。

3）广谱青霉素：**青霉素母核 6 位侧链引入极性基团，如羟基（—OH）、氨基（—NH₂）等，具有广谱性**，如氨苄西林、阿莫西林等。**青霉素母核 6 位侧链引入羧基（—COOH）、磺酸基（—SO₃H），抗铜绿假单胞菌强**，如哌拉西林、羧苄西林、磺苄西林等。

①氨苄西林：6 位侧链引入苯甘氨酸，具有抗阴性菌活性。**葡萄糖溶液易发生聚合反应。水溶液含有磷酸盐等时，发生成环反应，生成 2,5-吡嗪二酮。**广谱，口服利用度低。

②阿莫西林：氨苄西林苯环对位引入羟基得到。广谱、可口服。**水溶液在磷酸盐等中聚合成 2,5-吡嗪二酮。葡萄糖溶液易发生聚合反应。具有肽键结构，使碱性酒石酸铜钾显紫色。**口服效果好。

③哌拉西林：6 位侧链有哌嗪环酮酸结构，不能口服，抗铜绿假单胞菌作用强。

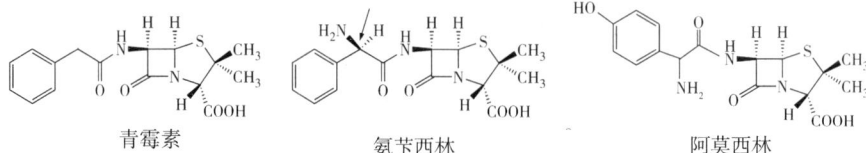

青霉素　　　　　氨苄西林　　　　　阿莫西林

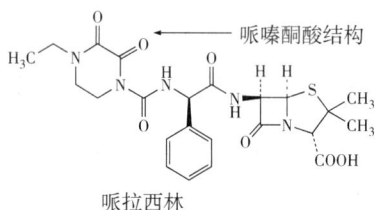

哌拉西林

注意：青霉素类结果 6 位变化及变化后药物作用特点。耐酶药、广谱药、抗铜绿假单胞菌药物都有哪些。

（4）头孢菌素类

①结构特征：**7位侧链决定抗菌谱、活性；7α氢取代具抗酶作用；3位侧链决定药代动力学性质、活性。**

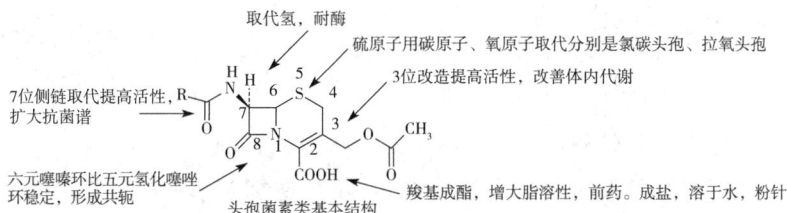

头孢菌素类基本结构

②头孢菌素类药物比较

类别	G⁺菌	G⁻菌	对β-内酰胺酶	肾毒性	代表药物
第一代	强	弱	不稳定	大	头孢氨苄、头孢唑林、头孢拉定
第二代	不如第一代	增强	较稳定	较小	头孢克洛、头孢呋辛、氯碳头孢
第三代	弱	强，对铜绿假单胞菌有效	高度稳定	几乎无	头孢噻肟、头孢哌酮、头孢他啶、头孢克肟、头孢曲松、头孢泊肟酯、拉氧头孢
第四代	强		稳定	无	头孢匹罗、头孢吡肟、头孢噻利

特别是第四代头孢菌素引入季铵结构，有高度活性，对酶稳定，穿透能力强，但不能口服。

③重点药物

药物	结构	性质
头孢氨苄	7位α-氨基-2-苯基乙酰胺、3位甲基	借鉴氨苄西林的设计。可口服
头孢唑林	7位四氮唑、3位噻二唑	呼吸道、泌尿生殖系等感染
头孢克洛	7位2-氨基-2-苯乙酰胺、**3位氯**	**亲脂性强，口服吸收好**
头孢哌酮	7位有哌嗪环、3位有四氮唑基	**对铜绿假单胞菌作用好**
头孢呋辛	7位顺式的甲氧肟基、3位有甲酰胺氧甲基	甲氧肟基对β-内酰胺酶稳定。头孢呋辛酯为其前药，口服吸收好。抗酸剂和H_2受体阻断药使其活性下降
头孢曲松	7位顺式的甲氧肟基、**3位有酸性的三嗪杂环**	透过血脑屏障
头孢吡肟	7位顺式的甲氧肟基、**3位有正电荷季铵基团**	**迅速穿透细胞壁，口服几乎不吸收**
氯碳头孢	碳头孢结构	稳定性增加，广谱和长效特点
头孢泊肟酯	头孢吡肟的前药	抗菌谱广，作用强
拉氧头孢	氧头孢类	对阳性菌弱于青霉素

注意：青霉素类药物结构6位的变化及变化后作用特点，头孢类药物3位、7位的变化及变化后的作用特点是考试的重点。也可从药名推出结构如氯碳头孢结构中含有氯原子，环中硫原子换成碳原子。

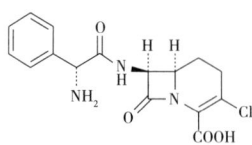 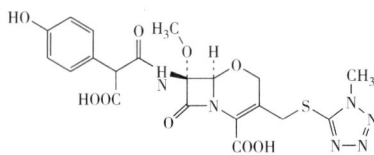

氯碳头孢 拉氧头孢

（5）β-内酰胺酶抑制剂（抗菌增效剂）：**不可逆抑制β-内酰胺酶的活性。一般不单独使用，与青霉素类、头孢类合用增效。**

①**氧青霉烷类**：代表药物克拉维酸，是一种"自杀性"的酶抑制药，临床上常与阿莫西林组成复方制剂，增效130倍。

②**青霉烷砜类**：代表药物是舒巴坦、他唑巴坦，为不可逆抑制剂，活性低于克拉维酸，但稳定性好。舒他西林是氨苄西林与舒巴坦以1∶1的形式以次甲基相连，形成双酯结构的前药。

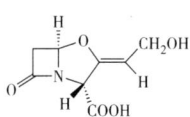 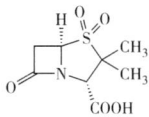 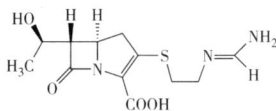

克拉维酸 舒巴坦 亚胺培南

（6）**碳青霉烯类：碳青霉烯类有亚胺培南、美罗培南、比阿培南、厄他培南。**

①结构特征：与青霉素结构不同的是亚甲基取代了硫原子。

②性质及作用特点：对铜绿假单胞菌有效。**亚胺培南易被肾肽酶分解，常与西司他丁合并使用**。美罗培南稳定，不需合用，37℃和4℃放置2天，活性不变。

③法罗培南是青霉烯类，不是碳青霉烯类。

（7）单环类：**氨曲南是第一个应用临床的单环β-内酰胺类；含β-内酰胺环、噻唑环、磺酸基（—SO₃H）**，顺式肟基；广谱，不发生过敏反应，与青霉素类和头孢类无交叉过敏反应。对β-内酰胺酶稳定。

注意：β-内酰胺环单独存在，有磺酸基。

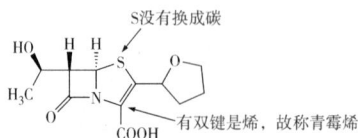 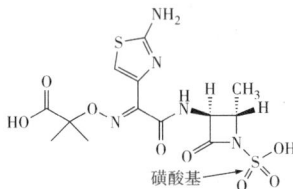

法罗培南 氨曲南

二、合成抗菌药

1. 喹诺酮类抗菌药

（1）**构效关系：骨架为喹啉酮环。**

喹诺酮类构效关系

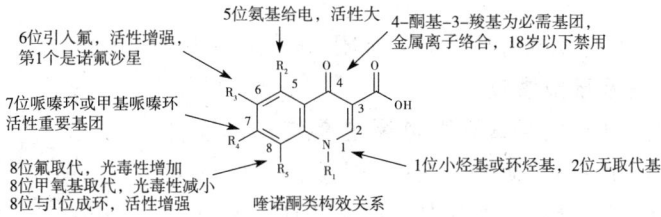

① **4－羰基－3－羧酸为必须基团**，作用于ⅡA型拓扑异构酶（该酶有两种，即DNA促旋酶和拓扑异构酶Ⅳ），与上述两酶形成稳定的DNA螺旋酶（或拓扑异构酶Ⅳ）－DNA－药物三重复合物，抑制了酶的活性。抗革兰阳性菌作用于拓扑异构酶Ⅳ，抗革兰阴性菌作用于DNA促旋酶。**该活性基团与体内金属离子络合排出体外，引起体内金属离子流失，需注意。**

②R_1为小烃基或环烃基，如环丙沙星。

③R_3为氟，脂溶性大，吸收好，**诺氟沙星是首个引入氟原子药物。**

④R_4一般为哌嗪环，扩大抗菌谱。

⑤**8位有F，光毒性增加**，如司帕沙星、洛美沙星。**8位有甲氧基，光毒性减小**如莫西沙星、加替沙星。

⑥7位含1－哌嗪基、3－氨基－1－吡咯基等碱性基团有中枢毒性。

⑦有胃肠道和心脏毒性，如司帕沙星、加替沙星。

⑧R_2以氨基取代活性好，如司帕沙星。

（2）重点药物

诺氟沙星 环丙沙星 左氧氟沙星

洛美沙星 司帕沙星

药物	结构	性质
诺氟沙星	1位乙基，7位哌嗪环	**第一个引入氟原子，常用于泌尿系统感染**
环丙沙星	1位环丙基，7位哌嗪环	用途比诺氟沙星广
左氧氟沙星	7位甲基哌嗪，1,8位连六元氧环，1个手性碳，为氧氟沙星的左旋体	活性是氧氟沙星的2倍；水溶性是氧氟沙星的8倍；喹诺酮类已上市药物中毒性最小
司帕沙星	8位有氟原子	较强光毒性，心脏毒性
加替沙星	8位有甲氧基	光毒性小
莫西沙星	8位有甲氧基，7位二氮杂双环，耐药	光毒性小
洛美沙星	8位有氟原子	光毒性大，心脏毒性
依诺沙星	母核为萘啶酸环	生物利用度高

注意：喹诺酮类药物的母核、必需基团、8 位变化是考试重点。

2. 磺胺类药物及抗菌增效剂

（1）构效关系：**对氨基苯磺酰胺是必需结构**；芳伯氨基上的取代基对抑菌活性影响较大；磺酰氨基上的氢单取代活性大，双取代无活性，取代基一般为杂环；苯环用其他环代替，活性降低或丧失；$pK_a = 6.5 \sim 7.0$ 时，抑菌作用最强。

对氨基苯磺酰胺

（2）作用机制：磺胺类药物结构与细菌生长繁殖的必需物质对氨基苯甲酸（PABA）结构相似，**竞争性抑制二氢叶酸合成酶活性**。甲氧苄啶抑制二氢叶酸还原酶活性，两者合用，双重抑制作用增强 **10** 倍。如复方新诺明（复方 **SMZ**）是磺胺甲噁唑与甲氧苄啶（**5∶1**）组成的复方制剂。

注意：普鲁卡因体内代谢成对氨基苯甲酸，与磺胺类药物合用，使磺胺类药物抗菌活性下降。

（3）代表药物

①磺胺甲基异噁唑（SMZ）：显酸碱两性。半衰期 11 小时。

②磺胺嘧啶（SD）：透过血 - 脑屏障，成银盐，收敛，烧伤。

磺胺甲噁唑　　　　　磺胺嘧啶　　　　　甲氧苄啶

（4）抗菌增效剂总结

①甲氧苄啶抑制二氢叶酸还原酶的活性，增强磺胺类药物疗效。2,4 - 二氨基嘧啶环结构。

②丙磺舒抑制有机酸的排泄，使有机酸类药物在肾脏的重吸收增加，如增强青霉素的疗效。

③**β - 内酰胺酶抑制剂**：克拉维酸、舒巴坦，抑制 **β - 内酰胺酶**的活性，增强 **β - 内酰胺类抗生素**的疗效。

④西司他丁钠抑制肾肽酶活性增强亚胺培南疗效。

注意：抗菌增效剂是考试的重点。

3. 抗真菌药

（1）分类及作用靶点

类型		作用靶点	代表药物
多烯类		真菌细胞膜上甾醇结合，损伤膜的通透性	制菌霉素 A、那他霉素、**两性霉素 B**、哈霉素、曲古霉素
唑类	咪唑类	抑制真菌细胞壁上麦角甾醇的生物合成（还抑制 CYP450 酶）	咪康唑、酮康唑、益康唑、噻康唑
	三氮唑类		**氟康唑、伊曲康唑、伏立康唑、泊沙康唑**
烯丙胺类		抑制鲨烯环氧化酶	**特比萘芬**、萘替芬

续表

类型	作用靶点	代表药物
苯甲胺类	抑制鲨烯环氧化酶	布替萘芬
棘白菌素类	葡萄糖合成酶抑制剂	卡泊芬净、米卡芬净、阿尼芬净
嘧啶类	阻断核酸合成	氟胞嘧啶

（2）唑类抗真菌药物构效关系

①分子中唑环（咪唑、三氮唑）必须，三氮唑活性好。

②Ar 环的 4 位、2 位有取代基活性好。

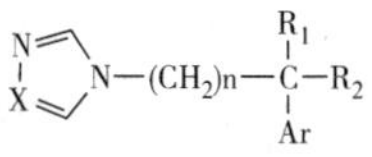

③R_1、R_2 形成二氧戊烷结构（缩酮类）如酮康唑、伊曲康唑等，活性大，但肝毒性强，外用药首选；R_1 为醇羟基，如氟康唑，体外无活性，体内活性强，深部真菌感染首选。

唑类基本结构

④立体化学：（1R,2R）- 立体异构与抗真菌有关。

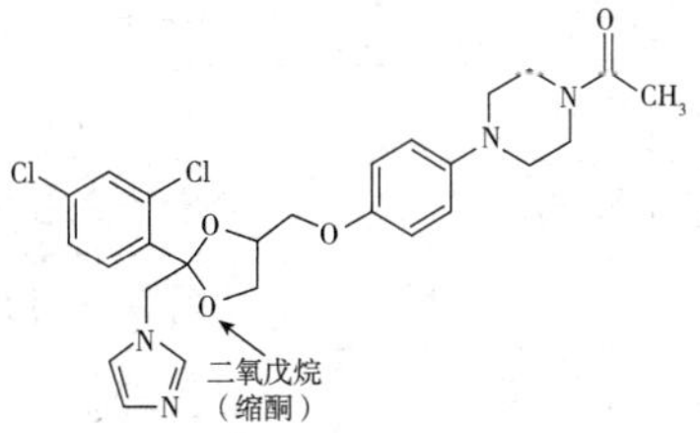

（3）重点药物

①两性霉素 B：酸碱两性，多烯类抗真菌药。

②伏立康唑：为改善氟康唑水溶性而设计的药物，是 CYP2C19、CYP2C9、CYP3A4 抑制剂，代谢具有饱和性，药动学呈非线性。

二氧戊烷（缩酮）

酮康唑

③氟康唑：含两个三氮唑环，治疗深部真菌感染首选药。

④伊曲康唑：含 1,2,4 - 三氮唑和 1,3,4 - 三氮唑结构，代谢物羟基伊曲康唑活性更强。

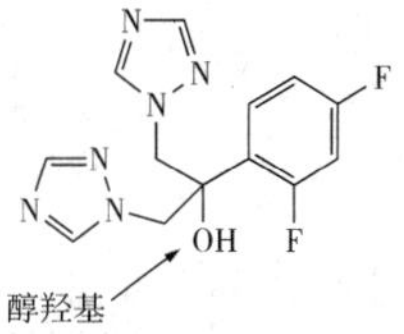

注意：含咪唑环的抗真菌药有克霉唑、酮康唑、咪康唑、噻康唑。含三氮唑环的抗真菌药有氟康唑、伊曲康唑、泊沙康唑、伏立康唑。含二氧戊烷（缩酮）结构的抗真菌药有伊曲康唑、酮康唑。

醇羟基

氟康唑

三、抗病毒药

根据病毒在体内的复制过程，病毒被分为非逆转录病毒和逆转录病毒。抗病毒药物也分为抗非逆转录病毒药和抗逆转录病毒药。

1. 分类

（1）抗非逆转录病毒药

1）干扰病毒核酸复制的药物：①开环核苷类抗病毒药：阿昔洛韦、伐昔洛韦等。②非核苷类抗病毒药：利巴韦林。

2）干扰病毒进入宿主细胞和病毒释放的药物：包括金刚烷胺类如金刚烷胺，干扰素，奥司他韦等。

（2）抗逆转录病毒药

1）逆转录酶抑制药：①核苷类逆转录酶抑制药：如齐多夫定、拉米夫定等。②非核苷类逆转录酶抑制药：如奈韦拉平、依法韦仑、地拉韦啶等。

2）HIV 蛋白酶抑制药：沙奎那韦、利托那韦等。

2. 重点药物

（1）**开环核苷类抗病毒药**：阿昔洛韦等。基本骨架是鸟嘌呤环。阿昔洛韦的化学名是 9 -（2 -羟乙氧甲基）鸟嘌呤，又名无环鸟苷。**是第一个上市的开环核苷类**。现是**抗胞疹病毒的首选药**。作用机制为经磷酸化后掺入病毒的 DNA 中。

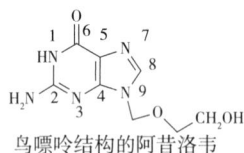

鸟嘌呤结构的阿昔洛韦

9位羟基与 L-缬氨酸成酯得前药伐昔洛韦
9位引入羟甲基得到更昔洛韦
更昔洛韦9位侧链O换成CH₂得到喷昔洛韦
喷昔洛韦9位羟基成乙酸酯得到前体药物泛昔洛韦

药物	结构	性质
伐昔洛韦	**阿昔洛韦与缬氨酸形成的前药**	优于阿昔洛韦
更昔洛韦	侧链比阿昔洛韦多一个羟甲基	**巨细胞病毒作用强**
喷昔洛韦	更昔洛韦的电子等排体	细胞浓度更高
泛昔洛韦	喷昔洛韦 6 脱氧的二乙酸酯，前药	较长半衰期
6 -脱氧阿昔洛韦	阿昔洛韦的前药	水痘 -带状疱疹病毒感染
替诺福韦酯	替诺福韦的磷酸酯前药	HIV 及 HBV 感染
阿德福韦酯	阿德福韦的磷酸酯前药	HBV 的活动复制期

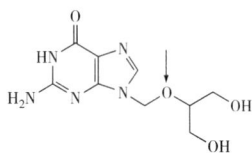

更昔洛韦

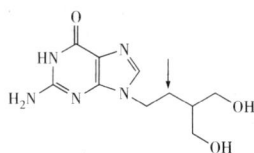

喷昔洛韦

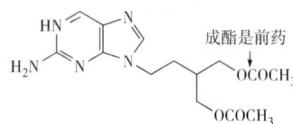

泛昔洛韦

（2）**非核苷类抗病毒药**：利巴韦林结构中含三氮唑环、呋喃核糖基，又称三氮唑核苷和病毒唑，为广谱抗病毒药。有碳酰胺基。抑制病毒聚合酶。

（3）干扰病毒进入宿主细胞和病毒释放的药物

药物	结构	性质
奥司他韦	全碳六元环类	**为神经氨酸酶抑制剂，乙酯型前药。对禽流感病毒有效**
盐酸金刚烷胺 盐酸金刚乙胺	金刚烷胺类，饱和三环葵烷，形成稳定的刚性笼状结构	**抑制病毒颗粒穿入、释放、复制。对 A 型流感病毒有效**
干扰素（IFN）	高活性、多功能的诱生蛋白，只有在诱生下才有活性	α -干扰素（人白细胞干扰素）、β -干扰素（人淋巴细胞干扰素）、γ -干扰素（免疫干扰素）。注射给药

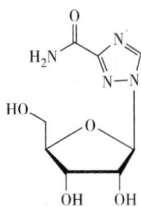
利巴韦林

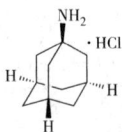
金刚烷胺

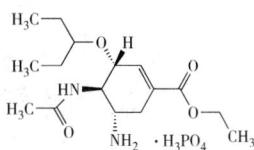
奥司他韦

（4）逆转录酶抑制药：与逆转录病毒相关的疾病主要有获得性免疫缺陷综合征及 T 细胞白血病。逆转录酶抑制药主要分为核苷类和非核苷类。体内均需三磷酸化后有活性，抗艾滋病药物。

1）核苷类逆转录酶抑制药

药物	结构	性质
司他夫定	脱氧胸苷脱水，引入双键	抑制转录酶，骨髓毒性低 10 倍
拉米夫定	双脱氧硫代胞苷。二种异构体，均有活性	对转录酶亲和力人，有选择性，**提高免疫，抗乙肝**。骨髓毒性最小
齐多夫定	**脱氧核糖部分 3 位有叠氮基**	主要毒性骨髓抑制，第一个用于艾滋病
恩曲他滨	拉米夫定引入 F	
去羟肌苷	嘌呤核苷类衍生物	晚期 HIV 感染

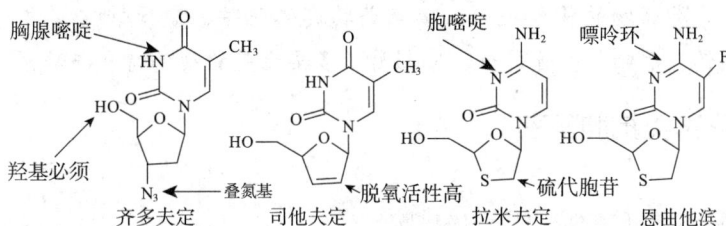
胸腺嘧啶　　　　　　　胞嘧啶　　嘌呤环
羟基必须　　　叠氮基　脱氧活性高　硫代胞苷
齐多夫定　　司他夫定　　拉米夫定　　恩曲他滨

注意：结构中的羟基是必需基团，不能成酯、成醚，否则活性降低；无论开环核苷类还是非开环核苷类体内三磷酸化才有活性；去羟肌苷是嘌呤核苷；胸腺嘧啶用尿嘧啶取代无活性。

2）非核苷类逆转录酶抑制剂药：奈韦拉平、依法韦仑、地拉韦啶均是抗 HIV 药物。

（5）HIV 蛋白酶抑制药：沙奎那韦（拟多肽衍生物，第一个上市 HIV 蛋白酶抑制药）、利托那韦。

四、抗疟药

1. **分类**　包括喹啉类、嘧啶类和青蒿素类。

2. **青蒿素类**

（1）来源：**我国科学家屠呦呦团队首次从黄花蒿中提取得到青蒿素，第一个被世界公认的天然药物。**

（2）结构特征及特点：**含有过氧键的倍半萜内酯结构。其中过氧键是抗疟必须。**

注意：青蒿素（脑型疟疾，复发率高）酯键还原是双氢青蒿素，活性强（耐氯喹恶性疟疾）；双氢青蒿素羟基甲基化增大脂溶性是蒿甲醚（耐氯喹恶性疟疾，活性更强）；双氢青蒿素羟基与琥珀酸单乙酯成单酯是青蒿琥酯，水溶性大，制成钠盐粉针（抢救脑型疟疾和危重昏迷疟疾患者）。

第八节　抗肿瘤药

（历年参考分值2～3分）

要点提示

重点掌握烷化剂类抗肿瘤药物的分类、抗代谢抗肿瘤药物的分类、天然抗肿瘤药物的分类；氮芥类药物的构效关系；重点药物环磷酰胺、氟尿嘧啶、甲氨蝶呤、盐酸阿糖胞苷、顺铂、卡铂、昂丹司琼、紫杉醇、多柔比星的结构特点与作用特点。

一、烷化剂类抗肿瘤药

1. 分类

（1）**氮芥类**：环磷酰胺、异环磷酰胺。

（2）**亚硝基脲类**：卡莫司汀、洛莫司汀、司莫司汀。

（3）**金属配合物类**：顺铂、卡铂、奥沙利铂。

2. 氮芥类的构效关系　氮芥类药物是β-氯乙胺类化合物的总称，结构由两部分：载体部分和烷化剂部分。**β-氯乙胺基团是产生烷基化的关键药效团**；载体部分改善药物的吸收、分布、靶向性等药动学性质。

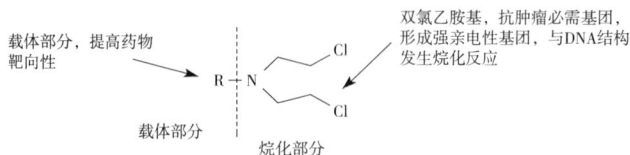

3. 重点药物

（1）氮芥类

①**环磷酰胺**：载体部分是环状磷酰胺内酯。环磷酰胺是药效潜伏化的药物，根据前药原理设计的抗癌药物，在正常组织内代谢成无毒物，**在肿瘤组织内代谢为磷酰氮芥、丙烯醛（引起膀胱毒性）、去甲氮芥发挥抗肿瘤作用**，是前体药物，体外无活性。

环磷酰胺代谢如下：

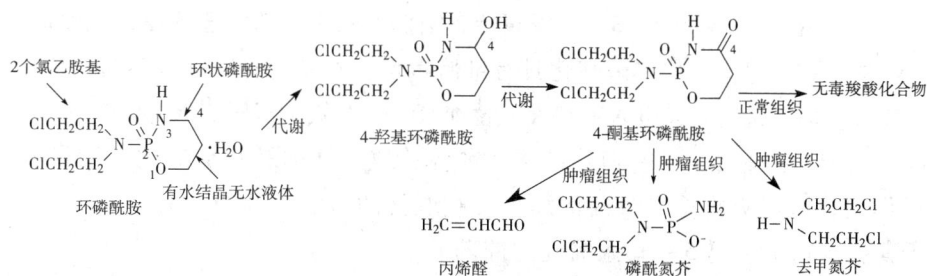

②异环磷酰胺：是环磷酰胺的异构体，也是前体药物，但代谢物单氯乙基环磷酰胺有神经毒性。两者的抗瘤谱不完全相同，主要毒性是骨髓抑制和出血性膀胱炎、尿路出血，与尿路保护剂美司钠（巯乙磺酸钠）合用。

（2）亚硝基脲类

①含有亚硝基脲结构，不稳定，酸碱作用下分解放出氮气和二氧化碳。

②该类药物脂溶性大，适合脑瘤。其他药物还有洛莫司汀（环己基）、司莫司汀（甲基环己基）等。

（3）金属铂配合物

①顺铂：Z－二氨二氯铂；使肿瘤细胞 DNA 停止复制，反式无此作用；水溶性差，不稳定，仅能注射，伴有严重的肾脏、胃肠道毒性、耳毒性及神经毒性；与不同的胺类和各种酸根络合减轻毒性。

②卡铂：第二代金属配合物类。血浆蛋白结合率，卡铂仅为24%，顺铂90%以上；半衰期长；一日尿排泄量少，肾毒性小。

③奥沙利铂：第三代金属配合物类，为草酸根（**1R,2R－环己二胺**）合铂，第一个手性铂配合物。第一个对结肠癌有效的铂配合物。

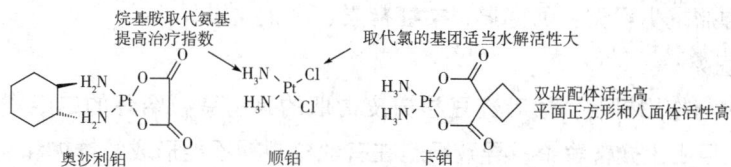

注意：认识金属铂 Pt 和环己烷。烷化剂均为细胞周期非特异性药物。

二、抗代谢抗肿瘤药

1. 分类

（1）嘧啶类抗代谢物

①尿嘧啶类：氟尿嘧啶、替加氟、卡莫氟等。

②胞嘧啶类：盐酸阿糖胞苷、吉西他滨、卡培他滨等。

（2）**嘌呤类抗代谢物**：巯嘌呤、硫鸟嘌呤。

（3）**叶酸类抗代谢物**：甲氨蝶呤、培美曲塞、亚叶酸钙。

2. 重点药物

（1）氟尿嘧啶（5－Fu）：**5－氟尿嘧啶，根据生物电子等排原理设计的抗肿瘤药。**两个 pK_a 值，体内核糖基化和磷酸化具有细胞毒性，抑制胸腺嘧啶核苷酸合成酶，**是治疗实体肿瘤的首选药。**易进入脑脊液。替加氟、卡莫氟是氟尿嘧啶的前药。

（2）盐酸阿糖胞苷：具有糖苷结构，前体药物，体内转化成三磷酸阿糖胞苷发挥抗癌作用，口服吸收差。吉西他滨是二氟取代的胞嘧啶核苷结构。

注意：卡培他滨是 5－氟尿嘧啶的前药。

（3）巯嘌呤：黄嘌呤 6 位羟基以巯基取代，抑制腺酰琥珀酸合成酶和肌苷酸脱氢酶。

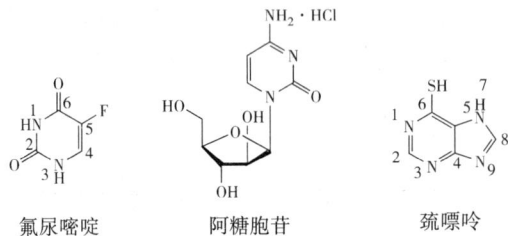

氟尿嘧啶　　　　阿糖胞苷　　　　巯嘌呤

（4）甲氨蝶呤：**抑制二氢叶酸还原酶的活性，**对胸腺嘧啶合成酶也有抑制作用。用于治疗急性白血病等。**大剂量应用中毒时，用亚叶酸钙解救，提供四氢叶酸，不降低活性。**

（5）培美曲塞：多靶点抑制剂，抑制二氢叶酸还原酶、胸苷酸合成酶等。

注意：以上药物均为细胞周期特异性抗肿瘤药。

三、天然产物类抗肿瘤药

1. 分类

（1）紫杉烷类：紫杉醇、多西他赛、卡巴他赛。

（2）喜树碱类：喜树碱、羟喜树碱、伊立替康、拓扑替康。

（3）鬼臼毒素类：依托泊苷、替尼泊苷。

（4）抗肿瘤抗生素类：阿霉素、柔红霉素、多柔比星。

2. 紫杉烷类

（1）来源与作用机制：短叶红豆杉树皮提取的具有紫杉烯环的二萜类化合物，促使微管形成，但阻止微管解聚，导致细胞在有丝分裂期不能形成纺锤体和纺锤丝。

（2）天然药物紫杉醇的缺点及结构改造：**紫杉醇水溶性小，不利于制成注射剂，常加入聚环氧化蓖麻油作增溶剂，引起血压降低和过敏反应等副作用。**治疗难治性卵巢癌和乳腺癌的有效药物之一。

①**对其结构的 10 位和 3′位修饰可增大水溶性，**如多西他赛是 10－去乙酰基浆果赤霉素半合成得到的，与紫杉醇结构上有两点不同：一是 10 位脱乙酰基，二是 3′位侧链引入特丁氧羰基。多西他赛水溶性好，毒性小，抗瘤谱广。

②多西他赛结构 10 位、7 位进行双甲基化得到脂溶性大的卡巴他赛，用于前列腺癌治疗。

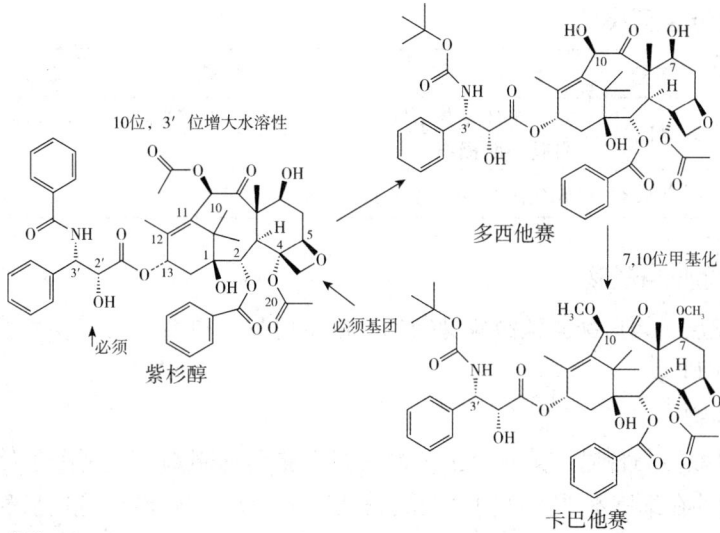

10位，3′位增大水溶性

必须

紫杉醇

必须基团

多西他赛

7,10位甲基化

卡巴他赛

3. 喜树碱类

作用靶点	药物	特点
拓扑异构酶Ⅰ抑制剂	喜树碱	中国珙桐科植物，五个稠环内脂，泌尿系统毒性，尿频、尿痛、尿血
	羟喜树碱	中国珙桐科植物，五个稠环内脂，泌尿系统毒性小
	伊立替康	**半合成得到水溶性好**，羟喜树碱引入羰酰基哌啶基哌啶得到，属前体药物，用于治疗小细胞肺癌，有腹泻副作用
	拓扑替康	改变水溶性，半合成，羟喜树碱引入二甲氨基得到，用于治疗转移性卵巢癌

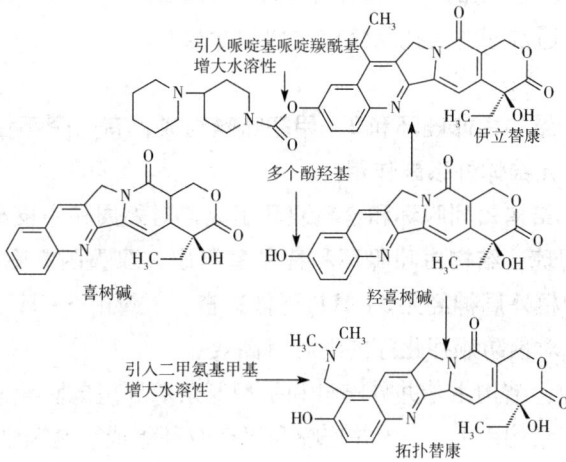

引入哌啶基哌啶羰酰基增大水溶性

多个酚羟基

伊立替康

喜树碱

羟喜树碱

引入二甲氨基甲基增大水溶性

拓扑替康

4. 鬼臼毒素类

作用靶点	药物	特点
拓扑异构酶Ⅱ抑制剂	依托泊苷	鬼臼毒素的4-脱甲氧基半合成，阻碍DNA修复，随药物代谢，可逆，小细胞肺癌首选，水溶性小，加增溶剂引起血压高和过敏。将依托泊苷4′-酚羟基磷酸酯化得依托泊苷磷酸酯，水溶性大
	替尼泊苷	等剂量，活性大，但依托泊苷治疗指数高。脂溶性大，脑瘤首选

5. 抗肿瘤抗生素类

作用靶点	药物	特点
拓扑异构酶Ⅱ抑制剂	多柔比星	共轭蒽环糖苷结构，又名阿霉素，骨髓抑制，心脏毒性。**半醌自由基引起心肌损伤**
	柔红霉素	放线菌产生，又称正定霉素

四、靶向肿瘤药物

1. 作用靶点 蛋白酪氨酸激酶抑制剂。厄洛替尼、奥西替尼、埃克替尼和吉非替尼等作用于 EGFR。

2. 重点药物

（1）甲磺酸伊马替尼：**第一个上市的酪氨酸激酶抑制剂**。抑制多条酪氨酸激酶受体通路。体内外在细胞水平上抑制"费城染色体"，治疗慢性粒细胞白血病和恶性胃肠道间质性肿瘤。易产生耐药性。

（2）其他药物：吉非替尼第一个选择性表皮生长因子受体酪氨酸激酶抑制剂，为**晚期小肺叶癌治疗的最后防线。阿帕替尼国内企业研发用于晚期胃癌治疗。克唑替尼国内企业研发用于转移性非小细胞肺癌治疗。**还有厄洛替尼、达沙替尼、尼洛替尼、奥西替尼、舒尼替尼、索拉非尼、埃克替尼等。

五、放疗与化疗的止吐药

1. 作用靶点 5 - HT$_3$受体阻断药。

2. 结构特征 这些药物的特点都含有吲哚甲酰胺或其电子等排体吲哚甲酸酯结构，连接的脂环烃复杂，通常连的是托品烷或类似的含氮双环。

3. 重点药物

（1）昂丹司琼：**结构由咔唑环和 2 - 甲基咪唑组成，有一个手性碳，*R* - 异构体活性大，药用消旋体，无锥体外系副作用。**

（2）格拉司琼：**结构由吲唑环和含氮双环组成，对外周和中枢 5 - HT$_3$选择性。**

（3）盐酸托烷司琼：**结构由吲哚环和托品醇组成，双重阻断呕吐反射中的介质的化学传递，既阻断中枢外周神经元 5 - HT$_3$受体兴奋，且影响 5 - HT$_3$受体转递的迷走神经传入后区的作用。对预防癌症化疗的呕吐有高效。

（4）帕洛诺司琼：结构由苯并异喹啉和手型氮杂双环组成。

（5）阿扎司琼：结构由 1,4 - 苯并噁嗪和氮杂双环组成，与碱性注射液或依托泊苷配伍浑浊。

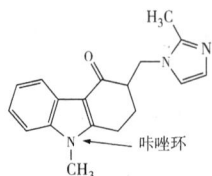

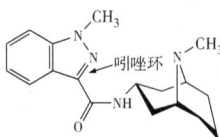

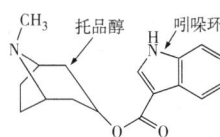

| 昂丹司琼 | 格拉司琼 | 托烷司琼 |

注意：认识咔唑环、吲唑环、吲哚环、异喹啉环、托品环、噁嗪环即可。

第四章 口服制剂与临床应用

第一节 固体制剂

（历年参考分值5~6分）

要点提示

①口服固体制剂辅料：分类、特点；②口服固体制剂包衣：目的、材料；③口服固体制剂质量要求；④口服固体制剂包装与贮存；⑤口服散剂与颗粒剂：特点、分类、临床应用与注意事项、处方举例；⑥口服片剂：特点、分类、临床应用与注意事项；⑦口服胶囊剂：特点、分类、临床应用与注意事项；⑧口服滴丸剂：特点、分类、临床应用与注意事项；⑨口服膜剂：特点、分类、临床应用与注意事项。

一、口服固体制剂的常用辅料

1. 填充剂 主药 <50mg，用来填充片剂的重量或体积。

①淀粉：稳定，但可压性差。

②糖粉：易吸湿。

③糊精：黏性强，常与淀粉、糖粉配合使用。

④乳糖：优良辅料，流动性、可压性好。

⑤预胶化淀粉：又称可压性淀粉，流动性、可压性、自身润滑性。

⑥微晶纤维素（MCC）：作"干黏合剂"。

⑦无机盐类：如硫酸钙、碳酸钙、磷酸氢钙稳定。

⑧甘露醇：价格贵，**用于咀嚼片**，兼矫味作用，**价格贵**。

2. 润湿剂与黏合剂 润湿剂诱发药物的黏性，有蒸馏水（首选）与乙醇。**黏合剂增加药物的黏性**，常用的类型有：

①淀粉浆：浓度8%~15%。价廉黏性好。

②羧甲基纤维素钠（CMC-Na）：适用于可压性较差的药物。

③羟丙基纤维素（HPC）：粉末直接压片黏合剂。

④甲基纤维素（MC）：水溶性黏合剂。

⑤**乙基纤维素（EC）：不溶于水**，溶于醇。

⑥羟丙基甲基纤维素（HPMC）：溶于冷水。

⑦聚维酮（PVP）：吸湿性强，溶于水和醇。

⑧明胶：用于口含片。

⑨聚乙二醇（PEG）：溶于水。

3. 崩解剂 使片剂在胃肠液中迅速碎成细小颗粒。除缓释、控释、口含、咀嚼、舌下片外均需加入。

①干淀粉：适用于水不溶或微溶性药物。

②**羧甲基淀粉钠（CMS－Na）**：高效崩解剂。

③低取代羟丙基纤维素（L－HPC）。

④交联羧甲基纤维素钠（CCMC－Na）。

⑤交联聚维酮（PVPP）。

⑥**泡腾崩解剂**：含碳酸氢钠＋枸橼酸→CO_2↑。（也可用檬酸、富马酸与碳酸钠、碳酸钾、碳酸氢钾等）

4. 润滑剂　有**助流、抗黏附**和**润滑**三种作用。常用的润滑剂有：①硬脂酸镁（MS，乙酰水杨酸片不能加）；②滑石粉；③**微粉硅胶**；④氢化植物油；⑤聚乙二醇；⑥十二烷基硫酸钠等。

5. 释放调节剂　控制药物的释放速度和程度。分为骨架型、包衣膜型缓控释放高分子和增稠剂等。

骨架型	亲水性凝胶骨架	羧甲基纤维素钠（CMC－Na）、甲基纤维素（MC）、羟丙基甲基纤维素（HPMC）、聚维酮（PVP）、卡波姆、海藻酸盐、脱乙酰壳多糖（壳聚糖）等
	不溶性骨架	聚甲基丙烯酸酯（Eudragit RS，Eudragit RL）、**乙基纤维素（EC）**、聚乙烯、无毒聚氯乙烯、乙烯－醋酸乙烯共聚物、硅橡胶等。
	溶蚀性骨架	动物脂肪、蜂蜡、巴西棕榈**蜡**、氢化植物**油**、硬脂醇、单硬脂酸甘油**酯**等
包衣膜	不溶性	**乙基纤维素（EC）、醋酸纤维素**
	肠溶性	如丙烯酸树脂L和S型、醋酸纤维素**酞酸酯**（CAP）、醋酸羟丙基甲基纤维素琥珀酸酯（HPMCAS）和羟丙基甲基纤维素**酞酸酯**（HPMCP）等

6. 其他辅料　着色剂、芳香剂（各种芳香油、香精等）和甜味剂（香精、阿斯巴甜）。

二、口服固体制剂包衣

1. 目的　①掩盖药物不良气味；②增加药物的稳定性；③避免药物间的配伍变化；④改善片剂的外观；⑤控制药物在胃肠道的释放部位。

2. 常规类型　包括**糖包衣、薄膜包衣**和**压制包衣**等。

类型	组成	材料
糖衣片	隔离层	防止水分透入片芯。常用玉米朊、邻苯二甲酸醋酸纤维素乙醇及明胶浆等
	粉衣层	用于消除片芯棱角的衣层，常用滑石粉、蔗糖粉、明胶、阿拉伯胶或蔗糖的水溶液等
	糖衣层	使表面光滑、细腻，用料主要是适宜浓度的蔗糖水溶液
	有色糖衣层	在蔗糖水溶液中加入适量的色素

续表

类型	组成		材料
薄膜衣	高分子材料	胃溶型	羟丙基甲基纤维素（HPMC）、羟丙基纤维素（HPC）、丙烯酸树脂Ⅳ号、聚乙烯吡咯烷酮（PVP）和聚乙烯缩乙醛二乙氨乙酸（AEA）、丙烯酸树脂Ⅳ号
		肠溶型	虫胶、醋酸纤维素酞酸酯（CAP）、丙烯酸树脂类（Ⅰ、Ⅱ、Ⅲ号）、羟丙基甲基纤维素酞酸酯（HPMCP）
		不溶型	乙基纤维素（EC）、醋酸纤维素等
	增塑剂	水溶性	丙二醇、甘油、聚乙二醇等
		非水溶性	甘油三醋酸酯、乙酰化甘油酸酯、邻苯二甲酸酯等
	释放调节剂		也称致孔剂。为水溶性物质蔗糖、氯化钠、表面活性剂和PEG等
	着色剂		水溶性色素、水不溶性色素和色淀等
	遮光剂		二氧化钛

三、口服固体制剂质量要求

	散剂	颗粒剂	胶囊剂	片剂	滴丸剂	膜剂
外观	细粉、干燥、均匀	不能通过一号筛与能通过五号筛的颗粒及粉末总和≤15%，干燥、均匀	整洁、不变形、渗漏	光洁、不粘连	圆整、均匀、大小一致	光洁、均匀、无气泡
干燥失重	≤2.0%	≤2.0%	—	—	—	—
中药水分	≤9.0%	≤8.0%	≤9.0%	—	—	—
装（重）量差异	—	—	<0.3g±10%	<0.3g±7.5%	符合规定	—
			≥0.3g±7.5%（中药±10%）	≥0.3g±5%		
崩解时限	—	—	硬胶囊30min，软胶囊、肠溶胶囊60min	普通片15min、薄膜衣片30min、肠溶衣片60min、舌下片、泡腾片5min、可溶片、分散片3min	溶散时限	—
特殊要求	毒性药、贵重药或药物剂量小时，采用配研法混匀并过筛	溶化性检查：泡腾片5min	—	硬度>50N，脆碎度≤1%	—	压痕清晰，能撕开

注意：所有的固体制剂都做外观和微生物检查；所有手术、烧伤、外伤用制剂都要求无菌。

四、口服固体制剂的包装贮存

	贮存条件	包材类型		备注
		分剂量	不分剂量	
散剂	**密封**、干燥处；重点是**防潮**。软木塞用蜡封固，或加内盖；用塑料袋应热封严密；大包装内加硅胶干燥剂	包装纸、纸袋或塑料袋包装	塑料袋、纸盒、玻璃管、瓶包装	复方散剂包装应填满、压紧，以免在运输过程中因为密度不同而造成组分分层，使散剂均匀性不佳
颗粒剂	**密封**、干燥处；吸湿性强、**防潮**	袋装：双层铝塑复合膜	瓶装（玻璃瓶、塑料瓶）	—
片剂	**密封、干燥处**；阴凉（<20℃）、通风、对光敏感的片剂避光；受潮后易分解变质，容器内放入干燥剂	泡罩式：坚硬、美观 窄条式：简便、成本低	瓶装（玻璃瓶、塑料瓶）	片剂硬度改变、挥发性物质（如硝酸甘油）挥发，用前再检查。糖衣片应避光密封、干燥阴凉处
胶囊剂	**密封**、干燥处；温度<30℃，**防潮**	泡罩式、窄条式包装	用密封性能良好的玻璃瓶、透湿系数小的塑料瓶	—
滴丸剂	**密封**、干燥处；**防潮**	玻璃瓶、塑料瓶		—
膜剂	**密封**、干燥处；**防潮**	聚乙烯薄膜、涂塑铝箔或金属箔等		—

五、口服散剂和颗粒剂

（一）散剂

指药物与适宜的辅料均匀混合制成的干燥粉末状制剂。

1. 分类

（1）按组成分：单散（蒙脱石散、口服酪酸梭菌散）、复散（复方胰酶散、复方磺胺嘧啶散）

（2）按剂量分：分剂量（内服）、不分剂量（外用）。

（3）按药物性质分：含剧毒药如九分散；含液体药物如蛇胆川贝散、紫雪散等；含共熔组分如白避瘟散。

2. 特点 ①易分散、起效**快**；②工艺简单，剂量易控，适合如婴幼儿与老人服用；③包装、贮存、运输及携带较方便；④中药散剂完整保存药性。⑤外用散剂**有保护收敛的作用**。但不稳定，**对光、湿、热敏感**的药物一般不宜制成散剂。

3. 临床应用及注意事项 内服散剂为细粉（80～100目筛）；服用时不宜过急，服后**不宜过多饮水**，以免稀释导致药效差等。温水送服，服后半小时内不进食，剂量过大时应分次服用以免引起呛咳；中药散剂可加蜂蜜调和送服或装入胶囊吞服。温胃止痛的散剂，应**直接吞服**以利于延长药物在胃内的滞留时间。

（二）颗粒剂

药物与适宜的辅料制成的具有一定粒度的干燥颗粒状制剂，供口服。

1. 分类
- 水溶性颗粒
- 混悬颗粒：药物难溶，用前加水振摇混合均匀
- **泡腾颗粒**：含碳酸氢钠＋有机酸→$CO_2\uparrow$
- 肠溶颗粒：包肠衣。防止药物胃内失活或对胃的刺激
- 缓释颗粒：药物缓慢非恒速释放
- 控释颗粒：药物缓慢恒速释放

2. **特点** 与散剂比①比散剂**稳定**（药物分散、吸附、团聚、引湿等性能下降）；②服用**方便**（矫味、着色）；③释药类型多；④**防止各成分离析**；⑤注意**温度、避光、防潮**。剧毒剂量小药分散均匀。

3. **颗粒剂临床应用和注意事项**

（1）临床应用：适用于老年、小儿。普通颗粒溶解完全；缓控释、肠溶保证释药**结构完整；可溶型、泡腾型**颗粒温水冲服，**切记放入口中用水送服。**

（2）注意事项：温水冲服，混悬不溶解药物一并服用，中药颗粒忌铁铝器冲服。

4. **颗粒剂的举例**

	板蓝根颗粒	利福昔明干混悬颗粒剂	维生素 C 泡腾颗粒剂	
			酸料	碱料
主药	板蓝根	利福昔明	维生素 C	–
稀释剂	蔗糖、糊精	蔗糖粉	–	糖粉
泡腾剂	–	–	**枸橼酸**	**碳酸氢钠**
矫味剂	蔗糖（兼）	–	–	糖精钠、食用香料
助悬剂	–	羧甲基纤维素钠、果胶、微晶纤维素	–	–
絮凝剂	–	枸橼酸钠		
着色剂	–		柠檬黄	柠檬黄
溶剂	–	–	蒸馏水、95% 乙醇	蒸馏水

六、口服片剂

（一）口服片剂的定义与特点

系指药物与适宜的辅料制成的圆片状或异形片状的固体制剂。中药有浸膏片、半浸膏片和全粉片等。

1. **特点** ①剂量准确、服用方便；②化学性质更稳定；③生产成本低；④种类较多，应用广泛；⑤运输、使用、携带方便。

2. **不足** ①幼儿、老年患者及昏迷患者等不易吞服；②工序多，技术难度更高；③挥发性成分的片剂贮存期内含量会下降。

（二）口服片剂的分类

1. **普通片**　是指将药物与辅料混合压制而成（未包衣），应用最广。

2. **口腔崩解片**　指在口腔内不需要用水即能迅速崩解或溶解的片剂。直接压片和冷冻干燥法（口服冻干片）。

3. **分散片**　指在水中能迅速崩解并均匀分散的片剂（**药物难溶性**，加水分散后口服、吮服或吞服）。

4. **泡腾片**　**指含有碳酸氢钠和有机酸**，遇水可产生气体而呈泡腾状的片剂。

5. **可溶片**　指临用前能溶解于水的非包衣片或薄膜包衣片剂（药物溶于水。呈轻微乳光）。

6. **咀嚼片**　指于口腔中咀嚼后吞服的片剂。甘露醇、山梨醇、蔗糖等水溶性辅料作填充剂和黏合剂。咀嚼片的硬度应适宜。

7. **多层片**　由两层或多层（配方或色泽不同）组成的片剂，**减少配伍变化**，调节药物释放、作用时间等，改善外观等作用。可上下分层或里外分层。

8. **肠溶片**　指用肠溶性包衣材料进行包衣的片剂。**防止药物在胃内分解失效、对胃的刺激或控制药物在肠道内定位释放。**

9. **缓释片**　指在规定的释放介质中**缓慢地非恒速**释放药物的片剂。比普通片服药次数少、作用时间长、不良反应少的特点。

10. **控释片**　指在规定的释放介质中**缓慢地恒速**释放药物的片剂。比缓释片血药浓度更加平稳。

11. **微囊片**　指固体或液体药物利用微囊化工艺制成干燥的粉粒，经压制而成的片剂。

（三）口服片剂制备中的常见问题及原因

	含义	处方因素	工艺因素
裂片	片剂发生裂开的现象，有顶裂和腰裂	细粉太多，塑性较差，结合力弱	压力大
松片	片剂硬度不够，稍加触动即散碎的现象	黏性差	压力不足
崩解迟缓	片剂崩解时间超过了《中国药典》规定的崩解时限	塑性或黏合剂使片剂的结合力过强；崩解剂性能较差。	压力过大
溶出超限	指片剂在规定的时间内未能溶出规定的药量	片剂不崩解，颗粒过硬，药物的溶解度差	—
含量不均匀	小剂量药物更易出现含量不均匀	片重差异超限、药物的混合度差、可溶性成分的迁移	—

（四）口服片剂的临床应用与注意事项

1. **服药方法**　肠溶衣片、双层糖衣片不可嚼服和掰开服用。**所有的缓控释制剂一般均要求患者不要压碎或咀嚼。**外观有刻痕的片剂服用时要保持半片的完整性。如普罗帕酮片可引起局部麻醉，不能嚼服。咀嚼片嚼服有利于更快发挥药效。糖衣片不宜在口中久含，糖尿病患者不宜服用此类制剂。咀嚼片、泡腾片要求水溶后或嚼碎后服用，比整片吞服起效快。

2. 服药次数及时间 按照医嘱或药品使用说明书上规定。如缓释剂每日仅用1~2次，故服药时间放在清晨起床后或傍晚睡觉前。驱虫药需在半空腹或空腹时服用，抗酸药、胃肠解痉药、收敛药、肠道抗感染药、利胆药、盐类泻药、催眠药、缓泻药等多数需在餐前服用，也可在症状发作时服用。

3. 服药溶剂 最好是**白开水**。茶叶（含鞣酸、咖啡因及其他植物成分）、酒精及含酒精类饮料对中枢神经系统有抑制作用；可乐和咖啡有兴奋神经中枢和刺激胃酸分泌作用；果汁富含果酸，可导致许多药物提前分解和溶化，不利于药物在小肠内吸收。

4. 服药姿势 坐位或站位。

（五）口服片剂的举例

	伊曲康唑片	维生素 C 泡腾片	甲氧氯普胺口崩片	阿奇霉素分散片	盐酸西替利嗪咀嚼片	吲哚美辛肠溶片	茶碱微孔膜缓释小片
主药	伊曲康唑	维生素 C、葡萄糖酸钙	甲氧氯普胺	阿奇霉素	盐酸西替利嗪	吲哚美辛	茶碱
填充剂	淀粉、糊精	–	甘露醇	乳糖、微晶纤维素	甘露醇、乳糖 MCC、预胶化淀粉	糊精、淀粉、糖粉、乳糖	–
黏合剂	淀粉浆	–	–	2% HPMC	聚维酮乙醇液	聚维酮 K30	5% CMC
润滑剂	硬脂酸镁滑石粉	–	硬脂酸镁	硬脂酸镁、滑石粉	硬脂酸镁	硬脂酸镁	硬脂酸镁
崩解剂	羧甲基淀粉钠	碳酸氢钠、碳酸钙＋柠檬酸、苹果酸、富马酸（泡腾）	PVPP、MCC	羧甲基淀粉钠	–	十二烷基硫酸钠	–
矫味剂	–	甜橙香精	阿司帕坦	甜蜜素	苹果酸、阿司帕坦	–	–
包衣材料	–	–	–	–	–	丙烯酸Ⅱ号树脂（肠溶型）	①乙基纤维素（不溶型）②Eudragit RL100、Eudragit RS100（不溶性骨架材料,缓释）
致孔剂	–	–	–	–	–	–	聚山梨酯 20

七、胶囊剂

胶囊剂指将药物与适宜的辅料装于硬胶囊或密封于软质囊壳中而制成的固体制剂。

胶囊壳的**主要组成：明胶、甘油、水。**

（一）分类

硬胶囊、软胶囊（胶丸）、缓释胶囊、控释胶囊、肠溶胶囊。

（二）特点

1. **优点**　①掩盖药物的不良嗅味，提高药物的稳定性；②药物的生物利用度较高；③液体药物固体化；④延缓药物的释放和定位释药。

2. **不足**　受湿度影响大，比散剂、颗粒剂、片剂成本高、婴幼儿、老年人不宜服用。**药物的水溶液、稀醇、O/W 型乳剂、易风化、易吸湿的药物、醛类、挥发性及小分子有机物等不能制成胶囊剂。**

（三）胶囊剂的临床应用与注意事项

站着服用、低头咽，**整粒吞服。**40℃ 的温开水，水量在 **100ml** 左右。**不能干吞**，易导致胶囊的明胶吸水后附着在食管上造成黏膜损伤。缓释、控释工艺若主要由胶囊中的小丸实现，可打开胶囊直接服用小丸，但不能碾碎。胶囊内若装有不等速释放的药物颗粒（不同颜色做标志），要连同胶囊一起服用。

（四）胶囊剂的举例

	克拉霉素胶囊	硝苯地平软胶囊	奥美拉唑肠溶胶囊	氧氟沙星缓释胶囊	
				丸芯	包衣液
主药	克拉霉素	硝苯地平	奥美拉唑	氧氟沙星	PEG6000（增塑剂）；滑石粉（抗黏剂）；十二烷基硫酸钠（稳定剂）
填充	淀粉	–	甘露醇、微晶纤维素	微晶纤维素、乳糖	
黏合	淀粉浆（10%）	–	–	–	
润滑	硬脂酸镁、微粉硅胶	–	–	–	
崩解	低取代羟丙基纤维素、淀粉	–	十二烷基硫酸钠（表面活性剂）；交联聚维酮（增加溶出速率）	–	
囊材	–	明胶、甘油、水	–	–	
包衣材料	–	–	滑石粉、羟丙基甲基纤维素、Eudragit L30D－55（肠溶材料）	–	Eudragit NE 30D、Eudragit L 30D－55（缓释材料）
pH 调节剂	–	–	磷酸氢二钠	枸橼酸（兼调渗透压）	–
分散介质	–	**PEG400**	–	–	水

八、口服滴丸剂

（一）滴丸剂的定义及特点

1. 定义 滴丸剂系指固体或液体药物与适宜的基质加热熔融混匀，再滴入不相混溶、互不作用的冷凝介质中制成的球形或类球形制剂，主要供口服用。

2. 特点 ①设备简单、操作方便、工艺周期短、生产率高；②工艺条件易于控制，质量稳定，剂量准确；③使液态药物固形化；④用固体分散技术制备的滴丸具有**吸收迅速**、生物利用度高的特点；⑤**发展了耳、眼科用药的新剂型**。

（二）口服滴丸剂的分类

1. 速释高效滴丸 利用固体分散体的技术进行制备。药物以微细结晶、无定形微粒或分子形式释出，溶解快、吸收快、作用快、生物利用度高。

2. 缓释、控释滴丸 氯霉素控释滴丸。

3. 溶液滴丸 采用水溶性基质，如氯己定滴丸可用于饮用水消毒。

4. 硬胶囊滴丸 硬胶囊中可装入不同溶出度的滴丸，如联苯双酯的硬胶囊滴丸。

5. 包衣滴丸 同片剂、丸剂一样需包糖衣、薄膜衣等，如联苯双酯滴丸。

6. 脂质体滴丸

7. 肠溶衣滴丸 用明胶作基质成丸后，用甲醛处理，在胃液中不溶解，在肠中溶解。

8. 干压包衣滴丸 滴丸压上其他药物组成的衣层，融合了两种剂型的优点，如喷托维林氯化钾。

（三）口服滴丸剂的常用基质

1. 水溶性基质 聚乙二醇类（PEG6000、PEG4000），硬脂酸钠、甘油明胶、泊洛沙姆、聚氧乙烯单硬脂酸酯（S-40）等。

2. 脂溶性基质 硬脂酸、单硬脂酸甘油酯、氢化植物油、虫蜡、蜂蜡等。

（四）口服滴丸剂的举例

	联苯双酯滴丸	元胡止痛滴丸	复方丹参滴丸	妇痛宁滴丸
主药	联苯双酯	醋延胡索、白芷	丹参、三七、冰片	-
基质	PEG6000	PEG6000	PEG6000	PEG6000、硬脂酸
冷凝液	液状石蜡	二甲基硅油	液状石蜡	二甲基硅油
其他	加表面活性剂增加溶出度	-	-	包肠衣（丙烯酸树脂L100）

（五）口服滴丸剂的临床应用与注意事项

（1）滴丸剂**舌下含服**多，含服5~15分钟起效。部分滴丸剂加入调释剂，达到长效的目的，可供口服。

（2）滴丸技术适用于**含液体药物，及主药体积小或有刺激性的药物**的临床应用。

（3）药物性质不同，注意事项也不同。

九、口服膜剂

（一）口服膜剂的定义与特点

1. 定义 膜剂系指药物溶解或均匀分散于成膜材料中加工成的薄膜制剂。

2. 特点 工艺简单，成膜材料用量小，药物吸收快，携带及运输方便。有不同释药速度的膜剂。

缺点是载药量小，**只适合于小剂量的药物**，重量差异不易控制，收率不高。

（二）口服膜剂的临床使用与注意事项

单层膜剂应用多。**多层膜剂防药物配伍**（有缓释和控释），如复方养阴生肌双层膜，底层为缓释层，外层为速释层。**夹心膜剂控制药物释放速度**，属于控释膜剂。药物性质不同，注意事项也不同。如地西泮膜剂，严重慢性阻塞性肺部病变和急性或隐性闭角型青光眼患者不适宜。

（三）口服膜剂的举例（地西泮膜剂）

	内层含主药的药膜	外层避光包衣膜
主药	地西泮微粉	
成膜材料	**PVA（17－88）**	**PVA（17－88）**
增塑剂	－	甘油
遮光剂	－	二氧化钛
矫味剂	－	糖精
脱模剂	－	液状石蜡
着色剂	－	食用蓝色素
溶剂	水	水

第二节　液体制剂

（历年参考分值5~6分）

要点提示

①口服液体制剂分类、特点、要求；②口服液体制剂溶剂与附加剂；③表面活性剂分类、毒性、应用；④低分子溶液：溶液剂、芳香水剂、醑剂、酊剂、酏剂、糖浆剂的特征、举例；⑤高分子溶液与溶胶剂：性质、举例，溶胶剂性质；⑥口服混悬剂：特点、要求、稳定剂、临床应用、举例；⑦口服乳剂：组成、分类、特点、乳化剂、稳定性、举例。

一、概述

（一）口服液体制剂的定义

液体制剂系指药物分散在适宜的分散介质中制成的液体形态的制剂。发挥全身治疗作用。

（二）口服液体制剂的特点

①吸收快、**作用迅速**，生物利用度高；②**服用方便**，便于分剂量；③适于婴儿、老人用药；④减少药物的刺激性；⑤贮存、运输、携带不方便；⑥非均相**不稳定**，易霉变，需加防腐剂。

（三）口服液体制剂的分类（按分散系统分）

类型			分散相状态	分散相大小（nm）	特征
均相	低分子溶液剂		分子或离子分散	<1	真溶液；无界面，稳定；扩散快，透过滤纸和某些半透膜
	亲水胶	高分子溶液剂	高分子分散	1～100	真溶液；无界面，稳定；扩散慢，能透过滤纸，不能透过半透膜
非均相	疏水胶	溶胶剂	分子聚集体分散	1～100	多相，有界面，不稳定；扩散慢，能透过滤纸，不能透过半透膜
	混悬剂		不溶性微粒	>500	多相，有界面，不稳定；显微镜下可见
	乳剂		小液滴	>100	多相，有界面，不稳定；显微镜下可见

（四）口服液体制剂的质量要求、包装与贮存

1. 质量要求

（1）均相液体：应澄明。

（2）非均相液体：应分散均匀。

（3）口服液体：口感适宜。

（4）外用液体：无刺激。

（5）一定的防腐能力：贮存使用过程中不霉变，便于携带和使用。

2. 口服液体制剂的包装与贮存

（1）包装：液体制剂体积大、稳定性差、易污染等。包装容器要特别注意牢固性、密封性、稳定性、隔光性及方便性等。

（2）液体制剂的贮存：控制温度、光线及卫生条件等。密闭、洁净阴凉干燥；对热敏感的置冰箱冷藏；对光敏感者避光贮存。临时配制或减少生产批量，保证质量。

二、液体制剂的溶剂及附加剂

（一）液体制剂的溶剂

（1）极性溶剂：水、甘油、二甲基亚砜等。

（2）半极性溶剂：乙醇、丙二醇、聚乙二醇（PEG）。

（3）非极性溶剂：脂肪油、液状石蜡、油酸乙酯、乙酸乙酯等。

（二）液体制剂常用的附加剂

1. 增溶剂　增溶指难溶性药物**在表面活性剂（增溶剂）**的作用下，增加溶解度的过程。增溶剂最适 HLB 值为 15～18，常用聚山梨酯类、聚氧乙烯脂肪酸酯类。

2. 助溶剂　加入第三种物质（助溶剂）使难溶性药物**形成可溶性复合物**，增加药物的溶解度。常用助溶剂为有机酸（**苯甲酸**）及盐、胺类（乙二胺）、**碘类（碘化钾）**、聚乙烯吡咯烷酮（PVP）。

3. 潜溶剂　潜溶剂系指能**形成氢键**以增加难溶性药物溶解度的**混合溶剂**。常用潜溶剂有乙醇、丙二醇、甘油、聚乙二醇等。

4. 防腐剂

（1）**对羟基苯甲酸酯类（尼泊金类）**：对大肠埃希菌作用最强；**协同作用效果好**。水中溶解少，溶于乙醇。含聚山梨酯类药液不能用。与苯甲酸类合用防霉、防发酵。

（2）**苯甲酸及苯甲酸钠**：常用，**pH 4 效果好**，内服或外用。

（3）**山梨酸与山梨酸钾**：**pH 4**，抑制细菌、霉菌效果好。含聚山梨酯类液体制剂可以用。

（4）其他：乙醇、甲酸、苯甲醇、甘油、三氯甲烷、桉油、桂皮油、薄荷油等均可作防腐剂使用。

5. 矫味剂与着色剂

（1）甜味剂：蔗糖、单糖浆、甜菊苷、糖精钠、**阿司帕坦**、山梨醇、**甘露醇**。

（2）芳香剂：天然香料（柠檬、薄荷挥发油）和人造香料（苹果香精、香蕉香精）。

（3）胶浆剂：阿拉伯胶、CMC－Na、MC、明胶、琼脂等。

（4）**泡腾剂：有机酸＋碳酸氢钠。**

6. 着色剂

（1）天然色素：黄色有胡萝卜素、姜黄等；绿色有叶绿酸铜钠盐；红色有胭脂红、苏木等；棕色有焦糖；蓝色有乌饭树叶、松叶兰等。常用的矿物性色素是棕红色的氧化铁。

（2）合成色素：胭脂红、柠檬黄、苋菜红等。

三、表面活性剂

概念：表面活性剂是指具有很强的表面活性，并能使液体的表面张力显著下降的物质。

结构：具有两亲性，即有亲油基，又有亲水基。①**亲油基**：8个碳原子以上的烃链或含杂环或芳香环的碳链。②**亲水基**：羧酸、磺酸、硫酸酯、磷酸酯及其盐等。

（一）表面活性剂的分类

①根据来源分：天然、合成。②根据极性基团分：离子型（阳离子型、阴离子型和两性离子型）和非离子型。③根据溶解性分：水溶性和油溶性。④高分子表面活性剂：具有较强表面活性的水溶性高分子，如海藻酸钠、羧甲基纤维素钠、甲基纤维素、聚乙烯醇、聚维酮等。

1. **阴离子型表面活性剂** 如高级脂肪酸盐、硫酸化物、磺酸化物等。有刺激性，外用。

2. **离子型表面活性剂** 又称阳性皂（季铵化合物），水溶性大，稳定，**杀菌力强**。如苯扎氯铵（洁尔灭）、苯扎溴铵（新洁尔灭）。

3. **两性离子型表面活性剂** 指分子中同时具有正、负电荷基团。pH＝等电点呈中性，pH＞等电点呈阴离子型，pH＜等电点呈阳离子型性质（杀菌）。**有天然（卵磷脂）**，人工合成（氨基酸型和甜菜碱型）之分。

4. **非离子型表面活性剂** 脂肪酸山梨坦类（**司盘**）、聚山梨酯（**吐温**）、蔗糖脂肪酸酯、聚氧乙烯脂肪酸酯、聚氧乙烯脂肪醇醚类、聚氧乙烯-聚氧丙烯共聚物（**泊洛沙姆**）等。

（二）表面活性剂的毒性

（1）**阳离子型＞阴离子型＞非离子型；两性离子型＜阳离子型；静脉＞口服**。

（2）阳离子型和阴离子型不仅毒性较大，还具有较强的溶血作用，溶血作用的顺序为：聚氧乙烯烷基醚＞聚氧乙烯芳基醚＞聚氧乙烯脂肪酸酯＞**吐温20＞吐温60＞吐温40＞吐温80**。

（三）表面活性剂在口服液体制剂中的应用

1. **增溶剂** 难溶性维生素、甾体激素、挥发油等利用表面活性剂的增溶。

2. **乳化剂** **HLB值3~8作W/O型乳化剂**，**HLB值在8~16用作O/W型乳化剂**。

阳离子型不做内服用；阴离子型用于外用制剂；两性离子型如琼脂、阿拉伯胶及非离子型表面活性剂用于内服制剂乳化剂。

3. **润湿剂** **HLB值为7~9**，在合适的温度下才能够起到润湿作用。

四、低分子溶液剂

指小分子药物**以分子或离子状态分散**在溶剂中形成的均匀的可供内服或外用的液体制剂。

（一）溶液剂

1. **定义** 药物溶解于溶剂中形成的澄明液体制剂。

2. 溶液剂的举例

	对乙酰氨基酚口服液	地高辛口服液
主药	对乙酰氨基酚	地高辛
助溶剂、稳定剂	**聚乙二醇 400**	环糊精（增溶剂）
矫味剂	糖浆、甜蜜素	–
芳香剂	香精	–
防腐剂	羟苯丙酯∶羟苯乙酯（1∶1）	羟苯乙酯
pH 调节剂	枸橼酸（必要时）	–
溶剂	纯水、乙醇	蒸馏水

3. 生产与贮藏要求 ①澄清，稳定；②密闭，置阴凉处保存。

（二）芳香水剂

1. 定义 芳香水剂系指芳香挥发性药物（多为挥发油）的饱和或近饱和水溶液，用水与乙醇的混合溶剂制成浓芳香水剂。芳香性植物药材经水蒸气蒸馏法制得的内服澄明液体制剂称为露剂。

2. 生产与贮藏要求 具有与原有药物相同的气味，稳定。易分解、变质、霉变，不宜大量配制和久贮。

（三）醑剂

1. 定义 指挥发性药物的浓乙醇溶液。凡用以制备芳香水剂的药物一般都可以制成醑剂。

2. 生产与贮藏要求 ①醑剂中药物浓度为 5%～20%，**乙醇浓度为 60%～90%**。醑剂与水可发生浑浊。②醑剂中的挥发油易氧化、酯化或聚合、变色沉淀，应密闭，不易久贮。

（四）酊剂

1. 定义 酊剂系指药物用规定浓度的乙醇浸出或溶解而制成的液体制剂。另有规定外，**含剧毒药品的酊剂，每 100ml 相当于原药物 10g**，其他酊剂每 100ml 相当于原药物 20g。

2. 生产与贮藏要求 ①酊剂乙醇最低含量为 30%（V/V）；②酊剂久贮沉淀，测乙醇及有效成分含量并调整至规定标准，仍可使用。

（五）酏剂

1. 定义 指药物溶解于稀醇中形成澄明香甜的口服溶液剂。

2. 特点 酏剂中含有芳香剂（香精、挥发油等）、甜味剂（单糖浆或甘油）和乙醇。酏剂中的**乙醇含量一般在 5%～40%**（V/V）之间。酏剂中含的药物有强烈的药性和不良的味道。稳定，味道适口，本身具有一定防腐性，但成本高。

芳香水剂、醑剂、酊剂、酏剂的处方举例：

	芳香水剂		醑剂	酊剂		酏剂
	薄荷水剂	金银花露	薄荷醑	颠茄酊	橙皮酊	地高辛酏剂
主药	薄荷油	金银花	薄荷油	颠茄草（莨菪碱）	橙皮粗粉	地高辛
分散剂（吸附助滤）	滑石粉（不易过细）	–	–	–	–	–
防腐剂	–	–	–	–	–	对羟基苯甲酸乙酯
矫味剂	–	–	–	–	–	单糖浆
pH 调节剂	–	–	–	–	–	磷酸氢二钠、磷酸二氢钠
溶剂	蒸馏水	蒸馏水	90%乙醇	85%乙醇、水	60%乙醇	乙醇、水

（六）糖浆剂

1. **定义** 糖浆剂系指化学药物或药材的提取物的浓蔗糖水溶液，供口服使用。

2. **特点** 掩盖药物的不适臭味，但易被微生物污染，使糖浆剂浑浊或变质。

3. **生产与贮藏要求** ①含蔗糖量不低于 **45%**（**g/ml**）。②用新煮沸水制备。③可加入适宜的附加剂。④澄清，稳定，药材提取物糖浆剂**允许有少量摇之易散的沉淀**。⑤检查相对密度、pH 等。**⑥密封，阴凉干燥处贮存**。

4. **应用注意事项** ①**不宜饭前**（糖分抑制消化液分泌使食欲减退）、**睡前服用**（糖分遗留久之易形成龋齿）。②**不宜口对瓶直接服用**（防污染药液，难掌握剂量）。③止咳糖浆剂服用后**不宜立即饮水**（失去药物的"安抚"作用，降低疗效）。④糖尿病者忌服，化脓性感染的患者也应忌服。

5. **糖浆剂的举例**

	复方磷酸可待因糖浆	硫酸亚铁糖浆
主药	磷酸可待因、盐酸异丙嗪	硫酸亚铁
抗氧剂	**维生素 C、焦亚硫酸钠**	**枸橼酸**
矫味剂	蔗糖	蔗糖、薄荷醑
防腐剂	有	–
pH 调节剂	有	–
溶剂	乙醇、水	水

五、高分子溶液剂与溶胶剂

（一）高分子溶液剂

高分子溶液剂系指高分子化合物（如胃蛋白酶、聚维酮、羧甲基纤维素钠等）以单分子形式（**1~100nm**）分散于分散介质中形成的均相体，属**热力学稳定体系**。

1. 高分子溶液剂的特点 ①荷电，有电泳现象。②渗透压高，与浓度有关。③黏稠，与分子量有关。④聚结：加电解质、脱水剂聚集沉淀（盐析）。⑤胶凝性（凝胶、干胶）。⑥陈化现象

2. 高分子溶液剂的举例

	胃蛋白酶合剂
主药	胃蛋白酶
矫味剂	单糖浆、橙皮酊
防腐剂	**羟苯乙酯乙醇液**
PH 调节剂	**稀盐酸**
溶剂	纯化水

（二）溶胶剂

溶胶剂系指固体药物以多分子聚集体（1～100nm）形式分散在水中形成的非均相液体制剂（疏水胶），属**热力学不稳定体系**。

1. 溶胶剂的特点 ①有聚结不稳定性，具有静电稳定性。②**布朗运动**，有动力学稳定性。③**光学**性质，有 Tyndall 效应。④**水化膜** ζ–电位越高，扩散层越厚，越稳定。

2. 溶胶剂的基本性质 ①电解质使 ζ–电位↓→聚集。②高分子化合物对溶胶的保护作用（但高分子量太少，稳定性↓，称为敏化作用）。③溶胶的相互作用：相反电荷的溶胶混合↓。

六、口服混悬剂

混悬剂系指难溶性固体药物以**微粒（0.5～10μm）**状态分散于分散介质中形成的非均相液体制剂（含干混悬剂）。属于**热力学、动力学均不稳定体系**。

（一）特点

①稳定（药物为固体）；②比固体使用方便，掩盖不良嗅味；③长效。

（二）质量要求

1. 沉降容积比 沉降容积比是指沉降物的容积与沉降前混悬液的容积之比（F）：$F = \dfrac{H}{H_0}$。F 值在 0～1，F 愈大混悬剂就愈稳定。

2. 重新分散性 贮存后再振摇，沉降物能很快分散。

3. 微粒大小 混悬剂中微粒的大小，影响混悬液的稳定性、药效及生物利用度。

4. 絮凝度 $\beta = \dfrac{F}{F_0}$。β 值愈大，絮凝效果愈好，混悬剂的稳定性愈高。

5. 流变学 符合规定。

（三）口服混悬剂常用稳定剂

1. 润湿剂 HLB 值在 7～11，如磷脂类、泊洛沙姆、聚山梨酯类、脂肪酸山梨坦类等。疏水性药物配制混悬剂时，必须加入润湿剂。

2. 助悬剂 增加黏度，降低药物微粒的沉降速度或增加微粒亲水性。

（1）**低分子助悬剂**：如**甘油**（外用）、**糖浆**（内服用，兼有矫味作用）。

（2）**高分子助悬剂**：①天然的有果胶、琼脂、白芨胶、西黄蓍胶、阿拉伯胶或海藻酸钠等。需加防腐剂。②合成或半合成有纤维素类（如甲基纤维素、羧甲基纤维素钠、羟丙基甲基纤维素）、聚维酮、聚乙烯醇等。

3. **絮凝剂与反絮凝剂**　加入适量电解质，控制 ζ – 电位为 $20 \sim 25mV$。若 ζ – 电位↑→反絮凝剂，ζ – 电位↓→絮凝剂。

（四）口服混悬剂的临床应用与注意事项

用前摇匀，低温避光。

（五）口服混悬剂的举例

	布洛芬口服混悬剂	复方磺胺甲噁唑混悬液
主药	布洛芬	磺胺甲噁唑、甲氧苄啶
助悬剂	**羟丙基甲基纤维素**	琼脂、单糖浆
润湿剂	**甘油**	—
矫味剂	山梨醇	单糖浆（兼）
防腐剂	—	羟苯乙酯
pH 调节剂	枸橼酸	枸橼酸钠（絮凝剂）
溶剂	蒸馏水	蒸馏水

七、口服乳剂

乳剂系指两种互不相溶的液体混合，其中一种液体以细小的液滴（内相）均匀地分散在另一种液体（外相）中形成非均相液体分散体系。

（一）乳剂的组成、分类和特点

1. **组成**　油相（O）、水相（W）和乳化剂。

2. **分类**

（1）按分散系统分：有 O/W 型、W/O 型、复乳等。

（2）按乳滴大小分：①普通乳（$1 \sim 100\mu m$），热力学不稳定。②亚微乳（$0.1 \sim 0.6\mu m$），可热压灭菌，但灭菌时间太长或重复灭菌会分层，属于热力学不稳定。如静脉注射乳剂（$0.25 \sim 0.4\mu m$）。③纳米乳（$10 \sim 100nm$），属于热力学稳定，经热压灭菌或离心也不能使之分层。常用作脂溶性药物和对水解敏感药物的载体。

3. **特点**　①药效发挥快，生物利用度高；②O/W 型乳剂可**掩盖药物的不良气味**；③减少药物的刺激性及毒副作用；④**可增加难溶性药物的溶解度**（纳米乳），提高药物的稳定性（对水敏感药）；⑤油性药物乳剂分剂量准确，使用方便。

大部分乳剂属**热力学不稳定系统**，在贮藏过程中易分层、破乳或酸败等。

（二）乳化剂

1. **作用**　①降低界面张力；②能增加乳剂的黏度；③制备过程中不消耗更多能量。

2. **分类**

（1）**高分子化合物乳化剂**：亲水性强，用于制成 O/W 型乳剂。黏度大，可形成多分子乳化膜，稳定性好。如阿拉伯胶、西黄蓍胶、明胶、杏树胶、卵黄、果胶等。

（2）**表面活性剂类乳化剂**：乳化能力强，可形成单分子膜。稳定性不如高分子化合物乳化剂；常用混合乳化剂。应用广。

（3）**固体粉末乳化剂**：可形成固体微粒膜。如皂土、氢氧化镁、氢氧化铝、二氧化硅、白陶土等 O/W 型乳化剂；氢氧化钙、氢氧化锌、硬脂酸镁等 W/O 型乳化剂。

（三）乳剂的稳定性

	含义	原因
分层（乳析）	乳剂放置后出现分散相粒子上浮或下沉的现象，是可逆的现象	分散相和分散介质之间的**密度差造成**
絮凝	出现**可逆性的聚集现象**（进一步发展为合并或破裂）	ζ-电位降低，电解质、离子型乳化剂、乳剂的黏度、相容积比及流变性有密切的关系
合并（破裂）	合并是指乳剂中液滴合并变大的现象。进一步发展使乳剂形成油相和水相两相的现象为破裂（**不可逆**）	①微生物的污染；②温度过高或过低，如 >70℃ 或冷冻温度；③向乳剂中加入引起**乳化剂失去作用**而导致乳剂的破裂
转相	指由于某些条件的变化而改变乳剂类型的现象（不可逆）	**乳化剂性质发生改变**引起的
酸败	乳剂中的油、乳化剂等发生变质的现象（不可逆）	**外界因素及微生物影响**，加入抗氧剂与防腐剂等防止或延缓

（四）口服乳剂的质量要求

液滴均匀，大小符合规定。其他同液体制剂。

（五）口服乳剂的举例

	鱼肝油乳剂	榄香烯口服乳
主药	鱼肝油	榄香烯
油相		大豆油
乳化剂	**阿拉伯胶细粉**	大豆磷脂、胆固醇
稳定剂	**西黄蓍胶细粉**	–
矫味剂	糖精钠、挥发杏仁油	–
防腐剂	羟苯乙酯	–
溶剂	纯化水	纯化水

（六）口服乳剂的临床使用与注意事项

口服乳剂生物利用度较高的原因：①乳剂中的油脂促进胆汁分泌，可通过淋巴系统转运；②O/W 型乳剂中的油相表面积大。③乳化剂改变胃肠道黏膜的性能，促进药物吸收。

乳剂在服用前需摇匀。低温避光的环境保存。

第五章　注射剂与临床应用

第一节　注射剂的基本要求

（历年参考分值7~8分）

要点提示

①注射剂的分类、特点、质量要求；②注射剂的溶剂与附加剂；③热原；④溶解度与溶解速度；⑤注射剂的配伍；⑥注射剂的包装与贮存。

灭菌制剂：指用某一物理、化学方法杀灭或除去制剂中所有活的微生物的一类药物制剂。

无菌制剂：指在无菌环境中采用无菌操作法或无菌技术制备不含任何活的微生物的一类药物制剂。

一、注射剂的分类和特点

（一）注射剂的分类

1. 注射剂　系指药物或与适宜的辅料制成的供注入体内的无菌液体制剂。包括溶液型、乳状液型或混悬型等注射液。**供静脉滴注用的大容量注射液（一般≥100ml，生物制品≥50ml）称输液。**中药注射剂一般不宜制成混悬型注射液。

2. 注射用无菌粉末　系指原料药物或与适宜辅料制成的供临用前用无菌溶液配制成注射液的无菌粉末或无菌块状物。

3. 注射用浓溶液　系指原料药物与适宜辅料制成的供临用前稀释后静脉滴注用的无菌浓溶液。生物制品一般不宜制成注射用浓溶液。

（二）注射剂的特点

（1）药效**迅速**、剂量准确、作用可靠。

（2）适用于**不宜口服**的药物和病人。

（3）可以产生**局部**定位作用。

不足之处：使用不便、疼痛、不安全、成本高。

（三）注射剂的质量要求

无菌、无热原、不得含有可见异物和不溶性微粒、渗透压与血浆的渗透压相等或接近、供静脉注射与血浆的渗透压相等或略高，不允许低渗。pH与血液接近，为**4~9**，安全、稳定、降压物质应符合规定。

二、注射剂的溶剂与附加剂

（一）制药用水

1. 饮用水　天然水经净化处理得到的制药用水的原水。

2. 纯化水　为原水经蒸馏法、离子交换法、反渗透法或其他适宜的方法制得的供药用的水。不含任何附加剂。**不得配制、稀释注射剂。**

3. 注射用水　为纯化水再经蒸馏所得。作为**配制注射剂、滴眼剂**的溶剂或清洗容器。

4. 灭菌注射用水　为注射用水按照注射剂生产工艺流程制备，不含任何附加剂。避免大规格及多次使用。为**注射用灭菌粉末的溶剂或注射剂的稀释剂**。

5. 注射用水的要求　除一般蒸馏水的检查项目，必须通过细菌内毒素（热原）检查和无菌检查。

（二）注射用油

植物油经过精制后所得。常用大豆油、茶油、麻油等。花生油、玉米油、橄榄油、棉籽油精制后也可使用。

（三）其他注射用溶剂

1. 乙醇　浓度可达 50%，>10% 有溶血作用或疼痛感。如氢化可的松、乙酰毛花苷 C 注射液。

2. 甘油　黏度和刺激性较大，常与乙醇、丙二醇、水混合使用，如盐酸普鲁卡因注射液。

3. 丙二醇　溶解范围广。含量为 10% ~ 60%。如苯妥英钠注射液。

4. PEG300、400　稳定，常用。如塞替派注射液以 PEG400 为注射溶剂。

（四）注射剂的附加剂

附加剂种类	附加剂名称
抗氧剂	焦亚硫酸钠、亚硫酸氢钠、亚硫酸钠、硫代硫酸钠
金属螯合剂	乙二胺四乙酸二钠（EDTA·2Na）
缓冲剂	醋酸－醋酸钠；枸橼酸－枸橼酸钠；乳酸；酒石酸－酒石酸钠；磷酸氢二钠－磷酸二氢钠；碳酸氢钠－碳酸钠
助悬剂	羧甲基纤维素、明胶、果胶
增溶剂、润湿剂或乳化剂	聚氧乙烯蓖麻油、聚山梨酯类（吐温 20、吐温 40、吐温 80）、聚维酮、聚乙二醇－40－蓖麻油、卵磷脂、脱氧胆酸钠、普朗尼克 F－68（泊洛沙姆 188）
抑菌剂	苯酚、甲酚、氯甲酚、苯甲醇、三氯叔丁醇、硝酸苯汞、尼泊金类
局麻剂（止痛剂）	盐酸普鲁卡因、利多卡因
等渗调节剂	氯化钠、葡萄糖、甘油
填充剂	乳糖、甘露醇、甘氨酸
保护剂	乳糖、蔗糖、麦芽糖、人血红蛋白

三、热原

热原是微生物产生的一种内毒素，能**引起恒温动物体温异常升高的物质**。大多数细菌都能产生热原，其中致热能力最强的是革兰阴性杆菌。霉菌甚至病毒也能产生热原。

（一）性质

耐热性，过滤性，不挥发性，水溶性，被酸、碱超声破坏，被离子交换树脂所吸附。

（二）热原的污染途径及应对方法

1. **溶剂带入**　用新鲜制备的溶剂。

2. **原辅料带入**　易滋生微生物、生物合成易污染。如葡萄糖、乳糖、右旋糖酐等。

3. **容器、管道、用具、设备带入**　应按 GMP 要求认真清洗。

4. **制备过程带入**　应按工艺要求（按 GMP 要求）。

5. **使用过程带入**　由于注射器具的污染而造成的不良后果。

（三）除去方法

1. **除容器中热原方法**　高温法（180℃加热 2h 或 250℃加热 30min）；酸碱法（重铬酸钾硫酸洗液、硝酸硫酸洗液或稀氢氧化钠溶液）。

2. **除药液或溶剂中热原的方法：**

吸附法（用 0.1%～0.5% 的活性炭，活性炭还有脱色、助滤作用）、超声、超滤、蒸馏、离子交换、反渗透、微波灭菌、凝胶过滤法等。

四、溶解度及溶解速度

（一）溶解度及影响因素

1. **溶解度**　指在一定温度下（气体是一定压力），在一定量的溶剂中溶解药物的最大量。

2. **影响溶解度的因素**

（1）药物及溶剂的**极性**：相似者相溶。

（2）温度：吸热反应（$\Delta H_f > 0$），**温度升高，溶解度增加**。

（3）**晶型：溶解度——稳定型 < 无定型**。溶剂化物的溶解度顺序：水合化物 < 无水物 < 有机溶剂化物。

（4）**粒子大小：难溶药粒径减小，溶解度增加。**

（5）**加入第三种物质**：如助溶剂、增溶剂，使溶解度增加；同离子效应降低药物的溶解度。

（二）增加药物溶解度的方法

1. **增溶**　加入表面活性剂——形成胶束。

2. **助溶**　加入第三种物质无机（有机）盐——形成可溶性复合物（有机酸及钠盐、碘类、酰胺类尿素、乌拉坦、烟酰胺）。如碘甘油中的碘化钾、咖啡因溶解在苯甲酸钠溶液中的苯甲酸钠。

3. **潜溶**　使用混合溶剂——形成氢键（苯巴比妥在 90% 乙醇中溶解度大）。药物的溶解度比在各单纯溶剂中的溶解大，且出现极大值，称为潜溶，混合溶剂称为潜溶剂。

4. **制成共晶**　通过分子间作用力，形成新晶型（共晶试剂有辅料、维生素、氨基酸等）。

5. **制成可溶性盐**

6. **其他方法**　提高温度、减小粒径、改变 pH、固体分散技术、包合技术等也可促进药物的溶解。

（三）溶出速度

指单位时间内溶解药物的量。

溶解速度符合 Noyes－Whitney 方程 $dC/dt = KS(C_s - C)$。

大多数药物，粒径减小，温度升高，溶解速度加快（个别减慢）。溶出介质体积小，溶出速度慢；反之则溶出速度快。

五、注射剂的配伍

（一）注射剂的配伍及配伍禁忌

注射剂与血液、甘露醇、静脉注射用脂肪乳剂、混悬液、油溶液的配伍应慎重。

（二）注射剂配伍变化的原因

（1）**溶剂组成改变：地西泮**注射液（含醇）＋5%葡萄糖（或0.9% NaCl、0.167mol/L乳酸钠）→析出沉淀。

（2）**pH改变**：新生霉素＋5%葡萄糖→产生沉淀；诺氟沙星＋氨苄西林→产生沉淀；肾上腺素＋磺胺嘧啶钠（谷氨酸钠、氨茶碱）→变色。

（3）缓冲容量：5%硫喷妥钠＋含乳酸盐的葡萄糖注射液→产生沉淀（加生理盐水、林格液无变化）。

（4）离子作用：氨苄西林钠及青霉素G＋乳酸根离子→水解加速。

（5）直接反应：四环素＋钙剂（亚铁、钙、镁、铝剂）→产生不溶性螯合物。

（6）**盐析作用**：两性霉素B（胶体）＋大量电解质→产生沉淀。

（7）配合量：重酒石酸间羟胺＋氢化可的松琥珀酸钠，随着浓度升高→产生沉淀。

（8）混合的顺序：氨茶碱＋烟酸混合应先稀释，再混合。

（9）**反应时间**：磺胺嘧啶钠注射液＋葡萄糖注射液→混合2h后产生沉淀。

（10）氧与二氧化碳影响：苯妥英钠、硫喷妥钠注射剂与 CO_2→产生沉淀。

（11）**光敏感性**：两性霉素B、磺胺嘧啶钠、维生素 B_2、四环素、雌激素等应避光。

（12）成分纯度：氯化钠含钙＋25%枸橼酸钠→产生悬浮微粒。中药注射剂未除尽的高分子杂质→产生沉淀。

六、包装与贮存

（一）注射用水及包装材料的处理

1. 水处理 原水→纯化水→注射用水。纯化水用于注射剂容器的初洗；注射用水用于注射液的配制和注射剂容器的最后清洗。

2. 容器处理

（1）安瓿：有颈安瓿（1、2、5、10和20ml）与粉末安瓿。

1）质量要求：①无色透明，以便检查澄清度；②耐热性优良和膨胀系数低；③熔点低，易于熔封；④不得有气泡、麻点及砂粒；⑤有足够的物理强度，能耐受热压灭菌压力差和生产流通中破损；⑥琥珀色玻璃安瓿用于光敏药物。

2）安瓿的检查与洗涤：物理检查包括外观、尺寸、应力、清洁度、热稳定性等；化学检查耐酸、碱性中性等。洗涤方法有甩水洗涤和加压喷射气水洗涤法。

3）安瓿的干燥与灭菌：①安瓿洗涤后，一般置于120℃～140℃烘箱内干燥。②需无菌操作或低温灭菌的安瓿180℃干热灭菌1.5h。③生产中用隧道式烘箱，温度为200℃左右。④远红外线加热技术，温度可达250℃～300℃。效率高、质量好、干燥速度快和节能等。

（2）玻璃瓶：①酸洗法（硫酸重铬酸钾清洁液）效果好，可消灭微生物及热原，对瓶壁游离碱起中和作用。②碱洗法：用2%氢氧化钠溶液（50℃～60℃）或1%～3%碳酸钠溶液，时间不宜过长（数秒钟内），避免碱液对玻璃的腐蚀。

（3）塑料瓶：医用聚丙烯塑料瓶（PP瓶）广泛使用。新型输液生产设备：制瓶、灌装、密封三位一体化，在无菌条件下完成大输液的自动化生产。

（4）塑料袋：目前上市的非PVC新型输液软塑料袋。

（5）橡胶塞：有弹性；无脱屑；耐溶；耐受高温灭菌；稳定；无毒性。

胶塞处理：酸碱法处理→水洗pH呈中性→纯水煮沸30分钟→注射用水洗净备用。

3. 药液配置

（1）投料计算：应酌情增加投料量。含结晶水的药物应注意其换算。投料量可按下式计算：

$$原料（附加剂）用量 = 实际配液量 \times 成品含量\%$$
$$实际配液量 = 实际灌注量 + 实际灌注时损耗量$$

（2）配液用具选择与处理：选玻璃、耐酸碱搪瓷、不锈钢等。用硫酸清洗液或其他洗涤剂→新鲜注射用水荡洗或灭菌后备用进行。

（3）**配液方法**：①**浓配法**是全部药物用部分溶剂配成浓溶液，过滤后稀释至所需浓度，可滤除杂质；②**稀配法**是全部药物加入处方量全部溶剂中，一次配成所需浓度后过滤，适用于优质原料。

注意：①环境洁净，器皿、原料和附加剂尽可能无菌；②称量和校准，剧毒药防污染；③不稳定药物先加稳定剂或通惰性气体等，控温、避光操作；④不易滤清的药液加**0.1%～0.3%活性炭处理**（小量用纸浆）。**活性炭要经酸处理并活化后才能用。**

4. 灌装与封口及灭菌检漏

（1）注射液的滤过：除去各种不溶性微粒。采用二级过滤，先预滤，如砂滤棒、垂熔玻璃漏斗等，再用微孔滤膜精滤。

（2）注射液的灌封：包括灌装和封口，灌注后应立即封口，以免污染。①灌装要求：剂量准，比标示量稍多，药液不沾瓶口；②封口有拉封和顶封，拉封的严密（常用）。

全自动洗灌封联机：①送安瓿；②降针头；③灌注药液；④吸入药液；⑤熔封。

（3）**灭菌：注射剂从配制到灭菌＜12h**。采用湿热灭菌法，**121℃ 15min 或 116℃ 40min**。灭菌后验证是否符合灭菌要求。无菌操作生产的注射剂可不灭菌。

（4）**安瓿检漏**：①负压检漏；②色水检漏；③倒置灭菌：深色注射液倒置热压灭菌，药液减少或成空安瓿可被剔除。

（二）注射剂包装及贮存

1. **包装** 安瓿印字→纸盒→贴标签，标明名称、支数、装量及含量、批号、制造日期、厂家及批准文号、应用范围、用量禁忌、贮藏等。

2. **贮存** 按照新修订的《药品经营质量管理规范》（GSP）规定贮存。

第二节 普通注射剂

（历年参考分值1~2分）

要点提示

①溶液型注射剂的特点与要求，临床应用与注意事项及典型处方分析；②乳剂型注射剂的特点与要求，临床应用与注意事项及典型处方分析；③混悬型注射剂的特点与要求，临床应用与注意事项及典型处方分析；④注射用无菌粉末的特点与要求，临床应用与注意事项及典型处方分析；⑤浓溶液的特点与要求，临床应用与注意事项及典型处方分析；⑥输液的特点与要求、临床应用与注意事项及典型处方分析。

一、溶液型注射剂

溶液型注射剂：可供注射给药的澄清液体制剂，包括水溶液、胶体溶液和油溶液。

溶液型注射剂的临床应用与注意事项

1. **临床应用** ①吞咽困难或明显的吸收障碍；②口服生物利用度低的药物，如庆大霉素；③患者疾病严重、病情进展迅速时；④没有合适口服剂型的药物，如氨基酸类或胰岛素制剂。

2. **注射剂注意事项** ①临用前配制，当其他给药途径能够达到治疗效果时就尽量不要注射给药。②应尽可能减少注射次数。③应尽量减少注射剂联合使用，能够肌内注射的就不静脉注射。④应严格掌握注射剂量和疗程。

3. **处方举例**

	维生素C注射液	苯妥英钠注射液	硫酸阿托品注射液
主药	维生素C	苯妥英钠	硫酸阿托品
渗透压调节剂	–	–	氯化钠
pH调节剂	碳酸氢钠	–	0.1mol/L盐酸溶液
抗氧剂	亚硫酸氢钠	–	–
金属离子络合剂	依地酸二钠	–	–
稳定剂（潜溶剂）	–	丙二醇、乙醇	–
溶剂	注射用水	注射用水	注射用水

二、乳状液型注射剂

分为静脉注射给药的乳状液及冻干乳（含水量1%~3%）。

（一）乳状液型注射剂的特点与质量要求

1. **特点** ①分散度大，吸收快、生物利用度高；②减少刺激性及毒副作用；③增加难溶性药物的溶解度；④静脉注射乳剂具有**靶向**作用。

2. **质量要求** 符合注射剂各项规定外，还应符合的条件：①**静脉注射乳剂90％**的乳滴粒径应**<1μm**，不得有大于5μm。②耐受高压灭菌，贮存期稳定。③无副作用，无抗原性，无降压作用与溶血作用。

3. **原料与乳化剂的选择** ①油相：植物油，如大豆油、麻油、红花油等。②乳化剂：卵磷脂（常用）、豆磷脂及普朗尼克F-68（Pluronic F-68）等。③稳定剂常用油酸钠。

（二）乳状液型注射剂临床应用与注意事项

不稳定，易分层、破乳或酸败等；与其他药物配伍应慎重；**不得用于椎管注射**。

（三）乳状液型注射剂的举例

	罗拉匹坦静脉乳剂	氟比洛芬酯注射用乳剂	静脉脂肪乳剂
主药	**罗拉匹坦**	**氟比洛芬酯**	精制大豆油
油相	精制大豆油	精制大豆油	
渗透压调节剂	**甘油**	**甘氨酸**	**甘油**
乳化剂	**卵磷脂**	**蛋黄卵磷脂**	**精制大豆磷脂**
稳定剂	泊洛沙姆、油酸钠	二油酰基磷脂酰丝氨酸	-
pH 调节剂	-	有	-
溶剂	注射用水	注射用水	注射用水

三、混悬型注射剂

将不溶性固体药物以微粒状态分散于液体介质中制成的一类供**肌内注射用药剂**。

（一）混悬型注射剂的特点与质量要求

1. **特点** ①减小粒径增加药物溶出速度；②**长效**；③无适当溶媒溶解、需长效或高含量的药物，制成水或油的混悬型注射剂。

2. **质量要求** 除符合注射剂各项规定外，还有：①粒径<15μm，含15~20μm（个别20~50μm）者，不应超过10％；②振摇后分散应均匀；③肌内混悬型注射剂容量一般为2~5ml。

（二）混悬型注射剂临床应用与注意事项

用前混匀，保证剂量准确；**不得用于静脉注射或椎管内注射**。

（三）混悬型注射剂的举例

	黄体酮混悬型长效注射剂	罗替戈汀长效混悬型注射剂
主药	黄体酮	罗替戈汀
渗透压调节剂	氯化钠	甘露醇
助悬剂	**PEG4000**（初级稳定剂）	**PEG4000**
稳定剂	**吐温80**（次级稳定剂）	**吐温20**
pH 调节剂	-	磷酸二氢钠
金属离子螯合剂	-	柠檬酸
溶剂	注射用水	注射用水

四、注射用无菌粉末

（一）注射用无菌粉末的分类和特点

1. **无菌粉末分装制品**　用于水溶液中不稳定的药物，如抗生素（青霉素）等。

2. **冻干无菌粉末制品**　对湿热敏感药品将药液进行冷冻干燥，主要用于生物制品，如辅酶类等。

（二）注射用无菌粉末的质量要求

①外观粒度、干燥块状或海绵状、饱满，无异物。②溶解性加水溶解后恢复至冻干前的状态。③其他要求与注射用水溶液基本一致。

（三）冻干制剂常见问题及产生原因

（1）含水量偏高：装入液层过厚，供热不足、真空不够、冷凝器温度偏高。

（2）喷瓶：预冻温度过高时间太短、局部过热。应低于共熔点10℃～20℃，升华温度不超过共熔点。

（3）产品外形不饱满或萎缩成团粒：冻干时形成干外壳。黏度大的药品易出现。

（四）注射用无菌粉末的临床应用和注意事项

1. **临床应用**　用于水中不稳定的药物。如抗生素类及酶（胰蛋白酶、辅酶A等）或血浆等生物制品。

2. **注意事项**　无菌环境中进行，严格控制原料质量、处理方法和环境。检查橡胶塞的密封率，若是铝盖则在压紧后进行烫蜡。

（五）注射用无菌粉末的举例

	注射用辅酶A无菌冻干制剂	注射用细胞色素C无菌冻干制剂
主药	注射用辅酶A	注射用细胞色素C
填充剂	水解明胶、甘露醇、葡萄糖酸钙	葡萄糖
抗氧剂	**半胱氨酸（稳定剂）**	**亚硫酸钠、亚硫酸氢钠**
pH调节剂	–	氢氧化钠

五、注射用浓溶液

是指原料药物与适宜辅料制成的供临用前稀释后静脉滴注用的无菌浓溶液。

（一）注射用浓溶液的特点与质量要求

1. **特点**　①适用于水溶液中不稳定或溶解度低的药物；②解决水的引入导致药物异构化或杂质增多问题；③扩大药物在临床上的适用范围。生物制品不宜制成浓溶液。

2. **质量要求**　注射用浓溶液稀释后应符合注射液的要求。

（二）注射用浓溶液的举例

注射用丹参酮II_A磺酸钠浓溶液，处方中含吐温80、丙二醇，还可添加适量抗氧化剂和稳定剂。需避光操作。

六、输液

（一）输液的分类和特点

1. 分类

（1）**电解质类**：纠正电解质紊乱，调酸碱平衡。如氯化钠的注射液等。

（2）**营养输液**：**糖类**（补充热量）、**氨基酸类**（补充蛋白质）、**静脉脂肪乳剂**（补充高能）。

（3）**胶体输液**：维持血容量、维持血压、防休克。如右旋糖酐、淀粉衍生物、明胶、聚维酮等。

（4）**含药输液**：有治疗作用。如氧氟沙星葡萄糖输液。

2. 特点 ①补充营养、热量和水分，纠正体内电解质代谢紊乱；②维持血容量以防治休克；③调节酸碱平衡；④解毒用稀释毒素、促使排泄；⑤抗生素、强心药、升压药起效迅速，避免高浓度药液推注对血管的刺激。

（二）输液的质量要求

与注射剂基本一致。**但有不溶性微粒检查。渗透压要求等渗或偏高渗，不允许低渗，不得加入抑菌剂。**

（三）输液存在的主要问题及解决方法

1. 输液存在的问题

（1）染菌：生产过程中污染，灭菌不彻底、瓶松、漏气等。

（2）热原反应：使用过程中污染（用一次性全套输液器）。

（3）可见异物与微粒：引起栓塞、静脉炎、肉芽肿等。

2. 原因 原辅料质量问题、胶塞与输液容器质量问题、空气洁净度、工艺操作（采用微孔滤膜 $0.8\mu m$）、医院输液操作以及静脉滴注装置问题、丁基胶塞的硅油污染问题等。

（四）输液的临床应用与注意事项

1. 临床应用 输液速度随临床需求而改变，如静脉滴注氧氟沙星，宜慢，24~30滴/分，防低血压；复方氨基酸滴注过快可致恶心呕吐；林可霉素类滴注时间要维持 1h 以上等。

2. 注意事项 临用前配制、配伍试验、加强输液配制和输液过程管理。

（五）输液的举例

葡萄糖注射液（浓度 5%、10%、25%、50%），加 1% 盐酸调节 pH。

（六）营养输液及举例

营养输液主要有糖的输液、静脉注射脂肪乳剂、复方氨基酸输液等。

1. 复方氨基酸输液 处方中含有人体必需的氨基酸，亚硫酸氢钠为抗氧剂。

2. 静脉注射脂肪乳剂 大豆油是油相，大豆磷脂是乳化剂，甘油是等渗调节剂。

3. 维生素和微量元素 13 种维生素。全静脉营养输液中还需含有微量元素。

（七）血浆代用液及举例

1. 特点 血浆代用液在有机体内可代替血浆，但不能代替全血。除符合注射剂质量要求外，代血浆不妨碍血型试验、红细胞携氧功能，保留较长时间，易被机体吸收，不得在脏器蓄积中毒。

2. 举例 右旋糖酐输液中氯化钠为渗透压调节剂。是目前最佳的血浆代用品之一。

第三节 微粒制剂

（历年参考分值2~3分）

要点提示

①微粒制剂的一般要求；②脂质体：分类、材料、性质、特点、质量要求、举例；③微球：分类、特点、质量要求、材料、存在问题、举例；④微囊：特点要求、材料、微囊中药物的释放、微囊举例；⑤其他微粒制剂（纳米乳、亚微乳、纳米粒）。

一、微粒制剂（微粒给药系统，MDDS）的基本要求

1. 定义 系指药物或与适宜载体制得具有一定粒径的微粒组成的固态、液态或气态药物制剂。

2. 特点 掩盖药物的不良气味、液态药物固态化、药物的配伍变化↓，难溶性药物的溶解度↑（或生物利用度↑），或药物的稳定性↑，或不良反应↓，或药物释放时间↑、靶向性↑。

3. 分类 直径在 $10^{-4} \sim 10^{-9}$ m 范围的分散相构成的分散体系统称为微粒分散体系。

（1）粒径 $1 \sim 500 \mu m$ 范围——粗分散体系的 MDDS，包括微囊、微球、亚微乳等。

（2）粒径 <1000nm——纳米分散体系的 MDDS，包括脂质体、纳米乳、纳米粒、聚合物胶束等。

二、脂质体

指将药物包封于类脂质双分子层内而形成的微小囊泡。 国产有盐酸多柔比星、两性霉素 B、紫杉醇等脂质体。

（一）脂质体的分类

（1）按结构分：单室脂质体、多室脂质体、大多孔脂质体。

（2）按性能分：①**常规脂质体：由磷脂 + 胆固醇组成。**②**特殊脂质体：**热敏感脂质体、pH 敏感脂质体、多糖被复脂质体、免疫脂质体、超声波敏感脂质体、光敏脂质体和磁性脂质体等。

（3）按荷电分：中性脂质体、负电性脂质体、正电性脂质体。

（二）新型靶向脂质体

1. 前体脂质体 将药物吸附在水溶性载体（氯化钠、山梨醇）制成。可预防聚集，适合脂溶性药物。

2. 长循环脂质体 用 **PEG** 修饰，延长作用时间，又可保持对靶点的识别。

3. 免疫脂质体 脂质体表面联接抗体，对靶细胞进行识别，提高靶向性。如在丝

裂霉素（MMC）脂质体上结合抗胃癌细胞表面抗原的单克隆抗体制成免疫脂质体。

4. 热敏脂质体 利用在相变温度时，脂质体的类脂体双分子层膜从胶态到液晶态、药物释放速度增加。如甲氨蝶呤热敏脂质体。

5. pH 敏感脂质体 选 pH 敏感材料，如二棕榈酸磷脂或十七烷酸磷脂制备脂质体，pH↓使膜融合，释药↑。

（三）脂质体的组成、结构和膜材料

1. 组成与结构 类脂质双分子层膜，有单层、多层的封闭双层结构。

2. 膜材料 由磷脂（卵磷脂、脑磷脂、豆磷脂以及合成磷脂）与胆固醇构成（调节膜流动）。

（四）脂质体的性质与特点

1. 理化性质 ①相变温度；②荷电性：酸性脂质带负电，碱性脂质带正电。

2. 特点 靶向、缓释、降低药物的毒性、提高稳定性、组织相容性与细胞亲和性。

（五）脂质体的质量要求

1. 形态、粒径及分布 用扫描电镜、激光散射法或激光扫描法测定。

2. 包封率 ≥80%。

3. 载药量 愈大愈好，与药物性质有关。

4. 稳定性 ①物理稳定性：用（渗漏率）表示，即贮存期间包封率的变化。②化学稳定性：磷脂氧化指数（A_{233nm}/A_{215nm}）<0.2，磷脂量测定、防氧化（措施：充氮、加抗氧剂生育酚、EDTA-2Na，用饱和磷脂）。

（六）作用机制与载体用途

1. 作用机制 脂质体与细胞之间存在吸附、脂交换、内吞、融合、渗漏和扩散等相互作用。该作用与粒子大小、表面活性、给药途径密切相关。

2. 载体用途 作为抗肿瘤药、抗寄生虫药、抗生素类药物、抗结核药、激素类药物、酶类药物、解毒剂的载体作为免疫增强剂、基因治疗载体等。

脂质体静脉给药后——被肝、脾摄取；肌内注射——淋巴结中，口服——到达血管。脂质体还可承载治疗网状内皮系统疾病的其他药物，达到自然靶向的作用。

（七）存在的问题

1. 靶向性问题 靶向性集中在网状内皮系统，在脂质体的结构上结合抗体、糖链或受热、光及靶器官特定 pH 作用后才释放药物（特异靶向即主动靶向）。

2. 稳定性问题

（1）渗漏：可制成前体药或用大豆甾醇修饰改善。同时具备了主动靶向性。

（2）聚集和融合：膜修饰。

（3）贮存稳定性差、静脉注射导致破裂、药物快速渗漏等不足，使其使用受限。

（八）脂质体的举例

	注射用紫杉醇脂质体	两性霉素 B 脂质体冻干制品	阿霉素脂质体
主药	紫杉醇	两性霉素 B	阿霉素
脂质体材料	卵磷脂、胆固醇	氢化大豆**卵磷脂**（HSPC）、二硬脂酰**磷脂酰**甘油（DSPG）	**HSPC**、胆固醇
稳定剂	–	胆固醇	MPEG2000 – DSPE
抗氧剂	赖氨酸	**维生素 E**	–
缓冲剂	–	六水琥珀酸二钠	–
制成溶液	5% 葡萄糖	蔗糖	硫酸铵、蔗糖、注射用水

三、微球

微球是指药物溶解或者分散在高分子材料基质中形成的微小球状实体（1～500μm），属于基质型骨架微粒。粒径 <500nm 为纳米球，属于胶体范畴。多为冻干粉针，亦有混悬剂，主要供注射或口服。

粒径 >3μm——肺部；粒径 <3μm——肝、脾等；粒径 >12μm——滞留毛细血管床；粒径 <0.1μm——离开体循环。

（一）微球的分类及特点

1. 分类 ①普通注射（1～15μm）；②栓塞性（30～800μm）；③磁性微球；④生物靶向性：正电（肺），负电（肝），疏水性（被巨噬细胞吞噬）。

2. 特点 缓释性、靶向性、降低毒性。

（二）微球的质量要求

1. 粒子大小与粒度分布 检测方法有显微镜法、电子显微镜法、激光散射法和库尔特计数法等。

2. 载药量 微球的载药量比脂质体高。白蛋白微球中水溶性药物含量达冷冻干燥的 35%，水不溶性药物用混悬或乳化可提高载药量。

3. 有机溶剂残留检查 需控制微球中残留有机溶剂量。

4. 体外释放度 符合 Higuichi 方程。

（三）微球的载体材料和用途

1. 微球的载体材料

（1）**天然聚合物**：如淀粉、白蛋白、明胶、壳聚糖、葡聚糖等。

（2）**合成聚合物**：如聚乳酸（**PLA**）、聚丙交酯、聚乳酸–羟乙酸（**PLGA**）、聚丙交酯–乙交酯（PLCG）、聚己内酯、聚羟丁酸等。

2. 药物在微球中的分散状态 ①溶解；②镶嵌；③吸附或镶嵌在微球表面。产生突释降低药物疗效。

3. 微球的用途 抗肿瘤药物载体（阿霉素明胶或聚乳酸微球、丝裂霉素明胶微球、顺铂聚乳酸微球、甲氨蝶呤明胶微球等），多肽载体（注射用亮丙瑞林、奥曲肽、生长因素、曲普瑞林等微球制剂），疫苗载体（白喉、破伤风、气性坏疽、霍乱等类毒素疫苗），局部麻醉药微球实现长效缓释（＞24h）。

（四）微球存在的问题

①载药量有限，药物性质及制备工艺（如成球方法的选择、溶剂、药物与材料的比例、附加剂、搅拌速度等）会影响微球质量。②产业化问题，如无菌、突释现象、有机残留等。

（五）微球的举例

注射用利培酮微球，利培酮为主药，**PLGA 为生物可降解载体材料**。

四、微囊

系指利用天然的或合成的高分子材料（囊材）作为囊膜壁壳，将固态或液态药物（囊心物）包裹，形成直径是 1～250μm 的微小胶囊。可制成片剂、胶囊、注射剂等制剂（称为微囊化制剂）。

（一）药物微囊化的特点

①提高药物的稳定性（β－胡萝卜素、挥发油等微囊化）。②掩盖药物的不良嗅味（大蒜素、鱼肝油微囊化）。③防止药物在胃肠道失活，减少药物刺激性（尿激酶、红霉素微囊化）。④控制药物的释放（复方甲地孕酮微囊注射剂、美西律微囊骨架片）。⑤使液态药物固体化（油类、香料、脂溶性维生素）。⑥减少药物的配伍变化（阿司匹林与氯苯那敏分别包囊）。⑦**使药物浓集于靶区**。

（二）微囊的质量要求

形态（球形或类球形）、粒径（符合具体剂型要求）、载药量及包封率、释放速率（桨法、转篮法、流通池法测定）。

（三）药物微囊化的材料

1. 囊心物　除主药外可以加入附加剂，可以是固体或液体。

2. 囊材

天然高分子：明胶、阿拉伯胶、海藻酸盐、壳聚糖等

半合成高分子：CMC－Na、CAP、EC、MC、HPMC 等

合成高分子 ①不可降解：聚酰胺、硅橡胶、聚丙烯酸树脂、聚乙烯醇（PVA）等

②可生物降解：**聚碳酯、聚氨基酸、聚乳酸（PLA）、乙交酯丙交酯共聚物（PLGA）、聚乳酸－聚乙二醇共聚物（PLA－PEG）**（其中 PLA 和 PLGA 被 FDA 批准已上市）

（四）微囊中药物的释放

1. 机制　药物通过囊壁溶解扩散、囊壁的消化降解、囊壁的破裂与溶解。

2. 影响因素　药物性质、囊材、粒径、囊壁的厚度、工艺条件、释放介质等。

（五）微囊的举例

	复方甲地孕酮微囊注射液
主药（囊心物）	甲地孕酮：戊酸雌二醇（3∶1）
囊材	**明胶、阿拉伯胶粉**
助悬剂	羧甲基纤维素钠
抑菌剂	硫柳汞（注射用）
制备	**复凝聚法包囊**

五、其他微粒制剂

其他微粒制剂	含义	外观	稳定性
纳米乳 （<100nm）	由油、水、乳化剂和助乳化剂组成，一定条件下可自发形成；能显著增加药物的溶解度	澄清	热力学稳定，热压灭菌或离心后不分层；处方中除了乳化剂需加入助乳化剂
纳米粒 （10～100nm）	分为骨架实体型的纳米球和膜壳药库型的纳米囊	—	白蛋白纳米粒是一种良好的药物载体，前景好
亚微乳 （10～1000nm）	高压均质机制备	不透明或呈乳	稳定性介于纳米乳与普通乳之间热压灭菌时间太长或两次灭菌会分层

纳米乳、纳米粒、亚微乳制剂的举例：

	前列地尔纳米乳注射	紫杉醇白蛋白纳米粒	妊娠双烯醇酮亚微乳注射剂
主药	前列地尔	紫杉醇	16 - 妊娠双烯醇酮
材料	–	人血清白蛋白、甘露醇	–
油相	注射用大豆油	橄榄油	大豆油
乳化剂	泊洛沙姆188、卵磷脂	大豆磷脂	蛋黄卵磷脂 E - 80、泊洛沙姆
抗氧剂	–	亚硫酸钠（稳定剂）	维生素 E
调渗透调节剂	–	–	甘油
溶剂	注射用水	注射用水、无水乙醇	注射用水

第四节　其他注射剂

（历年参考分值 0～1 分）

要点提示

①生物技术药物注射剂的特点、临床应用与注意事项，处方举例；②中药注射剂处方设计与质量要求，处方举例。

一、生物技术药物注射剂

（1）生物工程药物：早期生物技术药物（蛋白或多肽类分子）。

（2）现代生物技术：基因工程药物、细胞工程药物、重组病毒等。

（一）生物技术药物的特点

①分子量大，1000～150000，重组病毒、细胞更大。**口服、透皮或黏膜吸收的生物利用度很低**。②难以作用于中枢神经系统，采用**注射方式**，限制了药物的应用和病人的顺应性。③生物分子的结构和功能对温度、pH、离子强度及酶等条件极为敏感，**易被降解或失活**。④结构复杂，分析方法独特，为药剂学研究增加了难度。

（二）生物技术药物注射剂的临床应用与注意事项

1. 临床应用　以注射剂为主。

2. 注意事项

（1）**溶液的 pH 和缓冲盐**：选择最能保证蛋白稳定性的溶液 pH 范围及缓冲体系。

（2）**甘露醇**、山梨醇、蔗糖、葡萄糖等**稳定剂**或 **EDTA 等螯合剂**抑制氧化发生。

（3）添加少量表面活性剂防止蛋白的变性，如吐温 80 等。

二、中药注射剂

指将饮片经提取、纯化等过程制得的可注入人体内的溶液、乳状液及临用前配成溶液的无菌粉末或浓缩液的无菌制剂。

（一）中药注射剂的处方设计与质量要求

1. 中药注射剂处方　分单方和复方，宜少而精，可以是有效成分、有效部位、净药材等。

2. 设计目的　解决药用成分的溶解性、制剂稳定性及生理适应性等。

3. 设计原则　种类少、含量低、质量优。

4. 质量规定　符合《中国药典》规定。

（二）生物技术药物注射剂及中药注射剂的举例

	胰岛素注射液	复方柴胡注射液
主药	中性胰岛素	北柴胡、细辛
渗透压调节剂	甘油	氯化钠
增溶剂	–	吐温 80
调 pH	氢氧化钠、盐酸	–
防腐剂	间甲酚	–
金属离子络合剂	氯化锌	–
溶剂	注射用水	注射用水

第六章　皮肤和黏膜给药途径制剂与临床应用

第一节　皮肤给药制剂

（历年参考分值3~4分）

要点提示

①皮肤给药制剂的分类、特点与选用原则。②软膏剂、乳膏剂与糊剂、凝胶剂、贴剂、贴膏剂等剂型的分类、特点与质量要求、常用基质、附加剂种类与作用、临床应用与注意事项与典型处方分析。③皮肤给药的液体制剂：搽剂、涂剂、涂膜剂、洗剂的质量要求、临床应用、注意事项与典型处方分析。

一、概述

1. 定义　皮肤给药制剂系指药物经皮肤给药起**局部**作用或吸收进入体循环而起**全身**治疗作用的制剂。

2. 分类　①局部作用的传统制剂：软膏剂、乳膏剂、糊剂、凝胶剂、贴膏剂、涂膜剂、搽剂、洗剂、涂剂、酊剂、气雾剂、喷雾剂等。②全身作用的现代经皮给药系统：**TDDS、贴剂**。

3. 特点　①有局部作用及全身作用；②**避免肝脏的首关效应和胃肠因素的干扰**；③**避免药物对胃肠道的副作用**；④长时间维持恒定的血药浓度，避免峰谷现象，**降低药物的不良反应**；⑤**减少给药次数，自主用药**，适于儿童、老人及不易口服的患者，提高患者的用药依从性；⑥发现副作用时可**随时中断给药**；⑦可调节给药剂量，提高治疗剂量的准确性。

4. 局部治疗用皮肤给药制剂的选用原则

皮肤状态	症状	无渗液	有渗液
急性期	红色斑丘疹、红肿和水疱，伴不同程度的水肿和渗出	**用洗剂或粉雾剂**（安抚、冷却、止痒及蒸发作用，改善血液循环，消除肿胀与炎症），**不能用糊剂及软膏剂**（阻滞水分蒸发，使皮疹加剧）	有大量渗液，**用溶液湿敷**，如3%硼酸洗剂有散热、消炎、清洁作用
亚急性期	炎症趋向消退，但未完全消退	皮损呈丘疹或小片增厚，**用乳膏剂、洗剂与软膏剂**；有痂皮时先涂软膏剂软化后拭去，再外用药物更易吸收	有少量渗液，皮肤糜烂，用糊剂
慢性期	皮肤增厚、角化、干燥和浸润	**浸润增厚为主时，用乳膏剂及软膏剂**；苔藓样变为主时，用软膏剂、酊剂（酊剂可滋润皮肤，软化附着物，促使药物渗透到皮肤深部而起作用）	

二、软膏剂、乳膏剂与糊剂

1. 软膏剂　系指药物与**油脂性或水溶性基质**混合制成均匀的半固体外用制剂。**分**

溶液型和混悬型软膏剂。

2. 乳膏剂　系指原料药物溶解或分散于**乳状液型基质**中形成的均匀的半固体制剂。分水包油型（O/W 型）和油包水型（W/O 型）乳膏剂。

3. 糊剂　系指大量的**药物粉末（＞25％）**均匀地分散在适宜的基质中所组成的半固体外用制剂。分含水凝胶和脂肪糊剂。

（一）软膏剂、乳膏剂与糊剂的特点和质量要求

1. 特点　①**热敏性和触变性**；②**局部润滑皮肤、保护创面和治疗作用**；③**全身治疗作用**，如硝酸甘油软膏；④糊剂稠度高，具有收敛、消毒、吸收分泌液的作用。

2. 质量要求　①均匀、细腻，无刺激性；混悬型药物细粉符合规定。②**黏稠度**。③稳定。④可加防腐剂、抗氧剂、增稠剂、保湿剂及透皮促进剂。⑤无刺激性、过敏性；无配伍禁忌；**用于烧伤、创面与眼用乳膏剂应无菌**。⑥软膏剂、糊剂应遮光密闭；乳膏剂避光密封，**＜25℃贮存，不得冷冻**。

（二）常用基质与附加剂种类

类型	基质		乳化剂	附加剂
	油脂性基质（油相）	水溶性基质（水相）		
软膏剂	包括烃类、动植物油、类脂及硅酮类。常用凡士林、石蜡、液状石蜡、硅油、蜂蜡、硬脂酸、羊毛脂等	无油腻，易洗除，释放快。常用聚乙二醇、卡波姆、甘油明胶等	— **O/W 型**：钠皂、胺皂、脂肪醇硫酸钠（十二烷基硫酸钠）和聚山梨酯类等	抗氧剂、防腐剂、保湿剂、透皮促进剂等
乳膏剂			**W/O 型**：钙皂、羊毛脂、单硬脂酸甘油酯、脂肪醇等	

（三）软膏剂、乳膏剂与糊剂的临床应用与注意事项

1. 临床应用

（1）油脂性软膏剂：①对皮肤保护、滋润，保温作用。②促进肉芽生长、消炎收敛，用于分泌物不多的浅表性溃疡。③防腐杀菌、软化痂皮。**忌用于糜烂渗出性及分泌物较多的皮损**。

（2）**水溶性**基质软膏剂：**用于润湿及糜烂创面（也可腔道黏膜给药）**。

（3）**乳膏剂**：用于各种急、慢性炎症性皮肤病。

O/W 型——炎热天或油性皮肤用；W/O 型——寒冷季或干性皮肤用。

（4）糊剂：多用于痂皮脓疱性、鳞屑性皮肤病，以及亚急性或慢性炎症性皮肤损害。

2. 注意事项　①避免接触眼睛及黏膜（如口、鼻黏膜）；有烧灼感、红肿等应停药；性状改变时禁用。②用后多揉擦（苔藓化肥厚皮损可采用封包疗法，贴敷或封包时间不宜过久，以防不适或继发毛囊炎）。③皮损广泛时，浓度减低。④考虑患者年龄、性别、皮损部位，是否为儿童、孕妇及哺乳期。⑤用药量和用药次数应适宜，**不宜长期用药，糜烂及有较多渗出液的皮损忌用**。⑥糊剂不宜用于毛发较长、较多及渗液较多处。⑦用于烧伤治疗，如为非无菌制剂的应标明。

（四）软膏剂、乳膏剂与糊剂、凝胶剂的举例

	冻疮软膏	水杨酸乳膏	氧化锌糊	吲哚美辛软膏（凝胶剂）
主药	樟脑、薄荷脑、硼酸	水杨酸	氧化锌	吲哚美辛
油相基质	羊毛脂、液状石蜡、凡士林	硬脂酸、白凡士林、液状石蜡	羊毛脂、凡士林	–
乳化剂	–	十二烷基硫酸钠、硬脂酸甘油酯（辅助乳化剂）	–	–
保湿剂	–	甘油	–	甘油
防腐剂	–	羟苯乙酯	–	苯扎溴铵
填充剂	–	–	淀粉（占50%）	交联型聚丙烯酸钠（SDB－L400）（保湿、增稠、滋润）
水相基质	–	蒸馏水	–	蒸馏水、PEG4000
备注	用于轻度未破损冻疮、皲裂	忌用于糜烂、继发性感染部位	用于有少量渗出液的亚急性皮炎、湿疹	–

三、凝胶剂

系指药物与能形成凝胶的辅料制成的稠厚液体或半固体制剂。除另有规定外，凝胶剂限局部用于皮肤及体腔黏膜给药如鼻腔、阴道和直肠。

（一）凝胶剂的分类、基质和特点

1. 分类

（1）按分散系统分：①单相凝胶（有水性凝胶与油性凝胶）；②两相凝胶（混悬型凝胶）。

（2）按形态分：①乳胶剂；②胶浆剂；③混悬型凝胶剂（如氢氧化铝）。

2. 基质

（1）水性凝胶基质：水、甘油或丙二醇与纤维素衍生物、卡波姆和海藻酸盐、西黄蓍胶、明胶、淀粉等。

（2）油性凝胶基质：液状石蜡与聚乙烯或脂肪油与胶体硅或铝皂、锌皂等构成。

3. 特点 生物相容性，有缓控释作用，工艺简单，美观，易于涂布，不污染，稳定。

（二）凝胶剂的质量要求、临床应用与注意事项

同乳膏剂。应防冻。

四、贴剂

系指药物与适宜的材料制成的供贴敷在皮肤上的一种薄片状柔性制剂。又称经皮给药系统（TDDS或TTS，局部或全身作用）。

（一）特点

①同皮肤给药制剂的特点。②但**起效慢，不适合要求起效快的药物**，大面积给药对皮肤**有刺激性**，存在**皮肤的代谢与贮库作用；个体差异**和给药部位差异大。

（二）质量要求

1. **材料及辅料、残留溶剂、释放度测定、含量均匀度**　符合《中国药典》规定。
2. **外观**　完整光洁，均一，切口光滑，无锋利的边缘。
3. **黏附力测定**　初黏力、持黏力与剥离强度。
4. **贮存条件**　除另有规定外，应密封贮存。

（三）基本结构与类型

1. **贴剂的基本结构**　贴剂可使用药物贮库、控释膜和黏附材料。分以下五层：

（1）**背衬层**：由铝塑合膜、玻璃纸、尼龙或醋酸纤维素制成，防药物挥发流失。

（2）**药物储库层**：药物＋高分子材料＋透皮促进剂组成。

（3）**控释膜**：高分子材料有渗透性，关键部分。

（4）**胶黏膜**：由树胶、树脂等。

（5）**保护层**：可剥离衬垫膜，保护药膜作用。

2. **贴剂的类型**　①黏胶分散型；②周边黏胶骨架型；③贮库型。

（四）处方材料

1. **骨架材料**　聚硅氧烷（疏水）、聚乙烯醇（亲水）。
2. **控释膜材料**　乙烯－醋酸乙烯共聚物和聚硅氧烷、聚丙烯等。
3. **压敏胶**　聚异丁烯类、聚丙烯酸类和硅橡胶类三类。
4. **背衬材料、防黏材料与药库材料**

（1）**背衬材料**：复合铝箔、聚对苯二甲酸二乙酯、高密度聚乙烯、聚苯乙烯等。

（2）**防黏材料**：聚乙烯、聚苯乙烯、聚丙烯、聚碳酸酯等。

（3）**药库材料**：多种材料配制的油膏、软膏、水凝胶、乳剂、溶液等，如卡波姆、羟丙基甲基纤维素、聚乙烯醇等，各种压敏胶和骨架膜材也同时可以是药库材料。

（五）贴剂的临床应用与注意事项

①阅读说明书。②轮换用药部位。③给药部位应清洁、干燥、几乎无毛发皮肤避免使用皮肤洗剂。④**用前不可撕破单位剂量**。⑤贴在不常摩擦或移动的位置。⑥到时间应立即除去。⑦过敏及刺激时暂时中断用药。⑧**不可切割使用**。

（六）贴剂的举例

	可乐定控释贴剂	
	贮库层	胶黏层
主药	可乐定	可乐定
压敏胶和贮库材料	聚异丁烯 MML－100　聚异丁烯 LM－MS	聚异丁烯 MML－100 聚异丁烯 LM－MS
贮库材料	液状石蜡、液态二氧化硅	液状石蜡、液态二氧化硅
溶剂	庚烷	庚烷

五、贴膏剂

将药物与适宜的基质制成膏状物、涂布于背衬材料上供皮肤贴敷薄片状柔性制剂（局部和全身作用）。包括凝胶贴膏（原巴布膏剂或凝胶膏剂）和橡胶膏剂。

（一）贴膏剂的分类、基质和特点

1. 分类与基质

（1）**凝胶膏剂**：药物与适宜亲水性基质混匀后制成的贴膏，**基质有聚丙烯酸钠、羧甲基纤维素钠、明胶、甘油和微粉硅胶等**。

（2）**橡胶膏剂**：药物与橡胶等基质混匀后制成的贴膏剂，**基质有橡胶、松香及衍生物、凡士林、羊毛脂和氧化锌等**。

2. 特点　凝胶膏剂比橡胶膏剂有较好的相容、透气性、无致敏及刺激性、载药量大、释药好、血药平稳、方便以及不用有机溶剂特点。

（二）质量要求

与贴剂基本相同。

（三）贴膏剂的临床应用与注意事项

1. 临床应用　全身作用多用于治疗跌打损伤、风湿痹痛等。局部作用多用于：①神经性皮炎、湿疹、痒疹、银屑病、苔藓等。②局限孤立性、角化性皮肤病，如鸡眼、疣、胼胝等。使用时以洗涤剂或稀乙醇轻拭皮肤→干燥→敷贴（**根据患部面积大小，任意剪用**）。

2. 注意事项　禁用于急、亚急炎症及糜烂渗出性皮肤病及水疱、结痂和溃疡性等。多毛部位不宜用。

（四）贴膏剂的举例

伤湿止痛膏为橡胶膏剂。其组成包括：**7 味中药（粗粉）流浸膏 + 基质（橡胶、松香、羊毛脂、凡士林、液状石蜡）**→涂料→涂膏→切段→盖衬→切小块即得。

六、皮肤给药的液体制剂

1. 搽剂　指药物用适宜的溶剂制成的溶液、乳状液或混悬液，**供无破损皮肤揉擦用**的液体制剂。有收敛、保护、镇痛、杀菌等作用。

（1）特点：①镇痛、抗刺激——乙醇为分散介质（揉搓增加渗透性）。②保护作用——油、液状石蜡为分散介质（有润滑作用，无刺激性）。

（2）生产与贮藏规定：溶剂乙醇–检查乙醇量；溶剂为油无酸败——检查折光率。其他同液体药剂。

2. 涂剂　临用前用柔软物料蘸取药液涂于**皮肤或口腔与喉部黏膜**的液体制剂（也有供创面涂抹的无菌冻干制剂）。多含甘油溶液，有滋润作用及辅助治疗作用，如复方碘涂剂。

生产与贮藏规定：①溶剂多为甘油，也有乙醇、植物油。②除另有规定外，涂剂在启用后最多可使用 4 周。其他同搽剂。

3. 涂膜剂　指原料药溶解或分散于成膜材料溶剂中，**涂搽患处后形成薄膜**的外用液体制剂。

生产与贮藏规定：①涂于患处缓慢释放。用于无渗出液的损害性皮肤病等。②成膜材料有聚乙烯醇、聚乙烯吡咯烷酮、乙基纤维素和聚烯醇缩甲乙醛等；增塑剂有甘油、丙二醇、乙酸甘油酯等；溶剂为乙醇等。③其他同涂剂。

4. 洗剂 指供清洗或涂抹无破损皮肤或腔道用的液体制剂。

生产与贮藏规定：同搽剂。

搽剂、涂剂、涂膜剂、洗剂的举例：

	复方盐酸苯海拉明搽剂（绿色）	地塞米松涂剂	痤疮涂膜剂	复方硫黄洗剂
主药	盐酸苯海拉明（抗组胺） 苯佐卡因（局麻药止疼、止痒） 薄荷脑、樟脑（消炎、止痒）	地塞米松	沉降硫、硫酸锌 氯霉素、樟脑醑	沉降硫黄、硫酸锌 樟脑醑（10%）
吸收促进剂	–	二甲基亚砜	–	–
增塑剂	–	–	**甘油**	**甘油**（润湿剂） 或**吐温80**（润湿剂）
成膜材料	–	–	**PVA（05–88）**	–
助悬剂	–	–	–	**羧甲基纤维素钠**
溶剂	乙醇、水	蒸馏水	乙醇、水	纯化水

第二节 黏膜给药制剂

（历年参考分值3~4分）

🔆要点提示

①黏膜给药制剂的分类、特点；②气雾剂、喷雾剂、粉雾剂、眼用制剂、栓剂、口腔黏膜制剂、鼻用制剂、耳用制剂等剂型的分类、特点与质量要求、临床应用与注意事项与典型处方分析；③气雾剂抛射剂与附加剂，栓剂的基质与附加剂，眼用制剂、耳用制剂的溶剂与附加剂。

黏膜给药制剂指药物与适宜的载体材料制成供腔道黏膜部位给药，起局部或全身治疗作用的制剂。

一、黏膜给药制剂的分类与特点

（一）分类

1. 吸入制剂 指药物溶解或分散于合适介质中，以气溶胶或蒸汽形式递送至肺部发挥局部或全身作用。分为吸入气雾、喷雾、粉雾、液体、可转变为蒸汽的制剂（**其中吸入喷雾剂和液体应无菌**，吸入液体制剂pH 3~10）。

2. 眼用制剂 如滴眼液、眼用膜剂、眼膏剂和眼用凝胶等。

3. 直肠黏膜给药制剂 如栓剂、灌肠剂。

4. 阴道黏膜给药制剂 如阴道片、阴道栓、阴道泡腾片、阴道凝胶剂等。

5. 口腔黏膜给药制剂 如漱口剂、气雾剂、膜剂、舌下片、黏附片、贴片等。

6. **鼻用制剂** 如滴鼻、洗鼻、鼻用的喷雾、软膏、凝胶剂及粉雾剂等。

7. **耳用制剂** 如滴耳剂、洗耳剂及耳用的其他制剂等。

（二）特点

①避免首关效应，提高药物生物利用度。②局部定位给药，局部或全身作用。③减少剂量、降低不良反应和提高治疗效果。④**拓展了大分子多肽及蛋白质类药物的给药途径**。

二、气雾剂

气雾剂系指**药物**和附加剂与适宜的**抛射剂**共同装封于具有特制**阀门系统**的耐压容器中，使用时借助抛射剂的压力将内容物呈雾状物喷出，用于肺部吸入或直接喷至腔道黏膜及皮肤的制剂。

（一）气雾剂的分类、特点和质量要求

1. 分类

（1）**按分散系统分**：①**溶液型**：药物溶于抛射剂，均相，以雾滴喷出；②**混悬型**：以微粒状态分散，以固体微粒喷出；③**乳剂型**：O/W 型（以泡沫喷出），W/O 型（液流喷出）。

（2）**按处方组成分**：①**二相气雾剂**（溶液型）；②**三相气雾剂**（混悬型、乳剂型）。

（3）**按给药途径分**：①**吸入用**：局部作用或全身作用；②**非吸入**：腔道黏膜用，O/W 型。

（4）**按定量分**：①**定量气雾剂**；②**非定量气雾剂**。

2. 特点 ①便携、耐用、多剂量、方便。②**无首关效应，起效快**。③剂量均一。④气溶胶形成与病人的行为无关。⑤操作方法相似。⑥高压下内容物防止病原体侵入。

不足之处：使用不当，造成剂量低或不均一；肺部吸入少、**无法传递大剂量药物**；大多 MDIs 无法计量。

3. 质量要求 ①无毒、无刺激。②抛射剂低沸点。③剂量准确；泄露、爆破符合规定。④烧伤、创伤、溃疡用要求用无菌。⑤凉暗处保存，防敲打热晒。

吸入气雾剂的特殊要求：①微细粒子剂量用空气动力学特性测定法控制。②定量气雾剂做递送剂量均一性检查。③定量气雾剂标签中应标明**总揿次**，每揿主药含量，临床推荐剂量的**揿数**；如有抑菌剂应标明。

（二）气雾剂的抛射剂与附加剂

1. 抛射剂 是药物喷射的动力，有时兼有药物溶剂的作用。

（1）**氢氟烷烃**：四氟乙烷（**HFA－134a**）和七氟丙烷（**HFA－227**）应用较多，用于吸入型。

（2）**碳氢化合物**：稳定、毒性小，但易燃、易爆，不易单用，与其他抛射剂合用。

（3）**压缩气体**：二氧化碳、氮气、二氧化碳氮。稳定、不燃烧，但蒸气压高，对容器耐压性要求高（需小钢球包装）。此类压力易迅速降低达不到持久喷射效果。

2. 潜溶剂 有乙醇、丙二醇、甘油、聚乙二醇等。

3. 润湿剂 表面活性剂。

（三）气雾剂的临床应用与注意事项

1. 临床应用 ①吸入给药；②腔道黏膜、皮肤给药；③空间消毒。

2. 注意事项 ①使用前摇匀，首次使用前要排气。②开始深吸气→进入支气管深部→闭气10秒钟→用鼻慢慢呼气。休息1分钟后重复操作。③吸入结束后用清水漱口。④使用贮存时应注意**避光、避热、避冷冻、避摔碰**。

三、喷雾剂

指药物或与适宜辅料填充于特制的装置中，使用时**借助手动泵的压力**等方法将内容物呈雾状释出，肺部吸入或喷至腔道黏膜及皮肤。（**无抛射剂**）

（一）喷雾剂的分类和特点

1. 分类 同气雾剂。

2. 特点 迅速、剂量准、副作用小、使用方便。

（二）喷雾剂的质量要求

洁净环境配置，稳定；溶液型透明；乳剂型、混悬型分散均匀；部件无毒、无刺激、稳定。**吸入喷雾剂应无菌**（做微细粒子剂量、递送剂量均一性、每瓶总喷数和每喷药物含量的检查）。

（三）喷雾剂的临床应用与注意事项

1. 临床应用 多数需临时配制而成。有局部用药，也有全身作用。

2. 注意事项

（1）全身性作用取决于雾粒的大小。局部作用——粒径 $3 \sim 10 \mu m$，全身作用——粒径 $1 \sim 5 \mu m$。

（2）用药前先擤鼻涕，药罐充分晃动5次以上。

（3）保存时间不宜过久，防变质；**肺部吸收干扰因素较多，往往不能充分吸收**。

四、粉雾剂

（一）粉雾剂的分类和特点

1. 分类

（1）**吸入粉雾剂**：指微粉化药物或与载体以胶囊、泡囊或多剂量贮库形式，采用特制的干粉吸入装置，由患者主动吸入雾化药物至肺部的制剂。与吸入气雾剂相比优点：①主动吸入，但操作要求较高；②**无抛射剂**；③剂量准确；④不含防腐剂及乙醇等，无刺激性（但注意原辅料对肺泡损伤和过敏）；⑤**给药剂量大，适于多肽和蛋白质类药物**。

（2）**非吸入粉雾剂**：指药物或与载体以胶囊或泡囊形式，用特制干粉给药装置，将雾化药物喷至腔道黏膜的制剂。外用粉雾剂系指药物或与适宜附加剂灌装于特制的干粉给药器具中，借助外力将药物喷至皮肤或黏膜的制剂。

2. 特点 ①无胃肠道降解；②**无肝脏首关效应**；③吸收迅速；④**大分子药物加吸收促进剂或其他方法提高生物利用度**；⑤小分子用于呼吸道直接吸入；⑥全身作用；⑦可用于胃肠道难以吸收的水溶性大的药物；⑧顺应性好，适用于原需长期注射治疗的患者；⑨局部作用的药物，给药剂量↓，不良反应↓。

（二）粉雾剂的质量要求

（1）加入适宜的载体和润滑剂。

（2）各组成部件均应无毒、无刺激性、稳定。

（3）**粒度<10μm，其中大多数<5μm**。采用空气动力学评价控制。多剂量做递送剂量均一性检查。

（4）**凉暗处贮存，防止吸潮**。

（5）胶囊型、泡囊型吸入粉雾剂应标明：①药物含量；②胶囊应置于吸入装置中吸入，而非吞服；③有效期；④贮藏条件。

多剂量贮库型吸入粉雾剂应标明：①每瓶总吸次；②每吸主药含量。

（三）气雾剂、喷雾剂、粉雾剂举例

	丙酸倍氯米松气雾剂（溶液型）	异丙托溴铵气雾剂（溶液型）	莫米松喷雾剂（混悬型）	色甘酸钠粉雾剂（胶囊型）
主药	丙酸倍氯米松	异丙托溴铵	莫米松糠酸酯	色甘酸钠
抛射剂	四氟乙烷	**HFA－134a**	－	－
潜溶剂	乙醇	无水乙醇	**聚山梨酯80为润湿剂**	－
其他	－	枸橼酸调节pH	注射用水为溶剂	乳糖为载体

五、眼用制剂

（一）眼用制剂的分类与质量要求

1. 眼用制剂的分类

（1）眼用液体制剂：滴眼剂、洗眼剂、眼内注射剂、可以是固体包装，另备溶剂。

（2）眼用半固体制剂：眼膏、眼用乳膏、眼用凝胶剂。

（3）眼用固体制剂：眼膜剂、眼丸剂、眼内插入剂。

2. 眼用制剂的质量要求

（1）可加入各种的辅料，辅料不应降低药效或产生局部刺激。

（2）**渗透压应与泪液等渗。渗透压相当于0.8%～1.2%氯化钠浓度**。

（3）**多剂量应加入适宜的抑菌剂**。

（4）眼用基质应过滤灭菌，不溶性药物制成极细粉。每个容器装量≤5g。

（5）眼内注射、插入、手术和急救用均**不得加入抑菌剂或抗氧剂**等，采用一次性包装。

（6）滴眼剂装量≤10ml；洗眼剂≤200ml。容器应无菌、不破裂，透明度不影响对可见异物的检查。

（7）**密封遮光，启用后最多可用4周**。

（二）眼用液体制剂的附加剂

1. 调整pH ①磷酸盐缓冲液；②硼酸缓冲液；③硼酸盐缓冲液。

2. 调节渗透压 常用氯化钠、葡萄糖、硼酸、硼砂等。

3. 抑菌剂 三氯叔丁醇、对羟基苯甲酸甲酯与丙酯混合物、氯化苯甲羟胺、硝酸苯汞、硫柳汞、苯乙醇等。

4. 调整黏度 黏度↑，药物与作用部位的接触时间↑，刺激性↓，有助于药物发挥作用。常用甲基纤维素、聚乙二醇、聚维酮、聚乙烯醇等。

5. 其他附加剂 根据主药性质可酌情添加增溶剂、助溶剂、抗氧剂等。

（三）临床应用与注意事项

1. 临床应用

（1）尽量单独使用一种滴眼剂，若有需要需**间隔10分钟以上**再使用两种不同的滴眼剂。若同时使用眼膏剂和滴眼剂需**先使用滴眼剂**。

（2）用于治疗眼部疾病。

（3）眼用制剂应**一人一用**。

2. 眼用制剂的注意事项 ①使用前后需要清洁双手。②眼用半固体制剂涂布之后需按摩眼球以便药物扩散。③使用滴眼剂时需轻压泪囊区，以减少药物引发的全身效应。④使用混悬型滴眼剂前需充分混匀。⑤制剂性状发生改变时禁止使用。

（四）眼用制剂的举例

	醋酸可的松滴眼液	氧氟沙星眼膏	荑磺酸钠眼用膜剂
主药	醋酸可的松（微晶）	氧氟沙星	荑磺酸钠
渗透压调节剂	硼酸	氯化钠、硼酸（硼酸兼调pH）	–
抑菌剂	硝酸苯汞	羟苯乙酯	–
润湿剂	吐温80	丙二醇、透明质酸钠（保湿剂）	甘油（增塑剂）
助悬剂	羧甲基纤维素钠	–	–
基质	–	卡波姆、氢化硬化蓖麻油	聚乙烯醇（成膜材料）
脱模剂	–	–	液状石蜡
溶剂	蒸馏水	蒸馏水	灭菌水

六、栓剂

栓剂系指药物与适宜基质等制成供腔道给药的固体外用制剂。

（一）栓剂的分类、特点与质量要求

1. 分类

（1）按给药途径分：①直肠栓（圆锥形或圆柱形等1~2g）；②阴道栓（鸭嘴形、球形或卵形等，3~5g），阴道栓分为普通栓和膨胀栓；③尿道栓。直肠栓和阴道栓常用。

（2）**按制备工艺与释药特点分**：①双层栓：有不同的释放速度。②中空栓：达到快速释药的目的。③缓、控释栓：微囊型、骨架型、渗透泵型、凝胶缓释型。

2. 特点

（1）**局部作用**：局部作用的栓剂药物通常不需要吸收，有滑润、收敛、抗菌消炎、杀虫、止痒、局麻等作用，如甘油栓通便和蛇黄栓消炎等。

（2）**全身作用**：直肠栓通过与直肠黏膜接触发挥作用，如吗啡栓、苯巴比妥钠栓等。

3. **质量要求** ①均匀，光滑，无刺激性。②塞入腔道后，应能融化、软化或溶解，并与分泌液混合释放药物局部或全身作用。③**有适宜的硬度**，以免在包装或贮存时变形。④固体药物制成细粉或最细粉。⑤内包装无毒，稳定。⑥阴道膨胀栓内芯应符合规定保证安全。⑦栓剂应做重量差异、融变时限的检查；膨胀栓做膨胀值的检查；微生物限度应符合规定。

（二）常用基质与附加剂种类、作用

1. **油脂性基质**

（1）可可豆脂：熔点30℃～35℃，是较适宜的栓剂基质；**同质多晶型，不稳定**。

（2）**半合成及合成脂肪酸甘油酯**（椰油酯、棕榈酸酯、混合脂肪酸甘油酯）**是可可豆脂的理想代用品**。

2. **水溶性基质**

（1）甘油明胶：组成水：明胶：甘油＝10：20：70配比常用。有弹性，释药缓慢，**甘油是保湿剂，需加防腐剂**。鞣酸、重金属盐不能用此作基质。

（2）聚乙二醇（PEG1000、4000、6000）：**用前沾水或涂鲸蜡醇、使用硬脂醇薄膜减小刺激**。

（3）**泊洛沙姆188**：目前是栓剂基质中应用最广泛的高分子材料。

3. **栓剂的附加剂**

（1）**抗氧剂**：叔丁基羟基茴香醚（BHA）、2,6－二叔丁基对甲酚（BHT）、没食子酸酯。

（2）**防腐剂**：对羟基苯甲酸酯类。

（3）**硬化剂**：白蜡、鲸蜡醇类、硬脂酸、巴西棕榈蜡。

（4）**增稠剂**：氢化蓖麻油、单硬脂酸甘油酯、硬脂酸铝等。

（5）**吸收促进剂**：表面活性剂、脂肪酸、脂肪醇、尿素、水杨酸钠、苯甲酸钠、CMC－Na、环糊精等。

（三）临床应用与注意事项

1. **临床应用**

（1）**阴道栓**：起局部的治疗作用。使用时应注意：①洗净阴道，用清水或润滑剂涂在栓剂的尖端部。②仰卧置入约20分钟。③1～2小时内不排尿。④最好临睡前给药。月经期停用，有过敏史者慎用。

（2）**直肠栓**：**起局部和全身的治疗作用**。使用时应注意：①排空大小便，并洗清肛门。②在栓剂的顶端蘸少许凡士林、植物油或润滑油。③侧卧位塞入，**深度儿童约2cm，成人约3cm**。④在用药后1～2小时内，尽量不要大小便，以保持药效。

（3）**尿道栓**：尿道栓可引起轻微的尿道损伤，故应用抗凝治疗者应慎用。

2. **注意事项** **＜30℃**密闭贮存和运输。气温高时用前最好置于冷水或冰箱中冷却后再剪开取用；其他同软膏剂。

（四）栓剂的举例

甲硝唑栓：①甲硝唑为主药，**香果脂为基质，碳酸氢钠和磷酸二氢钠为泡腾剂**。

②属于**中空栓剂**，有速效和缓释两部分。作用时间长，疗效好。

七、口腔黏膜给药制剂

口腔黏膜给药制剂系指通过口腔黏膜吸收发挥局部或全身治疗作用的制剂。

（一）口腔黏膜给药制剂的分类与特点

1. 分类

（1）口腔用液体制剂：具有清洗、防腐、去臭、杀菌、消毒及收敛等作用，如复方硼砂漱口液。

（2）口腔用片（膜）剂：①含片，如度米芬含片、西地碘含片等。②舌下片，如硝酸甘油舌下片。③含漱片，如复方硼砂片。④口腔贴片（膜），如硫酸吗啡颊贴片、氨来占诺口腔贴膜。

（3）口腔用喷雾剂：用于口腔舌下发挥局部或全身作用的一类气溶胶制剂，如硝酸甘油舌下喷雾剂。

（4）口腔用软膏剂：如曲安奈德口腔软膏。

2. 特点　①**起效快**。②有较强的对外界刺激的耐受性。③给药方便，患者顺应性高。④**避开肝脏首关效应及胃肠道的破坏**。⑤有局部作用、全身作用。

（二）口腔黏膜给药制剂的质量要求

①使用方便；②无毒性和刺激性；③体积小而柔黏性强，避免唾液及舌、颊运动的干扰；④**含片10min内不崩解**或溶化，**舌下片5min内全部崩解**或溶化；⑤口腔贴片（膜），符合释放度规定。

（三）临床应用及注意事项

1. 临床应用

（1）**口腔用片剂**：含片不要咀嚼或吞服，药物溶化后一段时间不要吃喝。舌下片不可吞服。口腔贴片（膜）**如需发挥局部作用，贴在口腔黏膜患处；如需发挥全身作用，贴在前部牙龈和口腔颊黏膜处保留较长时间**。

（2）**口腔用喷雾剂**：①用前**不要摇动喷剂**。②喷向空中（排气）。③向舌下喷射，每次间隔30秒。④喷射时尽量屏住呼吸，不要将药液吸入。

（3）**口腔用软膏剂**：①少量挤出药膏置洁净棉棒上。②小心**涂于患处形成薄层**。③睡前使用。如症状严重，一日需涂搽2～3次（餐后为宜）。

2. 注意事项　①仔细阅读说明书。②检查制剂质量。③按说明书要求贮藏和保管。④发现过敏或刺激症状应停药。

（四）口腔黏膜给药制剂的举例

	复方硼砂漱口液（朵贝尔溶液，着色示不可内服）	硝酸甘油舌下片
主药	硼砂、甘油、碳酸氢钠、液化苯酚	硝酸甘油
稀释剂	－	微晶纤维素、乳糖

续表

	复方硼砂漱口液（朵贝尔溶液，着色示不可内服）	硝酸甘油舌下片
稳定剂	-	聚维酮（或 PEG）
润滑剂	-	硬脂酸镁
溶剂	蒸馏水	无水乙醇
备注	硼砂＋甘油→硼酸甘油＋碳酸氢钠→甘油硼酸钠	-

八、鼻用制剂

鼻用制剂系指直接用于鼻腔发挥局部或全身治疗作用的制剂。

（一）鼻用制剂的分类和特点

1. 分类 鼻用液体制剂（滴鼻和洗鼻，也可固态包装，另备溶剂），鼻用气溶胶制剂（气雾、粉雾、喷雾剂），鼻用半固体制剂（软膏、乳膏、凝胶），鼻用固体制剂（散剂和棒剂）。

2. 鼻用制剂的特点 ①吸收迅速。②避免肝首关效应。③给药方便，避免对胃肠道的刺激。④部分药物直接进入脑组织，有利于中枢神经系统疾病的治疗。但是有时对鼻黏膜刺激。体积小，限制了单次用药剂量。

（二）质量要求

（1）鼻用液体（溶液、混悬液、乳剂）符合液体药剂要求；水性介质的应调节 pH 与渗透压。

（2）鼻用半固体制剂符合半固体制剂要求（柔软细腻，易涂布）。

（3）鼻用粉雾剂粒径 30～150μm。鼻用气雾和喷雾剂粒子多数≤10μm。

（4）多剂量容器应配有完整的滴管或适宜的给药装置。装量≤10ml 或 5g。

（5）应密闭贮存。**开启后使用期最多一般不超过 4 周。**

（三）鼻用制剂临床应用与注意事项

1. 临床应用 用于各种鼻炎及解热镇痛、心血管病、激素代谢紊乱等疾病。

2. 注意事项 ①阅读说明书；②检查制剂质量；③使用无效或过敏等应停药；④同一容器给药时间 <1 周；⑤一支滴鼻剂仅供一位患者使用。

（四）鼻用制剂的举例

	盐酸麻黄碱滴鼻液	富马酸酮替芬喷鼻剂
主药	盐酸麻黄碱	富马酸酮替芬
调渗透压	氯化钠	-
防腐剂	羟苯乙酯	三氯叔丁醇
抗氧剂	-	亚硫酸氢钠
溶剂	蒸馏水	蒸馏水

九、耳用制剂

（一）耳用制剂的分类与质量要求

1. **分类**　耳用液体制剂（滴耳、洗耳、耳用喷雾剂，也有固态包装，另备溶剂）、耳用半固体制剂（耳用的软膏剂、乳膏剂、凝胶剂、耳塞等）、耳用固体制剂（耳用的散剂、丸剂等）。

2. **质量要求**　①用于手术、耳部伤口或耳膜穿孔的滴耳剂与洗耳剂须为灭菌制剂。不含抑菌剂，并以单剂量供应。②其他要求，同鼻用制剂。

（二）耳用制剂的常用溶剂与附加剂

1. **常用溶剂**　常用溶剂有水、乙醇、甘油、丙二醇、聚乙二醇、己烯二醇。

2. **附加剂**　①抗氧剂：依地酸二钠、亚硫酸氢钠等。②抑菌剂：硫柳汞、对羟基苯甲酸酯等。③分散剂：溶菌酶、透明质酸酶等。

（三）临床应用与注意事项

1. **临床应用**　具有耳内的清洁、消毒、止痒、收敛、抗感染、抗炎、止痛及润滑等作用。

2. **注意事项**　①阅读说明书。②检查制剂质量（溶液型澄明；混悬型颗粒细腻均匀）。③按说明书贮藏和保管。④灼烧感或刺痛感时间长或有过敏等应停药，请医生更换。⑤含新霉素的滴耳剂应慎用。

（四）耳用制剂的举例

氧氟沙星滴耳液：处方中氧氟沙星为主药，甘油为溶剂，醋酸为 pH 调节剂，乙醇为溶剂。本品的 pH 为 4.5~6.0，有助于抑制炎症发展。

第七章 生物药剂学与药代动力学

第一节 生物药剂学

（历年参考分值 5~7 分）

要点提示

①药物在体内的基本过程；②药物体内动力学过程及药代动力学；③药动学常用参数及临床意义；④药物的跨膜转运的类型与特征。

一、机体对药物的作用

（一）药物在体内的基本过程

1. **吸收** 药物从给药部位**进入体循环**的过程。

2. **分布** 药物进入体循环后向**各组织、器官或者体液转运**的过程。

3. **代谢** 药物进入体循环后，受体内酶系统的作用，**结构发生转变**的过程（又称生物转化）。

4. **排泄** 药物及其代谢产物**排出体外**的过程。

其中：药物的吸收、分布和排泄过程统称为**转运**；分布、代谢和排泄过程称为**处置**；代谢与排泄过程合称为**消除**。

（二）药物体内动力学过程及药代动力学

1. **概念** 药代动力学是应用动力学原理和方法，研究药物在体内的吸收、分布、代谢、排泄等过程的速度规律的科学。

dX/dt 与 X 的关系	数学表达式	含义
零级动力学	$\dfrac{\mathrm{d}X}{\mathrm{d}t} = k \cdot X^0 = k$	X 的变化速率与 X 本身大小没有关系，是个定值
一级动力学（线性动力学）	$\dfrac{\mathrm{d}X}{\mathrm{d}t} = k \cdot X^1 = kX$	X 的变化速率 dX/dt 与 X 的一次方成正比
二级动力学等	$\dfrac{\mathrm{d}X}{\mathrm{d}t} = k \cdot X^2$	X 的变化速率 dX/dt 与 X 的二次方成正比

2. **药物的体内动力学过程**

（1）静脉注射给药：药物没有吸收过程，直接进入体循环，体内药量随时间变化表示为 $X = X_0 \mathrm{e}^{-kt}$。

（2）口服给药：如吸收是一级过程，具有**线性**动力学特征（大多数小分子药物）。极少数药物或机体疾病（如肝肾功能↓）时，为非线性动力学特征。

3. **血药浓度 - 时间曲线（图 7-1）**

（1）药动学意义：①是新药临床剂量和方案研究；②药动学→药动学参数→生物

利用度或生物等效性或体内外相关性等→处方和工艺改进；③调节给药方案，更有效安全。

（2）研究过程：①模型建立；②模型验证；③模型应用：根据模型及参数→不同给药方案（剂量、给药间隔、给药顺序等）。

（3）药动学模型：**房室模型**、统计矩模型（非房室）、**非线性动力学模型**、生理药动学模型、群体药动学模型、**药动学/药效学模型**等。

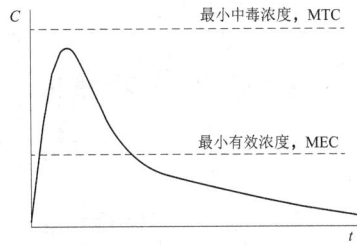

图 7-1　血药浓度-时间曲线

（三）药动学参数及临床意义

1. 速率常数（k）　描述体内各过程的快慢，是药动学的**特征参数**。如吸收速率常数 k_a，消除速率常数 k，肾排泄速率常数 k_e 等。**k 值越大，速度越快**。单位：min^{-1}、h^{-1}。

①**一级消除过程，k 值不变**，与给药途径、药物剂型和剂量无关。

②药物 k 值改变表明消除器官的功能有变化，肝、肾功能低下时 k 值减小，此时用药应注意剂量调整。

③**主动转运的药物，转运速度与浓度无关，属于零级速度过程**。

2. 生物半衰期　药物在体内药量或血药浓度下降一半所需时间。药动学的**特征参数**。$t_{1/2} = 0.693/k$。

（1）**一级消除**：半衰期是**常数**，不因药物剂型、给药途径或剂量而改变。肝、肾功能低下时 $t_{1/2}$ 会延长，应注意剂量调整。

（2）**零级消除**：半衰期随剂量的增加而增加。

3. 表观分布容积　是体内药量与血药浓度间的比例常数，单位"体积"或"体积/千克"。是药物的**特征参数**。$V = X/C$。**V 大**（常超过体液总体积，正常男性体液为 36L），**药物与组织结合**（脂溶性大的药物）；**V 小，药物主要与血浆蛋白结合**（水溶性大的药物）。同一个体 V 值改变说明体内可能发生病变，如水肿病人的分布容积变大。

4. 清除率　机体在单位时间内清除的含有药物的血浆体积。单位"体积/时间"。

总清除率等于总的消除速度与血药浓度之比，计算公式为：$Cl = \dfrac{dX_E/dt}{C}$。

总清除率也是药动学**特征参数**：**$Cl = kV$**。当肝肾功能有障碍时，Cl 会变小，应注意剂量调整。

清除率同样具有**加和性**，药物的 $Cl =$ 肝清除率 $Cl_h +$ 肾清除率 Cl_r。

二、药物的跨膜转运

（一）生物膜的结构

由**磷脂、蛋白质和少量多糖**组成的类脂质双分子层。有不对称性、流动性和半透性与物质转运功能。

（二）药物的转运方式

转运机制	转运形式	浓度变化	能量	膜蛋白	饱和性竞争性抑制性	膜变形	特异性	适合的药物
被动转运	滤过	速度与浓度成正比，一级过程。大多数药物转运。	不需要	无	无	无	无	水溶性小分子靠膜两侧的压力，如肾小球滤过过程
	简单扩散（脂质途径）			无				解离度小、脂溶性大药物
	简单扩散（通道介导）			通道蛋白				
载体转运	易化扩散（中介转运）	高→低	不需要	转运体	有	无	有	核苷类、单糖类和氨基酸等高极性物质
	主动转运	低→高	需要	载体蛋白	有	无		生命必需物质（如K^+、Na^+、I^-、单糖、氨基酸、水溶性维生素）和有机酸、碱等
膜动转运	胞饮作用（液体药物）	细胞膜主动变形将摄入或释放某些物质	需要	（受体）	－	有	有	蛋白质和多肽的重要吸收方式。（蛋白质在小肠下段吸收最明显）
	吞噬作用（固体药物）							
	胞吐作用（内→外）							

备注：被动转运：药物的扩散速度取决于膜两侧药物的浓度梯度、药物的脂水分配系数及药物在膜内的扩散速度。

易化扩散：载体转运的速率大大超过被动扩散。

第二节　药物的吸收

（历年参考分值2～3分）

💡**要点提示**

①药物的胃肠道吸收及影响吸收的因素（生理因素、剂型因素）；②药物的非胃肠道吸收：注射途径、肺部吸收、鼻腔黏膜吸收、口腔黏膜吸收、眼部吸收、直肠及阴道吸收、皮肤吸收等影响因素。

一、药物的胃肠道吸收

（一）影响药物吸收的生理因素

1. 胃肠道的性质与成分

（1）胃吸收面积有限，一些**弱酸性药物吸收**较好。

（2）**小肠**是药物吸收的**主要部位**，以被动扩散为主，药物**主动吸收，不受 pH**影响。

（3）**大肠**口服药物吸收差，是**栓剂**给药的吸收最佳部位。

肠液中胆盐增加难溶性药物吸收。（但也有吸收↓，如新霉素、制霉菌素和多黏菌素 E 等）。

2. 胃肠道运动

（1）胃肠蠕动：有混合、分散、搅拌、推进作用，有利于胃中药物的吸收。

（2）胃排空。

1）**胃排空速度快**：①在胃中吸收、作用点在胃的、需要在胃内溶解、在肠道特定部位吸收的药物，吸收**会减少**，如水杨酸盐、胃蛋白酶、镁盐、铝盐、螺内酯、氢氯噻嗪等。②**在小肠吸收**或胃内易破坏药物吸收**增加**，如阿司匹林、地西泮、左旋多巴、红霉素等。

2）胃排空速率慢：结果相反。需立即起效的药物如止痛药、肠溶制剂会延迟疗效；**主动转运的药物吸收增加**（核黄素）。

3）胃排空速率随胃内容物体积的增大而增大。

4）**影响胃排空速率的因素**

①食物：稀的比稠的排空快，糖＞蛋白＞脂肪。

②黏度、渗透压：小，吸收快。

③饮水：促进胃排空，有利于药物的吸收。

④药物影响：溴丙胺太林、吗啡、阿司匹林、异丙肾上腺素减少胃排空。普萘洛尔增加胃排空。

3. 循环系统　循环途径、血流量、分子大小。

4. 食物　减慢吸收（但**进食较多脂肪例外**，促进胆汁↑，难溶性药吸收量↑）。

5. 胃肠道代谢　胃酶、胰酶等影响药物的释放。

6. 疾病影响　胃酸缺乏、腹泻、甲状腺功能不足、胃切除、肝脏疾病等都影响药物消化道吸收。

（二）影响药物吸收的剂型因素

1. 影响药物吸收的物理化学因素

（1）解离度、脂溶性：未解离的药物脂溶性大易吸收。

（2）**溶出速度：Noyes－Whitney 方程式**（溶出公式）：$dC/dt = KSC_s$。

1）**粒子大小：粒径小，易吸收**。①增加难溶性药物溶出速度，可采用药物微粉化。②适于在消化道中吸收受溶出速度限制的药物，如非那西丁（图 7－2）。③**不能用于水溶性、弱碱性、在胃中不稳定的药物**。

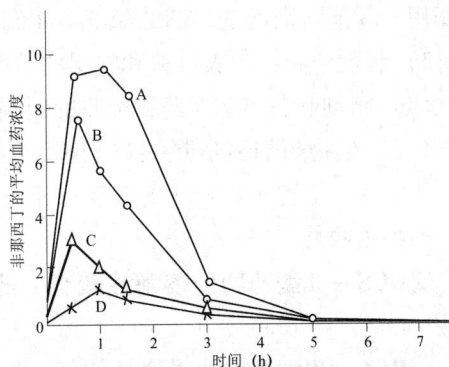

图 7－2　非那西丁颗粒粒径与血药浓度的关系

A. 细＜75mm＋0.1％吐温；B. 细＜75mm；

C. 中 150～180mm；D 粗＞750mm

④对胃有刺激性的药物（如非甾体抗炎药）不宜过细。

2）润湿性：需加表面活性剂促进润湿。

3）多晶型溶解度大小：无定型＞亚稳定＞稳定型。

4）溶剂化物溶解度：水合物＜无水物＜有机溶剂化物。

5）提高溶出速度的方法：纳米化、用表面活性剂、成盐或亲水前体、固体分散、环糊精包合、磷脂复合物等。如甲苯磺丁脲钠盐、灰黄霉素的固体分散体等溶解度↑。

（3）**药物在胃肠道中的稳定性**：受 pH、消化道细菌、酶的作用影响，有的药物不能口服，只能注射或采取其他方法。方法：注射、包衣、制成衍生物或前体药。如青霉素改造成氨苄西林后稳定性↑（可口服）。

2. 剂型与制剂因素对药物吸收的影响

①剂型对药物吸收的影响：**溶液剂＞混悬剂＞胶囊剂＞片剂 ＞包衣片**。

②如碾碎的**硝苯地平缓释片**，较大剂量突释，诱发休克。**不能嚼碎用**，失去缓控释作用。有刻痕的可掰开用（如微囊化的颗粒可掰开但不能碾碎）；少数骨架型（如曲马多缓释片）可用半粒。

3. 制剂处方对药物吸收的影响

（1）液体制剂中的药物和辅料影响

1）增黏剂：黏度↑，药物扩散速度↓，影响药物吸收。如混悬剂。

2）**络合物与络合作用**：被络合的药物有效浓度↓（可逆）。

3）**吸附剂**：吸附物解离趋势小，药物的生物利用度↓。

如蒙脱石散在胃肠道表面形成保护膜，令抗菌药物无法发挥作用。抗菌药物和蒙脱石散联用时，至少间隔 1 小时。

4）**表面活性剂**：①形成胶团增溶。②胶团使药物吸收速度↓。③改变通透性影响药物的吸收。

（2）**固体制剂中的药物和辅料的理化性质对吸收的影响**

1）药物颗粒大小：粒径↓，溶出速率和吸收↑。

2）辅料：①吸附性强的稀释剂，影响小剂量药物的疗效。②黏合剂延缓片剂崩解的作用。③崩解剂促进片剂的崩解。④润滑剂多疏水，影响片剂的崩解和溶出。

3）制剂包衣：包衣材料和衣层的厚度影响药物吸收。

（3）制剂制备工艺对药物吸收的影响：各个制备工艺都可能影响药物的吸收。

（三）生物药剂学分类系统（BCS）与制剂设计

①**BCS－Ⅰ型药物的溶解度和渗透性均较大**，只要处方中没有显著影响吸收的辅料，药物吸收好。

②**BCS－Ⅱ型药物的溶解度较低**，药物的溶出是吸收的限速过程→增溶→改善吸收。

③**BCS－Ⅲ型药物的渗透性较低**，生物膜是吸收屏障，药物的跨膜转运是药物吸收的限速过程→增加脂溶性、加渗透促进剂及合适的微粒给药系统→增加吸收。

④**BCS－Ⅳ型药物的溶解度和渗透性均较低**→靶向给药、前体药→改善溶解度和渗透性。

二、药物的非胃肠道吸收

(一) 注射给药

1. 给药部位与给药途径 除关节腔、局麻药外,其他注射途径都是全身作用。

(1) **静脉注射**:直接进入体循环,**生物利用度100%**。

(2) **肌内注射**:有吸收过程,药物经结缔组织扩散,再由毛细管和淋巴管进入血液循环。溶液、混悬液、乳剂,**2~5ml**(药物的油溶液、混悬液长效)。

(3) **皮下注射**:吸收比肌内注射慢,**长效**。如胰岛素、植入剂。

(4) **皮内注射**:药物注射到真皮中,<0.2ml,**吸收差;供诊断、皮试用**。

(5) **动脉内注射**:有**靶向**。用于抗肿瘤药。

2. 影响注射给药的因素 ①**生理因素**:注射**部位**血流丰富吸收快:三角肌>大腿外侧>臀部。按摩热敷有利于吸收。②药物的**理化性质**:大分子以淋巴系统吸收为主要途径;非水溶剂与组织液析出沉淀影响吸收。③药物**与蛋白质结合**显著影响药物的吸收。④**处方组成**(结晶、粒径、黏度)。⑤**剂型**。⑥各种注射剂中药物释放速率顺序:**水溶液>水混悬液>油溶液>O/W型乳剂>W/O型乳剂>油混悬液**。

(二) 吸入给药

1. 特点 肺部吸入,速效,无首关效应。

2. 影响因素

(1) 生理因素:纤毛运动、呼吸道直径、呼吸道黏膜上的酶、患者对药械的使用等。

(2) 理化性质:①药物的脂溶性影响药物的吸收。②分子量<1000对吸收速率影响不明显。③粒子大小影响药物的到达部位:粒径>10μm——气管中;2~10μm——支气管;2~3μm——肺泡。粒子太小容易呼出。吸湿性强,易被截留。

(3) 制剂因素:处方组成、吸入装置、粒子的大小和性质、喷出速度等。

(三) 鼻腔给药

1. 特点 鼻黏膜给药有局部也有全身作用,吸收快与静脉相当,无首关效应,方便,高渗透性有利于全身吸收。

2. 影响因素

(1) 生理因素:外界的温度、湿度有影响,纤毛、疾病降低药物吸收。

(2) 剂型因素:吸入制剂>其他剂型;溶液剂>其他液体;混悬剂微粒在2~50μm之间;黏性较大的剂型(凝胶、黏附性微球)鼻腔滞留时间长,可改善药物的吸收。

药物吸收符合pH分假说,但亲水性药物可通过鼻黏膜细胞间水性孔道吸收。

吸收促进剂表面活性剂或胆酸盐低浓度增加吸收,高浓度减少吸收。

(四) 口腔黏膜给药

1. 局部作用 液体、气雾剂、膜剂。

2. 全身作用 舌下片、黏附片、贴片等。

3. 影响因素 ①无首关效应。②舌下吸收快,如甾体、硝酸甘油;颊腔吸收慢,利于多肽、蛋白质吸收。③易受唾液影响,保留时间短。④常加吸收促进剂金属离子络合剂、脂肪酸、胆酸盐、表面活性剂。

如硝酸甘油片应舌下含化→唾液溶解扩散→口腔黏膜→毛细血管吸收→血液，2～5分钟生效；舌下片随唾液吞入消化道，经胃酸降解，被肝药酶作用后完全失去活性。舌下片如口腔含化不易达到舌下黏膜，吸收明显减少和减慢。

（五）直肠与阴道给药

1. 直肠的解剖与生理　直肠吸收面积小。以栓剂或灌肠剂用于局部或全身作用。

2. 影响直肠吸收的因素

（1）直肠吸收主要有**两条途径**：①通过直肠上静脉→门静脉→肝→全身（**有首关效应**）；②通过直肠中、下静脉和肛管静脉→绕过肝而直接进入血液循环（**无首关效应**）。故栓剂距肛门口**2cm处**给药生物利用度远高于4cm处。

（2）特点：①适用于无刺激性的药物；溶液型灌肠剂比栓剂吸收迅速且完全。②基质性质：脂溶性好、非解离型药物迅速吸收。③溶解度：水溶性药物在油脂性基质中，或脂溶性药物在水溶性基质中，有利于释放和吸收。④加入表面活性剂可促进药物的释放与吸收。

3. 阴道的解剖与生理　阴道pH 4～5，有利于防御病原微生物的繁殖。

4. 影响阴道黏膜吸收的因素

（1）水溶性药物受月经周期影响大，重现性差。

（2）阴道给药多为局部作用。凝胶给药能够延长药物滞留时间。

（六）眼部吸收（局部作用为主）

1. 吸收途径

（1）**角膜渗透**：药物→角膜→房水→前房→虹膜和睫状肌，发挥**局部作用**（大多数药物）。

（2）**结膜渗透**：药物→结膜→巩膜→眼球后部→体循环（**全身作用**；渗透性比角膜强）。

2. 影响眼部吸收的因素

（1）**角膜的通透性**：脂水分配系数适当。

（2）制剂角膜前**流失**：①在结膜囊中保留4～10分钟。②降低药物流失方法有**增加黏度，减少体积和应用软膏、膜剂等**。③混悬液粒度过大可引起眼部刺激、药物流失。眼膏的吸收慢于水溶液及水混悬液。

如眼用凝胶，可延长在角膜的滞留时间，提高生物利用度。但涂后不能立即用滴眼液，使泪液分泌，减少吸收，不能起到应有的疗效。眼膏剂在**晚上**使用，延长作用时间，提高生物利用度；白天用滴眼剂，效果更好。

（3）**药物的理化性质**：脂溶性药物易透过，亲水性及多肽、蛋白质分子量大的药物不易透过。

（4）**制剂的pH和渗透压**：①pH中性刺激性最小，吸收增加；②分子型药物增加角膜的渗透，故弱碱性药物pH应适当提高；③正常眼能耐受的渗透压为0.8%～1.2% NaCl（高渗——泪液分泌↑，药物流失；低渗——角膜膨胀、疼痛）。

（七）皮肤给药

大部分药物为**局部**作用，透过皮肤屏障吸收起**全身**作用。

1. 药物在皮肤内的转运

（1）**表皮途径**（通过角质层）：**大多数药物**的吸收途径。

（2）皮肤附属器（毛囊、皮脂腺、汗腺）途径：吸收快，但**不是主要途径**。

2. 影响因素

（1）生理因素：①年龄；②性别；③部位：阴囊 > 耳后 > 腋窝 > 透皮 > 手臂 > 腿部 > 胸部；④皮肤渗透性：水化作用，皮肤渗透性↑；⑤吸收小的药物可制成前体药经皮肤**酶代谢**发挥作用；⑥药物在皮肤内**蓄积作用**有利于皮肤治疗；⑦**皮肤状态**：破损、烫伤、病变、炎症等引起皮肤渗透性的改变。

　　如芬太尼为脂溶性中枢神经镇痛药，药物→经皮→血液循环→中枢神经→μ 受体结合→阻断疼痛信号的传导→镇痛作用，**并非哪痛贴哪**。应贴在血管丰富易吸收部位。顺序上臂外侧、内侧、腹部（肚脐禁贴）、前胸、后背、大腿外侧、内侧等。若有毛发须剪掉。**不得将贴剂剪开，每次贴于不同位置，减少皮肤反应。**

（2）**剂型因素**：脂水分配系数大、分子体积小、低熔点、分子型药物易透过剂型影响药物的释放性。剂型不同、处方不同，药物的透皮吸收速率不同。

第三节　药物的分布、代谢和排泄

（历年参考分值 2~3 分）

💡**要点提示**

①药物分布及影响因素；②药物代谢及影响因素；③药物排泄及影响因素。

一、药物分布

药物→给药部位→血液循环系统→体内各脏器组织。

药物的分布与化学结构、药物的**分布不仅与疗效有关**，还与组织的**蓄积和毒副作用等安全性有关**。

（一）影响分布的因素

1. 药物与组织的亲和力　未解离、脂溶性大，分子量小的药物易在组织蓄积（可逆），如硫喷妥与戊巴比妥相比，易透过血 - 脑屏障、麻醉快，超短效，结合后毒性下降；剂量大会饱和。

2. 体内循环与血管透过性　循环速度快，小分子的水溶性及脂溶性药物易通过。

3. 血浆蛋白结合　①可逆、动态平衡，**是药物在血浆中的一种贮存形式**。结合程度稍有改变，如从 99%→98%，游离药物增加了 100%，引起药效或毒性显著改变。

②药物与血浆蛋白结合**影响分布、代谢和排泄**。用结合率高的药物时，达饱和后剂量有细微改变就会使游离药物浓度↑，药理作用显著↑，对于毒副作用较强的药物，易发生用药安全性问题。**毒副作用较大的药物与血浆蛋白结合，其毒性↓。**

③药物与蛋白结合除了受药物的理化性质、剂量、药物与蛋白质的亲和力及药物

相互作用等因素影响外，还与动物种差、性别差异、年龄、生理和病理状态有关。

如阿司匹林和格列本脲两种蛋白结合率比较高的药物合用，阿司匹林的代谢产物水杨酸盐将与血浆蛋白结合的格列本脲置换出来，使游离的格列本脲浓度升高，从而引起低血糖。建议 2 型糖尿病合并冠心病患者口服格列本脲时，抗血小板治疗药物应选与该药无相互作用的氯吡格雷，或调整格列本脲剂量，避免低血糖。

4. **微粒给药系统** ①微粒静脉注射后可改变体内的分布。②粒径 > 7 μm——肺滞留；< 7 μm——肝和脾摄取。③与血浆蛋白作用影响其分布。④微粒的表面性质，如电荷会影响分布。⑤以聚乙二醇修饰有延长作用。⑥有靶向作用。方法有微粒表面**连接抗体**或利用热敏感或 **pH 敏感材料的物理化学方法的主动靶向**等。

（二）淋巴系统转运

无首关效应。脂肪、蛋白质大分子物质依赖淋巴系统。传染病、炎症、癌转移需淋巴转运。

（三）血 – 脑屏障

脂溶性高、pH 7.4 的弱碱、非解离型药物易通过血 – 脑屏障（氯丙嗪）。大多数水溶性及在 pH 7.4 能解离的抗生素不能进入脑内（但脑内感染例外）。

（四）胎盘屏障

非解离型、脂溶性大者易通过。大分子、水溶性药物难通过。妊娠 3 ~ 12 周对药物敏感，慎重用药；妊娠后期，绝大多数药物可通过胎盘。注意孕妇严重感染、中毒等病理状态时胎盘的透过性会有改变。

二、药物代谢

指药物被机体吸收后，**在体内酶及体液环境下发生化学结构上的转变过程**（也称生物转化）。

（一）药物代谢

1. **代谢部位**　**主要在肝脏**。在胃肠道、小肠黏膜、血浆等也可代谢。

2. **首关效应**　肝脏、肠黏膜代谢后，生物利用度降低的现象。**有首关效应的应改变给药途径。**

3. **代谢酶**　①微粒体代谢酶：多数药物经细胞色素 P450 代谢；可被底物诱导或抑制。②非微粒体代谢酶：少数脂溶性小、水溶性大的药物。

4. **代谢类型**　①Ⅰ相反应：药物被氧化、还原、水解或异构化；②Ⅱ相反应：代谢物与内源性葡萄糖醛酸、硫酸、甘氨酸等结合。增加药物极性，利于排泄。

（二）影响代谢的因素

1. **给药途径**　首关效应大的异丙肾上腺素不能口服，只能注射、气雾或舌下片给药。

2. **剂量**　药物的量超过酶的代谢能力即饱和。

3. **剂型**　颗粒剂 > 混悬剂 > 溶液剂。

4. **代谢反应的立体选择性**　含手性碳如华法林 R – 型竞争抑制 S – 型、普罗帕酮具有浓度依赖性（低浓度有立体选择性）。

5. 酶诱导增加代谢（如苯巴比妥和抗凝药双香豆素合用，加速双香豆素代谢，药效减弱）**或酶抑制**代谢减慢（如氯霉素抑制甲苯磺丁脲的代谢，引起低血糖）。

（1）常见的药物代谢酶诱导剂如下：

诱导剂	受影响的药物	诱导剂	受影响的药物
乙醇	**双香豆素类**	灰黄霉素	华法林
巴比妥类	氯丙嗪、皮质类固醇、**双香豆素**、多西环素、口服避孕药、苯妥英、巴比妥类	**苯妥英**	皮质类固醇、**双香豆素类**、口服避孕药、**甲苯磺丁脲**
利福平	**双香豆素、甲苯磺丁脲**、口服避孕药	**保泰松**	皮质类固醇、**双香豆素类**、氨基比林
氯醛比林	华法林	甲苯海拉明	氯丙嗪
格鲁米特	**双香豆素类**		

（2）常见的药物代谢酶抑制剂如下：

抑制剂	受影响的药物	抑制剂	受影响的药物
双香豆素类	苯妥英，甲苯磺丁脲	**西咪替丁**	环孢素
华法林	甲苯磺丁脲	**氯霉素**	巴比妥类、苯妥英、甲苯磺丁脲、双香豆素
磺胺苯吡唑	甲苯磺丁脲	地昔帕明	苯丙胺
甲苯磺丁脲	华法林	去氧甲睾酮	羟布宗
羟布宗	双香豆素	5-氨基水杨酸	异烟肼
别嘌醇	6-巯基嘌呤	单胺氧化酶抑制剂	酪胺、巴比妥类

6. 基因多态性　如异烟肼由于 N-乙酰基转移酶的差异造成慢乙酰化反应（疼痛、麻刺感、虚弱），快乙酰化反应则不会发生；巯嘌呤甲基转移酶缺陷患者，服用常规剂量巯嘌呤会产生生命危险的严重造血毒性。

7. 生理因素　性别、年龄、个体、疾病、时辰（肝药酶白天代谢慢，晚上代谢快）等。

（三）药物代谢在临床中的应用

1. 大多数药物**代谢酶均产生遗传多态性**，导致酶的活性↓，偶尔酶活性↑，改变对底物特异性识别。如氯吡格雷为前体药，在慢代谢型患者中代谢少，形成血栓风险增加；在快代谢患者中，出血风险增加。

2. 药物**联合疗法**：如黑点叶金丝桃 CYP3A4 的诱导剂。当与 CYP3A4 底物如环孢素、口服避孕药、抗惊厥药及羟甲基戊二酰辅酶 A 还原酶抑制剂等合用时，会因血药浓度低而失去疗效。如利福平对 CYP3A4 的诱导作用大。而硝苯地平、尼群地平等通过 CYP3A4 酶代谢，使降压效果↓。

3. 肝功能不全时，药物的清除率会改变，半衰期也会改变。如甲苯磺丁脲在急性病毒性肝炎患者的清除率增加、半衰期缩短，而在肝硬化患者中清除率和半衰期均不变。

三、药物排泄

药物排泄是指体内原型药物或其代谢物排出体外的过程。

药物排泄的部位：主要在肾，其次是胆汁、消化道、呼吸系统、汗腺、唾液、乳汁等也有代谢。

（一）肾排泄机制

1. 肾脏排泄机制

（1）肾小球滤过：游离药物膜孔滤过。

（2）**肾小管分泌：主动转运，存在竞争抑制。血浆蛋白结合率不影响分泌的速度。**

（3）**肾小管重吸收：**有主动重吸收和被动重吸收（为主）。重吸收与药物的**脂溶性、pK_a、尿的 pH 和尿量有关。酸酸促吸收，排泄慢；酸碱促排泄。**药物中毒时，采用增加尿量，改变尿液 pH，促排泄。

2. 影响肾脏排泄的因素

（1）**药物的脂溶性、pK_a、pH 影响重吸收。**

（2）血浆蛋白结合率影响滤过，**尿量、疾病、合并用药影响排泄。**

3. 肾清除率　在一定时间内肾脏能使多少容积血浆中药物被清除的能力。正常值为 120ml/min，<120ml/min 表示有肾小球滤过和重吸收过程，>120ml/min 表示有肾小球分泌作用参与。

（二）药物的胆汁排泄

肠－肝循环：在胆汁排泄的药物或代谢物在小肠转运期间重新吸收的现象。在血药浓度－时间曲线上**有吸收双峰。**如己烯雌酚、卡马西平、氯霉素、吲哚美辛、螺内酯等。

（三）其他途径

乳汁、唾液、汗液（磺胺、盐、乳酸及氮）、肺（吸入麻醉剂）。

第四节　药代动力学模型及应用

（历年参考分值 3~4 分）

💡**要点提示**

①单室及双室模型的结构与特征；②单室模型静脉注射、单室模型静脉滴注、单室模型血管处给药、双室模型、多剂量给药；③非线性药动学产生原因及临床影响、米氏方程、参数及特点、非线性药动学的特点与识别；④统计矩分析基本原理与特点、零阶矩、一阶矩、平均滞留时间的临床意义、统计矩估算药动学参数。

一、房室模型

（一）单室及双室模型结构及特征

用以说明药物在体内吸收、分布、代谢、排泄过程特征的模型，称为房室模型。

1. 单室模型　当药物进入体循环迅速分布到全身各处，并**很快在血液与各组织脏**

器之间达到动态平衡，并通过排泄或代谢进行消除。

2. 双室模型 有药物分布速率大的中央室（心、肝、肾、肺、内分泌腺及细胞外液）与分布较慢的周边室（肌肉、皮肤、脂肪组织）。药物进入体循环后很快分布中央室并迅速达到平衡，同时和周边室之间进行可逆转运。

（二）单室模型静脉注射

1. 血药浓度与时间（$C-t$）的关系

（1）体内药量随时间变化的指数函数表达式：$X = X_0 e^{-kt}$。

（2）体内血药浓度随时间变化的指数函数表达式：$C = C_0 e^{-kt}$，药－时曲线如图7－3所示。

（3）体内血药浓度随时间变化的对数函数表达式：$\lg C = -\dfrac{k}{2.303}t + \lg C_0$。药－时曲线如图7－4所示。

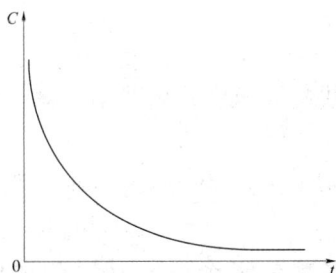

图7－3 单室模型静脉注射给药血药浓度－时间曲线

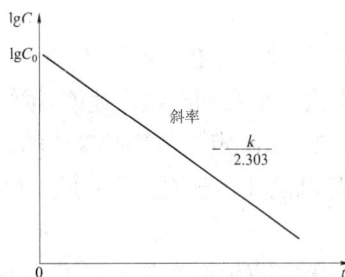

图7－4 单室模型静脉注射给药血药浓度对时间的半对数图

2. 消除速率常数 k 与初始血药浓度 C_0 的求算 由斜率和截距求出 k、C_0。

3. 其他药动学参数的求算

（1）半衰期（$t_{1/2}$）：$t_{1/2} = \dfrac{0.693}{k}$。

（2）表观分布容积（V）：$V = \dfrac{X_0}{C_0}$。

（3）血药浓度－时间曲线下面积（AUC）：$\text{AUC} = \dfrac{C_0}{k}$；或 $\text{AUC} = \dfrac{X_0}{kV}$。

（4）清除率（Cl）：$Cl = KV$ 或 $Cl = \dfrac{X_0}{\text{AUC}}$。

（三）单室模型静脉滴注

1. 血药浓度与时间（$C-t$）关系 $C = \dfrac{k_0}{kV}(1 - e^{-kt})$

C 在滴注期间随着滴注速度 k_0 的增大而增大。滴注 T 时间后（$t > T$）停止滴注，如图7－5所示。

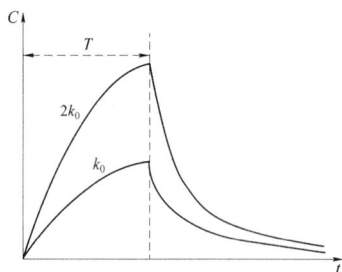

图 7 - 5　滴注时间为 T 的静脉滴注
血药浓度时间曲线

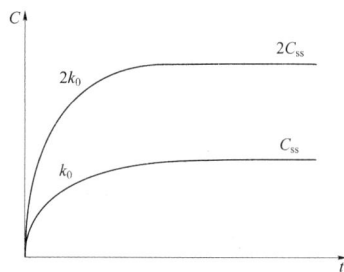

图 7 - 6　一室模型静脉滴注 C_{ss} 与 K_0 的关系

2. 稳态血药浓度与达稳分数　$C_{ss} = \dfrac{k_0}{kV}$

C_{ss} 与 k_0 成正比。如图 7 - 6 所示。**达稳态血药浓度时，药物消除速度等于药物的滴注速度 k_0。**

达稳（坪）分数（f_{ss}）：$f_{ss} = 1 - e^{-kt}$。

k 越大，半衰期越短，达 C_{ss} 越快。故达稳态的快慢（速度）由药物消除速率常数 k 或半衰期 $t_{1/2}$ 决定，与静脉滴注的速度 k_0 无关。

当静脉滴注达到 C_{ss} 某一分数（f_{ss}）所需的时间以 $t_{1/2}$ 的个数 n 来表示时，则：

$$n = -3.32\lg(1 - f_{ss})$$

如达到 C_{ss} 的 90% 需 3.32 个 $t_{1/2}$，达到 C_{ss} 的 99% 需 6.64 个 $t_{1/2}$，达到 C_{ss} 的 95% 需 4～5 个半衰期。静脉滴注半衰期的个数与达坪浓度的关系如下表所示。

达坪浓度（C_{ss}%）	50.00	75.00	87.50	**90.00**	93.75	96.88	98.44	**99.00**	99.22	99.61
半衰期个数（n）	1	2	3	**3.32**	4	5	6	**6.64**	7	8

（四）负荷剂量

为能迅速达到或接近 C_{ss}，**在静脉滴注开始时静脉注射一个负荷剂量（首剂量），**同时联合静脉滴注来维持 C_{ss}。**负荷剂量可由 $X_0^* = C_{ss}V$ 求得。**

【例】已知某单室模型药物的半衰期为 1.9 小时，表观分布容积为 100L，如以每小时 150mg 的速度静脉滴注，其稳态血药浓度为多少？为了快速达到稳态发挥药效，在静脉滴注同时，一开始需要静脉注射的负荷剂量是多少？

解：由药物 $t_{1/2}$，可得药物的消除速率常数：$k = 0.693/1.9 = 0.365 \mathrm{h}^{-1}$

$$C_{ss} = \frac{k_0}{kV} = \frac{150}{0.365 \cdot 100} = 4.11\mathrm{mg/L}；X_0^* = C_{ss} \cdot V = 4.11\mathrm{mg/L} \cdot 100\mathrm{L} = 411\mathrm{mg}$$

（五）单室模型血管外给药

1. 血药浓度与时间（$C - t$）关系

①体内药量 X 随时间变化的公式：$X = \dfrac{k_a F X_0}{k_a - k}(e^{-kt} - e^{-k_a t})$。（双指数关系）

②血药浓度与时间的定量关系：$C = \dfrac{k_a F X_0}{V(k_a - k)}(e^{-kt} - e^{-k_a t})$；$A = \dfrac{F k_a X_0}{(k_a - k)V}$；

$$\lg C = -\frac{kt}{2.303} + \lg A。$$

单室模型血管外给药的药 – 时曲线如图 7 – 7 所示。

2. 药动学参数的计算

（1）消除速率常数、吸收速率常数和吸收半衰期：用残数法计算吸收速率常数 k_a，k_a 越大，吸收越快。如图 7 – 8 所示。

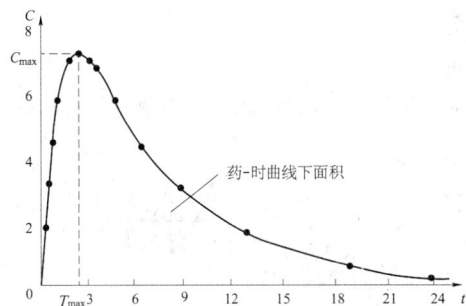

图 7 – 7　一室模型血管外给药的
血药浓度 – 时间曲线

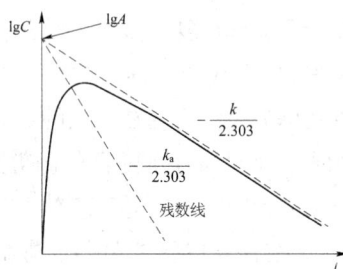

图 7 – 8　单室模型血管外给药 $\lg C$ – t 图

（2）表观分布容积和清除率：$V = \dfrac{Fk_a X_0}{(k_a - k)A}$；$Cl = kV$。

（3）峰浓度、达峰时间与曲线下面积的计算：

$$T_{\max} = \frac{2.303}{k_a - k}\lg\frac{k_a}{k}；\quad C_{\max} = \frac{FX_0}{V}e^{-kT_{\max}}；\quad AUC = \frac{FX_0}{kV}$$

血管外给药的 $T_{\max}$ 由 k_a 和 k 共同决定，与给药剂量大小无关。而 $C_{\max}$ 与 X_0 成正比，同时也受 k_a 和 k 的影响（$T_{\max}$ 中包含 k_a）。

【例】某单室模型药物口服给药 1000mg，已知 $F = 0.698$，其血药浓度和时间的定量关系表示为：$C = 82$（$e^{-0.0957t} - e^{-0.788t}$）（$t$ 的单位是小时），问该药物的吸收速率常数和消除速率常数分别为多少？计算 $t_{1/2}$，$t_{1/2(a)}$。

解：根据方程→$k_a = 0.788h^{-1}$；$k = 0.0957h^{-1}$→$t_{1/2} = \dfrac{0.693}{k} = \dfrac{0.693}{0.0957} = 7.24h$；

$t_{1/2(a)} = \dfrac{0.693}{k_a} = \dfrac{0.693}{0.788} = 0.88h$。

（六）双室模型

1. 静脉注射血药浓度与时间（C – t）的关系　双室模型药物静脉注射→中央室（分布平衡）←→周边室可逆转运（分布），药物从中央室消除。

双室模型药物 C – t 的关系为：$C = Ae^{-\alpha t} + Be^{-\beta t}$。式中，$\alpha$ 称为分布速率常数或快配置速率常数，β 称为消除速率常数或慢配置速率常数。

$\lg C - t$ 曲线图 7 – 9 所示，$\alpha > \beta$，表现为较明显的"下凹"特征。

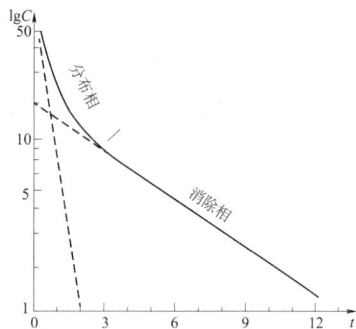

图 7 – 9　双室模型静脉注射 $\lg C - t$ 曲线

2. 血管外给药血药浓度与时间（$C - t$）关系

双室模型血管外给药的药物浓度与时间关系：

$$C = Ne^{-k_a t} + Le^{-\alpha t} + Me^{-\beta t}$$

（七）多剂量给药

1. 多剂量给药血药浓度与时间（$C - t$）关系

多剂量给药又称重复（多次）给药。如果连续两次给药的间隔 >7 个半衰期，则在下次给药前体内药物已经消除完全，药物在体内的经时过程与单剂量给药相同。如间隔时间短或半衰期长，体内药量会逐渐蓄积，一定时间后达到稳态。

（1）单室模型静脉注射多剂量给药

$$C_n = \frac{X_0}{V}\left(\frac{1 - e^{-nk\tau}}{1 - e^{-k\tau}}\right)e^{-kt}$$

简写成：$C_n = C_0 \cdot r \cdot e^{-kt}$

静脉注射多剂量给药的药 – 时曲线如图 7 – 10 所示。

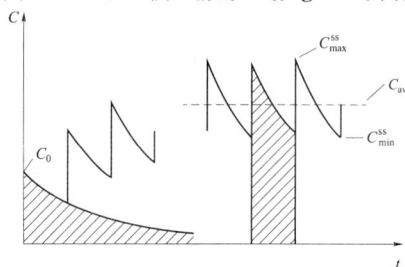

图 7 – 10　单室模型重复静脉注射给药的
血药浓度 – 时间曲线

（2）单室模型血管外多剂量给药

$$C_n = A\ (re^{-kt} - r_a e^{-k_a t})；即：C_n = \frac{k_a F X_0}{V(k_a - k)}\left(\frac{1 - e^{-nk\tau}}{1 - e^{-k\tau}}e^{-kt} - \frac{1 - e^{-nk_a\tau}}{1 - e^{-k_a\tau}}e^{-k_a t}\right)。$$

与静脉注射多剂量给药不同的是公式中 k、k_a 以及 F。

多次口服给药后经历一个给药间隔 τ 时的药物浓度最低。

血管外多剂量给药的药 – 时曲线如图 7 – 11 所示。

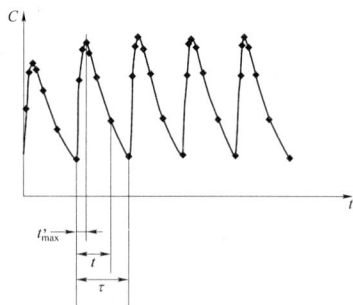

图 7 – 11　多次口服给药的
血药 – 浓度时间曲线

2. 多剂量给药稳态血药浓度

多次给药次数足够时，C_{max} 和 C_{min} 不再变化达稳态，药物浓度为稳态血药浓度或坪浓度。与单次静滴稳态浓度不同的是随时间在 C_{max}^{ss} 和 C_{min}^{ss} 之间周期性变化。当一个时间间隔中，$t = 0$ 时，静脉注射的 C_{ss} 达到最大，$C_{max}^{ss} = \dfrac{X_0}{V} \cdot \dfrac{1}{1 - e^{-kt}}$；$t = \tau$ 时，稳态时浓度为最小稳态血药浓度，$C_{min}^{ss} = \dfrac{X_0}{V} \cdot \left(\dfrac{1}{1 - e^{-kt}}\right)e^{-k\tau}$。

无论何种给药方式，**对临床上治疗窗较窄的药物**，需同时考虑其最小有效浓度（MEC）和最小中毒浓度（MTC），**将 MEC 和 MTC 分别设定为药物的** C_{min}^{ss} **和** C_{max}^{ss}，设计安全有效的给药方案。

3. 平均稳态血药浓度 重复给药达稳态后，在一个给药间隔内，药－时曲线下面积除以给药间隔 τ 的商值，用"C_{av}或$\overline{C_{ss}}$"表示。

单室模型药物静脉注射多次给药达稳态时，其平均稳态血药浓度为：$C_{av} = \dfrac{X_0}{kV\tau}$。

血管外多次给药时的平均稳态血药浓度为：$C_{av} = \dfrac{FX_0}{kV\tau}$。

通过调整剂量及间隔来获得需要的平均稳态血药浓度，据此设计给药方案。

说明：①C_{av}既不是 C_{max}^{ss} 和 C_{min}^{ss} 的算术平均值，也不是几何平均值。C_{av} 乘以 τ 等于体内药物达稳态时、一个给药间隔时间 $0 \rightarrow \tau$ 内的血药浓度－时间曲线下面积；②C_{av} 仅代表 C_{max}^{ss} 和 C_{min}^{ss} 之间的某一血药浓度值；③C_{av} 具有局限性，不能说明血药水平的波动情况，不能给出 C_{max}^{ss} 和 C_{min}^{ss} 各自相对大小的信息。

4. 多剂量给药的波动度 药物多次给药达到稳态后，其血药浓度波动程度用**波动度（DF）表示**。波动度指稳态时峰浓度 C_{max}^{ss} 与谷浓度 C_{min}^{ss} 之差对平均稳态血药浓度的百分比，即：$DF = \dfrac{C_{max}^{ss} - C_{min}^{ss}}{C_{av}}$ 或 $DF = k\tau \times 100\%$。

DF 随着给药间隔的增大而增大。总剂量相同，给药间隔和剂量改变，可以达到相同 C_{av}，但不同方式的波动程度显著不同。**间隔越大，次数越少，剂量越大，药－时曲线波动也越大；反之亦然。** 如图 7－12 所示。

开发缓释制剂的重要目的之一是减小体内药物浓度的波动程度。

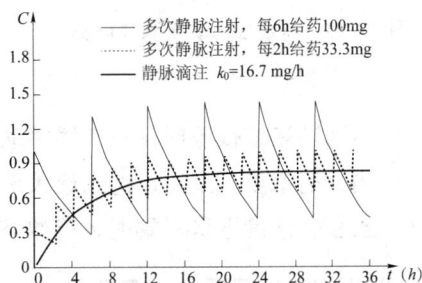

图 7－12 达到相同平均静态血药浓度不同治药方案下药－时曲线的波动程度

5. 多剂量给药体内药量的蓄积 蓄积程度用蓄积系数又称蓄积因子或积累系数（R）表示。为稳态最小血药浓度（C_{min}^{ss}）与第一次给药后的最小血药浓度（$(C_1)_{min}$）的比值：

$$R = \frac{C_{min}^{ss}}{(C_1)_{min}} \quad \text{或} \quad R = \frac{1}{1 - e^{-k\tau}}$$

药物在体内蓄积程度与消除速率常数 k（生物半衰期 $t_{1/2}$）和给药间隔 τ 有关。

如 $\tau = t_{1/2}$，则 $R = 2$，即稳态时体内药量为单剂量给药的二倍，如 $\tau = 0.5t_{1/2}$，则 $R = 3.4$，如 $\tau = 2t_{1/2}$，则 $R = 1.33$。对同一药物，给药间隔越小，其蓄积程度越大；在相同的给药间隔下，半衰期较大的药物更容易产生蓄积。

二、非线性药动学

（一）非线性药动学产生的原因及临床影响

当药物代谢酶或转运蛋白参与代谢、吸收等体内过程时，在高浓度时酶或转运蛋白可能被饱和，使这些过程的速度与药物浓度不成正比，称为非线性动力学。

图 7 – 13 显示了非线性药动学药物静脉注射后药 – 时曲线。曲线 A 为低剂量给药后呈线性动力学消除的药 – 时曲线；曲线 B 为高剂量给药后呈非线性动力学特征的药 – 时曲线（**有明显的"上凸"现象**）。

（二）米氏方程、参数及特点

非线性药动学过程常用米氏方程来表征。**其方程式为：**$-\dfrac{\mathrm{d}C}{\mathrm{d}t} = \dfrac{V_{\mathrm{m}} \cdot C}{K_{\mathrm{m}} + C}$。

图 7 – 14 显示非线性动力学消除速率与浓度之间的关系。

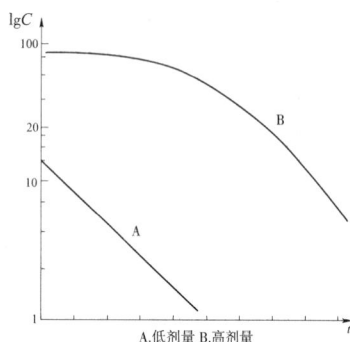

图 7 – 13 非线性药动学药物静脉注射后 **log**C – t 曲线

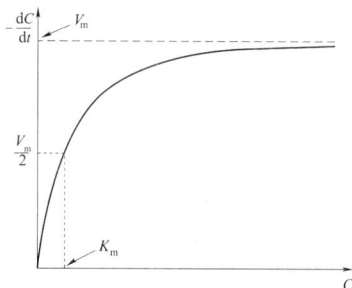

图 7 – 14 非线性药动学消除速率与浓度之间关系

（1）当血药浓度很低时，具有线性动力学特征。

（2）当血药浓度很高时，达到最大消除速度 V_{m}，为零级动力学。

（3）当药物浓度不是极端时，药物浓度下降的速度用完整的米氏方程来表示，此时 $-\dfrac{\mathrm{d}C}{\mathrm{d}t}$ 与 C 的关系表现为一条曲线。

（三）非线性药动学的特点与识别

1. 线性及非线性药动学的特点

项目	遵循线性动力学特征的药物	遵循非线性动力学特征的药物
消除动力学特征	一级动力学特征	**不呈现一级**动力学特征
当剂量增加时，药物的 k、$t_{1/2}$ 和 Cl	不变	$k\downarrow$、$t_{1/2}\uparrow$、$Cl\downarrow$
AUC 和平均稳态血药浓度与剂量	成正比	不成正比
剂量改变时，原药与代谢产物的组成比例	不变	变
其他竞争酶或载体系统的药物，影响其动力学过程	无	有

2. 非线性药动学的识别 分别静脉注射高、中、低三个剂量药物，得到各剂量下的 C – t 数据，可按如下方法识别：

①lg$C$ – t 曲线呈明显的**上凸形状**时，可视为**非线性**药动学。

②不同剂量的 $\lg C - t$ 曲线相互**平行**，为**线性**动力学，反之为非线性动力学。

③单位剂量下的 $C - t$ 作图，所得曲线如明显**不重叠**，则可能存在**非线性**过程。

④AUC 分别除以相应的剂量，如果所得**比值明显不同**，则可能存在**非线性**过程。

⑤若每个剂量下动力学参数（$t_{1/2}$、k、Cl 等）明显随剂量大小而**改变**，则可能存在**非线性**过程。

三、统计矩分析在药动学中的应用

（一）统计矩分析的基本原理与特点

统计矩原理为**概率统计**。适用于任何房室模型，故为**非房室分析（NCA）**。用梯形法计算。

（二）零阶矩、一阶矩、平均滞留时间及临床意义

1. 零阶矩 $C - t$ 曲线下面积（$t_{0 \rightarrow \infty}$）定义为药 – 时曲线的零阶矩。用于计算生物利用度。

$$AUC = \int_0^\infty C \mathrm{d}t$$

时间 $0 \rightarrow t^*$ 的面积由梯形法求得。见图 7 – 15。

2. 一阶矩 一阶矩为**时间与血药浓度的乘积 – 时间曲线下的面积**，即以 $t \cdot C$ 对 t 作图所得的曲线下面积。

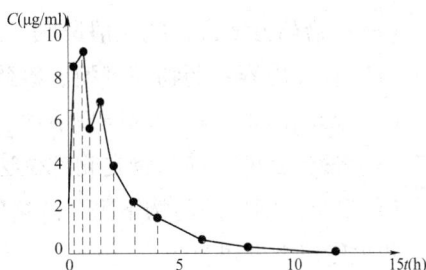

图 7 – 15 梯形法表示药 – 时曲线下面积

$$AUMC = \int_0^\infty tC \mathrm{d}t$$

3. 平均滞留时间 平均滞留时间是指**所有药物分子在体内滞留的平均时间**。即单次给药后所有药物分子在体内滞留时间的平均值。即：$MRT = \dfrac{AUMC}{AUC}$。

在线性药代动力学中：零阶矩 AUC 和给药剂量成正比，反映药物进入体内的量的函数；**一阶矩 AUMC 与零阶矩 AUC 的比值得到 MRT**，代表药物在体内的平均滞留时间（是反映速度的函数）。如 **MRT 越长，药物被机体消除得越慢**（不受房室模型参数的影响），较房室模型优越。

（三）统计矩分析估算药动学参数

1. 消除速率常数或半衰期 静脉注射后的 MRT 代表给药后机体消除体内药量的 63.2%（而不是 50%）所需时间：$MRT_{iv} = t_{0.632}$；$t_{1/2} = 0.693 \, MRT_{iv}$。

2. 吸收速率常数 制剂的平均滞留时间与给药途径有关，非静脉给药的 MRT 值总是大于静脉注射时的 MRT_{iv}。

固体制剂药物在体内的平均滞留时间（MRT_{ni}）为：$MRT_{ni} = MAT_{ni} + MRT_{iv}$。

口服制剂的平均吸收时间为：$MAT_{ni} = \dfrac{AUMC}{AUC} - \dfrac{1}{k} = \dfrac{1}{k_a}$。

3. 清除率 即静脉注射时给药剂量与相等剂量下 AUC 的比值。$Cl = \dfrac{(X_0)_{iv}}{(AUC)_{iv}}$

4. 稳态表观分布容积　静脉注射稳态表观分布容积（V_{ss}）。$V_{ss} = Cl \cdot \mathrm{MRT}_{iv}$。

第五节　给药方案设计与个体化给药

（历年参考分值 1~2 分）

要点提示

①给药方案设计的一般原则、给药方案的设计；②血药浓度与给药方案个体化、肾功能减退患者的给药方案设计；③治疗药物监测的目的和临床意义、治疗药物监测的适用范围。

一、给药方案设计

（一）给药方案设计的一般原则

（1）设计内容：药物与剂型、给药剂量、给药间隔和疗程等。

（2）影响因素：药物的药理活性、药动学特性和患者的个体因素等。

（3）**设计目的：使药物在靶部位达到安全、有效。**

1）安全范围广的药物不需要严格的给药方案（如青霉素、头孢菌素维持在最低有效血药浓度以上即可）。

2）**需要个体化给药方案的有：①治疗指数小的药物**，要求血药浓度的波动范围在最小中毒浓度与最小有效浓度之间；②**非线性动力学特征**的药物；③**个体差异大**的药物。

（4）**给药方案设计和调整**，常需要进行血药浓度监测（血药浓度与临床疗效相关时才有意义）。

（二）给药方案的设计

1. 根据半衰期制定给药方案　当 $\tau > t_{1/2}$ 时，血药浓度波动较大；当 $\tau < t_{1/2}$ 时，药物在体内可能会有较大蓄积；当 $\tau = t_{1/2}$ 时，**负荷剂量** $X_0^* = 2X_0$

根据半衰期制定给药方案较简单，但该法不适合半衰期过短或过长的药物。

2. 根据平均稳态血药浓度制定给药方案

$$C_{av} = \frac{FX_0}{kV\tau} \quad \rightarrow \quad \tau = \frac{FX_0}{C_{av}kV}; \quad X_0 = \frac{C_{av}kV\tau}{F}$$

【例】已知普鲁卡因酰胺胶囊剂的 F 为 0.85，$t_{1/2}$ 为 3.5h，V 为 2.0L/kg。

体重为 70kg 患者，口服剂量 500mg，要维持 C_{av} 为 4μg/ml，求给药间隔 τ 和负荷剂量 X_0^*。

$$解：\tau = \frac{FX_0}{kVC_{av}} = \frac{0.85 \times 500}{\dfrac{0.693}{3.5} \times 2 \times 70 \times 4} = 3.83(\mathrm{h}) \approx 4(\mathrm{h})$$

因为 $\tau = 4 \approx t_{1/2}$，所以 $X_0^* = 2X_0 = 2 \times 500 = 1000(\mathrm{mg})$。

只要保持给药速度 X_0/τ 的比值不变，则平均稳态血药浓度不变。给药间隔越长，稳态血药浓度的波动越大，对于治疗窗较窄的药物不利。一般药物给药间隔为 1~2 个半衰期。**治疗窗非常窄的药物，须以小剂量多次给药或静脉滴注方式给药。**

3. 根据稳态血药浓度范围制定给药方案

对于治疗窗很窄的药物，将将血药浓度控制在最小有效浓度（MEC 即 $C_{\min}^{\mathrm{ss}}$）与最小中毒浓度（MTC 即 $C_{\max}^{\mathrm{ss}}$）之间。

4. 根据最小稳态血药浓度制定给药方案 安全性好的药物给药方案可根据其最小稳态血药浓度设计，设定 MEC 为 $C_{\min}^{\mathrm{ss}}$。**一室模型静脉注射多次给药：**

$$C_{\min}^{\mathrm{ss}} = \frac{X_0}{V}\left(\frac{1}{1 - \mathrm{e}^{-k\tau}}\right)\mathrm{e}^{-k\tau}$$

二、个体化给药

（一）血药浓度与给药方案个体化

1. 治疗指数窄、个体差异非常大及非线性动力学特征的药物，均需给药方案个体化。

2. 个体化的步骤 选适合的药物及给药途径→拟订初始给药方案→观察临床效果→测血药浓度→药动学参数→修改→调整后给药方案。根据情况，可反复调整给药方案。

3. 常用的给药方案个体化方法 比例法、一点法和重复一点法等。

（二）肾功能减退患者的给药方案设计

肌酐清除率是判断肾小球滤过功能的指标。肾功能正常的成年男性肌酐清除率为 $100 \sim 120\mathrm{ml/min}$。肌酐清除率小于该数值，即为肾功能减退。$Cl_{\mathrm{r}} = \alpha \cdot Cl_{\mathrm{cr}}$。

药物的总清除率（Cl）是肾清除率（Cl_{r}）和非肾清除率（Cl_{nr}）之和，即：

$$Cl = Cl_{\mathrm{r}} + Cl_{\mathrm{nr}}。$$

若给药间隔相同，则肾功能减退患者的给药剂量（$X_{0(\mathrm{d})}$）应为：

$$X_{0(\mathrm{d})} = \frac{k_{(\mathrm{d})}}{k} \cdot X_0$$

若给药剂量不变，则肾功能减退患者的给药间隔（$\tau_{(\mathrm{d})}$）为：

$$\tau_{(\mathrm{d})} = \frac{k}{k_{(\mathrm{d})}} \cdot \tau$$

【例】某药物在体内没有代谢，只有肾排泄的消除途径，肾功能正常时的肌酐清除率分别是 $120\mathrm{ml/min}$，某患者的 Cl_{cr} 是 $40\mathrm{ml/min}$，临床的常规剂量是每天 $60\mathrm{mg}$，请问该患者每天给药剂量应是多少？

解：该药的 $k_{\mathrm{b}} = 0$，因此 $X_{0(\mathrm{d})} = \frac{k_{(\mathrm{d})}}{k} \cdot X_0 = \frac{a \cdot 40}{a \cdot 120} \cdot 60 = 20\mathrm{mg/d}$

三、治疗药物监测（TDM）

（一）治疗药物监测的目的和临床意义

目的：①指导合理用药。②确定合并用药的原则。③诊断药物过量中毒。④鉴定医疗事故，评价患者依从性。

（二）治疗药物监测的适用范围

在血药浓度-效应关系已经确立的前提下，**下列情况需进行血药浓度监测：**

（1）**个体差异很大**的药物，如三环类抗抑郁药。

（2）**具非线性**动力学特征的药物，如苯妥英钠。

（3）**治疗指数小**、毒性反应强的药物，如强心苷类药、茶碱、锂盐、普鲁卡因胺等。

（4）**毒性反应不易识别**、用量不当或不足的临床反应难以识别的药物，如用地高辛。

（5）**特殊人群**（心、肝、肾、胃疾病者，婴幼儿、老年人、肾功不全的患者）应用氨基糖苷类抗生素。

（6）**常规剂量下没有疗效或出现毒性反应的药物**。

（7）**合并用药出现异常反应**，需要通过监测血药浓度对剂量进行调整。

（8）**体内蓄积而发生毒性反应**；有的血药浓度随时间降低而导致无效。

（9）用于诊断和处理药物过量或中毒。

测定方法：高效液相色谱法（HPLC）、气相色谱法（GC）、液－质联用法（LC－MS）、放射免疫法（RIA）、荧光偏振免疫法（FPLA）、酶联免疫法（ELISA）等。

第六节　生物利用度与生物等效性

（历年参考分值 3～4 分）

💡**要点提示**

①生物利用度计算及临床意义、生物利用度研究的研究方法和影响因素；②生物等效性及研究方法、基本要求、常见剂型的生物等效性研究、生物等效性研究一般试验设计和数据处理原则、生物等效性判断标准。

一、生物利用度

（一）生物利用度计算及临床意义

1. 含义　生物利用度（**BA**）是指药物被吸收进入血液循环的速度与程度。

吸收速度即药物进入血液循环的快慢，用 T_{max} 表示。T_{max} 小，吸收快。

吸收程度即药物进入血液循环的多少，用 AUC 表示，与药物吸收总量成正比。

图 7－16 中 A、B、C 三种制剂具有相同的 AUC，但制剂 A 吸收快，达峰时间短，会出现中毒反应。制剂 B 达峰比 A 稍慢，血药浓度有较长时间落在最小中毒浓度与最小有效浓度之间，故可得到较好的疗效。制剂 C 的血药浓度一直在最小有效浓度以下，在临床上可能无效。

制剂的生物利用度用 C_{max}、T_{max} 和 AUC 三个主要参数评价。

2. 分类　生物利用度分**绝对生物利用度**（**F**）与**相对生物利用度**（F_r）。**绝对生物利用度**是以**静脉制剂为参比制剂获得**的药物进入血液循环的相对量，用于原料药和新剂型的研究；**相对生物利用度是以其他非静脉途径给药的制剂为参比制剂获得进入血液循环**

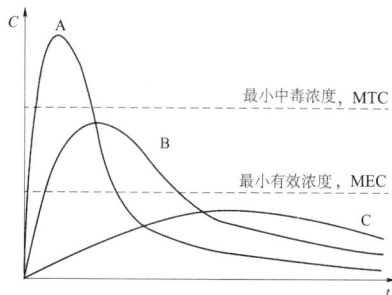

图 7－16　三种制剂的血药浓度－时间曲线的比较

的相对量，用于剂型之间或同种剂型不同制剂之间的比较。

（1）绝对生物利用度：$F = \dfrac{AUC_{(po)}/Dose_{(po)}}{AUC_{(iv)}/Dose_{(iv)}} \times 100\%$。

（2）相对生物利用度：$F_r = \dfrac{AUC_{(T)}/Dose_{(T)}}{AUC_{(R)}/Dose_{(R)}} \times 100\%$。

（二）生物利用度的研究方法及影响因素

1. 研究方法　血药浓度法、尿药数据法和药理效应法等。

优先顺序：药动学、药效学、临床研究和体外研究。

2. 影响生物利用度的因素：见药物胃肠道吸收的影响因素。

二、生物等效性

（一）生物等效性及研究方法

生物等效性（**BE**）是指在相似的试验条件下单次或多次给予相同剂量的试验药物后，受试制剂中药物的吸收速度和吸收程度与参比制剂的差异在可接受范围内，主要药动学参数无统计学差异。

用 C_{max}、T_{max} 和 AUC 评价。

（二）生物等效性研究的基本要求

1. 研究总体设计

（1）一般药物：选用两制剂、单次给药、**交叉试验设计**。每位受试者随机接受受试制剂和参比制剂。

（2）半衰期长的药物：选择两制剂、单次给药、**平行试验设计**。严格的受试者入选条件，确保组间的基线水平均衡，以得到更好的组间可比性。

（3）重复试验设计：备选方案，适用于部分高变异药物（个体内变异≥30%），是入选较少数量的受试者进行试验。

2. 受试者选择　①>18周岁（含）；②涵盖一般人群；③拟用于两种性别的人群，应有适当的比例；④拟用于老年人群，多选 >60 岁受试者；⑤例数足够统计学效力。

3. 参比制剂的选择　仿制药生物等效性试验应**尽可能选择原研产品**作为参比制剂。

4. 单次给药研究　推荐单次给药（敏感，易发现制剂释药行为的差异）。

5. 稳态研究　选正在进行药物治疗，且不可间断患者时，可在多次给药达稳态后进行生物等效性研究。

6. 餐后生物等效性研究　一般进行空腹和餐后生物等效性研究。空腹服药可能有严重安全性风险，则仅需餐后生物等效性研究。

7. 生物样品分析　在选择性、灵敏度、精密度、准确度、重现性等符合要求。

8. 用于评价生物等效性的药动学参数

（1）吸收速度：采用实测 C_{max} 评价。达峰时间 T_{max} 也是评价吸收速度的重要参数。

（2）吸收程度/总暴露量

1）单次给药：用 $AUC_{0 \to t}$ 或 $AUC_{0 \to \infty}$ 两个参数评价吸收程度。

2）多次给药研究：用达稳态后给药间隔期（τ）内的 $C - t$ 曲线下面积 $AUC_{0 \to \tau}$ 评价吸收程度。

（3）部分暴露量：采集足够数目的可定量生物样品，以便充分估计部分暴露量。

（三）常见剂型的生物等效性研究

（1）口服溶液剂：如果不含显著影响药物吸收或生物利用度的辅料，可豁免生物等效性试验。

（2）常释制剂（常释片剂、胶囊剂）：申报的最高规格进行单次给药的空腹及餐后生物等效性研究。

（3）口服混悬剂：需进行生物等效性研究。技术要求与口服固体制剂相同。

（4）调释制剂（迟释和缓释）：用申报的最高规格进行单次给药的空腹及餐后生物等效性研究。

（5）咀嚼片：如吞咽先咀嚼应符合规定；或可咀嚼也可整片吞服（以240ml水整片送服）。

（四）生物等效性研究一般试验设计和数据处理原则

1. 试验的实施　先预试验，验证分析方法、评估变异程度、优化采样时间。预试验数据不纳入最终统计。

（1）空腹试验：至少空腹10小时。用240ml水送服受试制剂和参比制剂。

（2）餐后试验：给药前30分钟时进食标餐，餐后30分钟时服试验药。

（3）服药前后1h内禁饮水，其他时间可自由饮水。服后4h内禁食。按标准进餐。

（4）以单片或单粒服用，如方法灵敏度，在安全性条件下，服用多片/粒最高规格制剂。

（5）**试验给药之间应有足够长的清洗期（一般为待测物7倍半衰期以上）。**

（6）说明受试制剂和参比制剂的批号、有效期等信息。两者药物含量的差值<5%。按要求留样，留样保存至药品获准上市后2年。

2. 餐后生物等效性研究标准餐的组成　用对胃肠道功能和生物利用度影响大的餐饮，如**高脂**（提供食物中约50%的热量）**高热**（约800～1000千卡）。报告中应提供试验标准餐的热量组成说明。

3. 样品采集　样本血浆或血清。每个试验周期采集**12～18个样品**，其中包括给药前的样品。采样时间**不短于3个末端消除半衰期。消除相至少采集3～4个样品。$AUC_{0 \to t}$至少应覆盖$AUC_{0 \to \infty}$的80%。**

4. 给药前血药浓度不为零的情况　给药前血药浓度<5% C_{max}，可不校正，直接计算和统计分析。血药浓度>5% C_{max}，则该受试者的数据不应纳入等效性评价。

5. 出现呕吐而需剔除数据的情况　①在T_{max}中位数值两倍的时间以内发生呕吐，则该受试者的数据不纳入等效性评价；②调释制剂，在服药后短于说明书规定服药间隔时间内呕吐，则该受试者的数据不纳入等效性评价。

6. 试验报告中提交的药动学相关信息

（1）受试者编号、给药周期、给药顺序、制剂种类。

（2）血药浓度和采血时间点。

（3）单次给药：$AUC_{0 \to t}$、$AUC_{0 \to \infty}$、C_{max}，以及T_{max}、k和$t_{1/2}$；C_{max}^{ss}和C_{min}^{ss}。

（4）稳态研究：$AUC_{0\to\tau}$、C_{max}^{ss}、C_{min}^{ss}、C_{av}、T_{max}^{ss}，以及波动系数和波动幅度。

（5）药动学参数的个体间、个体内和/或总的变异（如果有）。

7. 有关数据统计计算的要求　$AUC_{0\to t}$、$AUC_{0\to\infty}$、C_{max}（稳态研究提供 $AUC_{0\to\tau}$、C_{max}^{ss}）几何均值、算术均值、几何均值比值及其 90％ 置信区间（CI）等。不应基于统计分析结果，或者单纯的药动学理由剔除数据。

（五）生物等效性判断标准

①受试制剂和参比制剂的药动学参数（AUC 和 C_{max}）自然对数进行数据转换。②分别计算其对数转换后各个参数的均值。③**生物等效的接受标准为：受试制剂和参比制剂的 PK 参数（AUC 和 C_{max}）的几何均值比值（GMR）的 90％ 置信区间数值在 80％～125％ 范围内。治疗窗窄、高变异药物可适当比例的调整。**

主要药代动力学参数：C_{max}、$AUC_{0\to t}$ 和 $AUC_{0\to\infty}$。

研究药物包含多个组分，则每个组分均应符合生物等效性标准。

当 T_{max} 与药物的临床疗效密切相关时，通常采用配对**非参数方法对 T_{max} 进行差异性检验**。

第八章 药物对机体的作用

第一节 药物作用的两重性

（历年参考分值 4~5 分）

要点提示

重点掌握药物的初始作用、药物效应、治疗作用、选择型、特异性、对因治疗和对症治疗等概念，不良反应的定义与分类。

一、药物的作用与效应

1. **药效学** 研究药物对机体的作用及作用机制规律的科学。

2. **药物作用与药理效应的区别与联系** 药物作用是药物对机体的初始作用；药物效应是机体的反应。如肾上腺素激动 α 受体是药物作用，而血管收缩，血压升高是机体反应即药理效应。

3. **兴奋与抑制** 药物作用使机体功能增强是兴奋，如咖啡因的中枢兴奋作用；药物作用使机体功能减低是抑制，如阿司匹林的退热、苯二氮草类的镇静催眠是抑制等。药物直接作用于靶点产生效应称直接作用，药物通过机体整体生理调节或反射性影响引起作用称间接作用，如去甲肾上腺素直接收缩血管使血压升高，也可反射性引起心率减慢。

注意：药物作用不会使机体产生新的功能，是在机体原有功能基础上增强或减弱。

4. **影响药物作用的两大因素**

（1）药物因素：包括药物的理化性质、药物剂量、给药时间和方法、疗程、药物剂型和给药途径等（已在第七章第二、三节详细述及）。

（2）机体因素：包括生理因素（如年龄、性别、体重）、精神因素（包括精神状态和心理活动）、疾病因素（主要包括心脏疾病、肝脏疾病、肾脏疾病、胃肠疾病、营养不良、酸碱平衡失调、电解质紊乱和发热等）、遗传因素（主要包括药物作用靶点、转运体和代谢酶的遗传多态性，表现为种属差异、种族差异、个体差异和特异体质）、时辰因素（主要是指生物节律变化对药物作用的影响）以及生活习惯与环境（主要包括饮食和环境物质通过影响机体而实现对药物作用的影响）。

二、药物作用的选择性与特异性

1. **选择性** 药物一定剂量范围内，对不同组织器官引起的效应和强度不同。如阿托品作用于 M 受体，由于 M 受体在不同组织器官内分布的多少和密度不同，使阿托品对不同组织器官作用强弱不同，对痉挛的胃肠平滑肌作用最强。

2. **特异性** 药物作用于特定的靶点，一般与药物结构有关，称特异性。如阿托品作用于 M 受体，不作用于 N 受体，与阿托品结构有关。药物作用的非特异性一般是由药物的性质引起的，如碳酸氢钠碱化尿液，还可以中和胃酸，与其碱性有关。

3. **选择性依赖的基础**　①药物体内分布不均；②机体组织细胞结构不同；③生化机能存在差异。

4. **两者的区别**　**特异性高，选择性不一定高**。如阿托品特异性作用于 M 受体，但对心脏、平滑肌、血管、腺体、中枢神经都有作用，选择性不高。但青霉素对 G^+ 作用有选择性，杀灭敏感细菌也有特异性。**选择性有时是相对的**，如阿司匹林剂量不同，作用不同。

注意：**选择性差的药物副作用多**。药物副作用多的主要原因就是选择性差。**药物的选择性是药物临床分类和应用基础**。

三、药物的治疗作用

患者用药后引起的符合用药目的达到防治疾病的作用称治疗作用。

1. **对因治疗**　消除原发病因子，治愈疾病的药物治疗。如抗生素杀灭病原微生物，控制感染。

2. **对症治疗**　改善患者疾病的症状。如解热镇痛药、硝酸甘油缓解心绞痛、抗高血压药、口服降血糖药等。

3. **补充疗法**　补充体内营养或代谢物的不足，又称替代疗法。如铁制剂治疗缺铁性贫血、胰岛素治疗糖尿病等。

注意：对因治疗与对症治疗两者相辅相成，应遵循"急者治其标，缓则治其本，标本兼治"的原则。

四、药物的不良反应

1. **概念**

（1）药品不良反应（ADR）：**合格药品在正常用法用量下出现的不符合用药目的并给患者带来不适或痛苦的反应。**

注意：正常用法、用量下出现，药物本身固有特性与机体相互作用的结果。不包括：治疗失败、药物过量、药物滥用、不依从用药和用药差错的情况。是不良反应监测关注对象。

（2）药物不良事件（ADE）：**药物治疗过程中所发生的任何不良医学事件**。不一定与药物治疗有因果关系。包括药物不良反应、药物标准缺陷、药物质量问题、用药失误和药物滥用等。揭示医疗系统缺陷，是药物警戒关注对象。

注意：药物警戒包括不良反应监测。

（3）药源性疾病：不良反应发生时间过长、严重，较难以恢复，出现病症。如庆大霉素引起的神经性耳聋、肼屈嗪引起的红斑狼疮等。

2. **药品不良反应的分类**

（1）副作用：**正常用法、用量，与治疗目的无关的不适反应**。是药物固有作用产生的，药物选择性差，发生较轻微，多数可恢复。如阿托品用于解痉时引起口干、心悸、便秘等副作用，但麻醉前给药，抑制腺体分泌作用又成治疗作用了。

注意：治疗作用与不良反应有时可以转化。

（2）毒性反应：**剂量过大或体内蓄积过多产生的危害机体的反应。**

①急性毒性反应：短期用过量大，毒性立即发生。多损害呼吸、循环和神经系统。

②慢性毒性反应：长期用药体内积蓄，慢慢产生。多损害肝、肾、骨髓、内分泌等。

注意：致癌、致畸性、致突变属于慢性毒性范畴。

（3）后遗效应：**停药后，血药浓度降到最低有效浓度以下时，仍残存的药理效应。**如巴比妥类催眠药引起的"宿醉"现象、肾上腺皮质激素药物停药后肾上腺皮质功能数月难以恢复等。

（4）停药反应：**长期服药，突然停药或减量过快使机体功能紊乱，引起病情加重或反跳，又称回跃反应或反跳反应。**如普萘洛尔突然停药引起血压升高或心绞痛发作、可乐定突然停药次日血压升高等。

（5）继发反应：**治疗作用引起的不良后果，又称治疗矛盾。**不是药物本身作用的结果，药物作用的间接结果，不发生于首次用药。如抗生素抑制肠道菌属引起的伪膜性肠炎，或真菌繁殖引起白色念珠菌感染，**亦称二重感染。**

（6）变态反应：**机体受药物刺激引起的异常免疫反应，又称过敏反应。**如过敏性休克、溶血性贫血、血清病、接触性皮炎、药物热、移植性排斥反应等。与剂量无关，用药理性拮抗药解救无效。可做过敏性试验。

（7）特异质反应：**先天遗传异常，与药理作用无关，用药后出现与常人无关的反应。**例如，先天性葡萄糖 – 6 – 磷酸脱氢酶（G – 6 – PD）缺乏的疟疾患者服用伯氨喹后，容易发生急性溶血性贫血和高铁血红蛋白血症；假性胆碱酯酶缺乏者，用琥珀胆碱出现呼吸暂停。药理性拮抗药救治可能有效。

（8）依赖性：**反复（连续周期）用药，引起心理或生理或两者兼有的药物依赖状态。**精神依赖和身体依赖。

①身体依赖性是长期用药机体对药物产生适应状态，一旦停药将发生一系列生理功能紊乱，**称为戒断综合征。**

②精神依赖性是多次用药后使人产生欣快感，精神上对所用药物有一种渴求连续不断使用的强烈欲望，继而引发强迫用药行为，以获得满足和避免不适感，也称为成瘾性。

③**耐药性是病原微生物对药物敏感性降低，药物效应减弱。**如抗菌药的使用等。

④**耐受性是机体对药物敏感性降低，药物效应减弱。**如镇静催眠药的使用等。

注意：不良反应是考试的重点，特别是举例。

第二节　药物作用的量 – 效和时 – 效规律与评价

（历年参考分值 3 ~ 4 分）

要点提示

重点掌握量反应、质反应、最低有效量、最大效应或效能、效价强度、半数有效量、半数致死量、治疗指数和药物安全范围的含义以及起效时间、最大效应时间、疗效维持时间、作用残留时间等概念的意义。特别是会分析几个图的意义。

一、药物的量 – 效关系

1. 量 – 效关系与量 – 效曲线　量 – 效关系是指一定剂量范围内，剂量（浓度）增

加（减小）时，其效应的变化关系。用量 -
效曲线或浓度 - 效应曲线表示。**作图得直方
双曲线，以对数值作图，呈现典型的 S 形曲
线。**通常，整体动物实验，以给药剂量表示。
离体实验，以药物浓度表示。

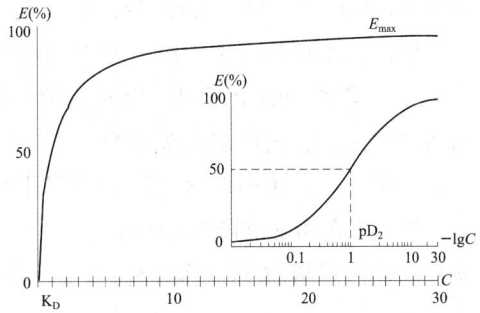

图 8 - 1　量反应的量 - 效曲线

E：效应强度；C：药物浓度

2. **量反应**　效应呈连续性量的变化，可以
用数或量或最大反应的百分率表示，例如血压、
心率、尿量、血糖浓度等，对象为单一生物
个体。

3. **质反应**　反应性质的变化，一般以阳
性或阴性、全或无的方式表示，如存活与死亡、惊厥与不惊厥、睡眠与否等，对象为
一个群体。质反应的频数分布曲线（100 个人的有限剂量分布情况）和累加量 - 效曲
线（也是 S 形曲线）。

4. **斜率**　效应 16% ~84% 的区域几乎为直线，与横坐标的夹角的正切值。斜率大，药
量微小变化，效应明显改变，反之亦然。一定程度上反应临床用药剂量安全范围。

5. **最小有效量（浓度）**　引起效应的最小药量或最小浓度，也称阈剂量（浓度）。

6. **最大效应（E_{max}）或效能**　在一定剂量范围内，增加剂量效应不能再上升，极
限。反映药物内在活性；在质反应中阳性率 100%。

7. **效价强度**　作用性质相同的药物，达
到等效反应（一般采用 50% 效应量）的相对
剂量或浓度，越小，强度越大。常用于评价同
类药物中不同品种的作用特点。如利尿药环戊
噻嗪的效价强度是氢氯噻嗪的 30 倍，两者效
能相同，两者如何加大剂量，也达不到呋塞米
的效能。图 8 - 2，效能最大是呋塞米；环戊
噻嗪、氢氯噻嗪、氯噻嗪三者效能一样大；效
价强度最大的是环戊噻嗪，效价强度最小的是
氯噻嗪。

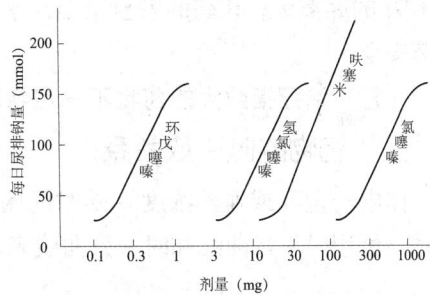

图 8 - 2　各种利尿药的效价强度
及最大效应比较

注意：量 - 效曲线越高效能越大，几个药物量 - 效曲线一样高，效能一样大。效
能大的药物，效价强度不一定大。

8. **药物的安全性**

（1）**治疗指数 TI**

①**半数有效量（ED_{50}）**：引起 50% 阳性反应（质反应）或 50% 最大效应（量反
应）的浓度或剂量。EC_{50} 为半数有效浓度。

②**半数致死量（LD_{50}）**：指标为惊厥或死亡，引起实验动物一半死亡的药物用量或
浓度。LD_{50} 越大，药物安全性越高。表示药物的毒性参数。

③**治疗指数 TI**：药物的安全性与 LD_{50} 大小成正比，与 ED_{50} 大小成反比。两者的比

值 LD_{50}/ED_{50} 称为治疗指数 TI，表示药物的安全性，一般情况下其值越大，药物越安全。但还不太科学合理，没有考虑到药物最大效应的毒性。

（2）药物的安全范围：比较科学的药物安全指标是 ED_{95} 与 LD_5 之间的距离，称为药物安全范围，其值越大越安全。

A 药与 B 药量效曲线与毒效曲线 TD 比较如图 8-3：

①A 药与 B 药的 LD_{50} 与 ED_{50} 均相同，治疗指数 TI 相同，但 A 药安全。

②A 药、B 药量-效曲线一样高，最大效应（效能）相同，但是 A 药达最大效应时，不会引起中毒死亡，而 B 药达到最大效应（效能）99% 时，已有 20% 的动物中毒死亡。所以，A 药的量-效曲线尾与毒性曲线的头不重叠，而 B 药的量-效曲线的尾与毒效曲线的头已重叠。

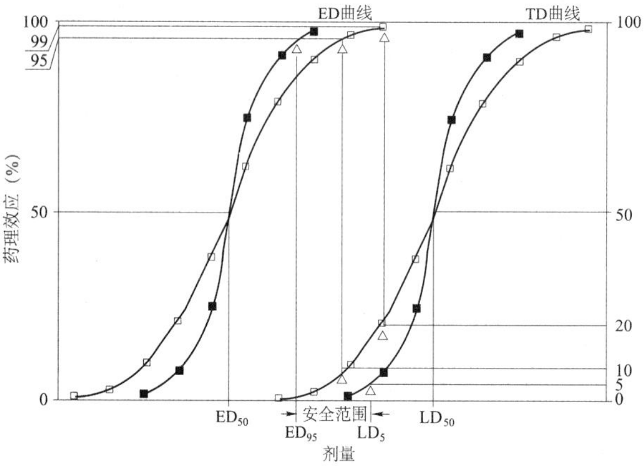

图 8-3 药物的治疗指数和安全范围

A 药物（■）的治疗指数与 B 药物（□）相同，
但 A 药的安全范围比 B 药大

③A 药的药物安全范围 ED_{95} 与 LD_5 的距离大，B 药的安全范围几乎为零，A 药安全范围大于 B 药安全范围，所以 A 药安全。

注意：治疗指数大的药物不一定绝对安全。

二、药物的时-效关系

体内药量（或血药浓度）随时间的变化，引起药物效应的变化称为药物的时-效关系。可用时-量曲线和时-效曲线来表示。

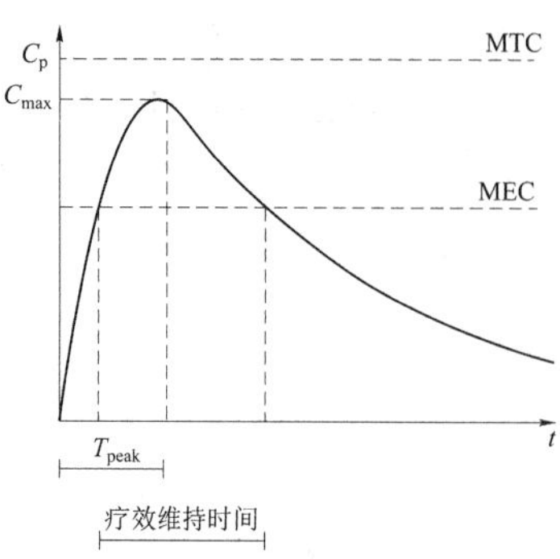

图 8-4 单次用药的时-量曲线

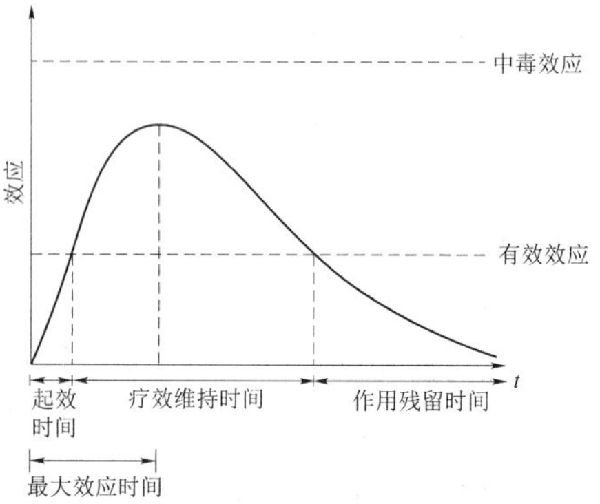

图 8-5 单次用药的时-效曲线

（1）时-量曲线符号的意义：MTC 是最小中毒浓度，超过此浓度可引起药物毒性反应；MEC 是最小有效浓度，低于此浓度达不到疗效；C_p 为血药浓度，C_{max} 为峰浓度，T_{peak} 为达到峰浓度的时间；最小有效浓度 MEC 与时-量曲线两次交叉的距离是疗效维持时间。

（2）时 – 效曲线符号的意义

①起效时间：用药开始到曲线与有效效应第 1 次交叉的时间，药效潜伏期。

②最大效应时间：用药开始到达到最大效应时间。

③疗效维持时间：从起效时间开始到时 – 效曲线与有效效应的第 2 次交叉时间。

④作用残留时间：曲线降到有效效应线以下到作用完全消失的时间。

注意：连续多次用药时选择用药间隔时间的参考是疗效维持时间；第二次给药在第一次给药的作用残留时间易引起体内积蓄，所以连续用药方案制定同时考虑药动学资料和量 – 效、时 – 效关系。临床上最易发生中毒的药物是口服抗凝药和洋地黄类。**时 – 效曲线和时 – 量曲线变化可能不一致，可以相互参考，但不能互相取代。**

第三节　药物的作用机制与受体

（历年参考分值 5～6 分）

要点提示

作用机制类型及实例；受体概念、性质、受体学说、类型要理解；受体的信号传导要重点掌握，特别是第一、二、三信使的特点及种类。药物与受体的亲和力、亲和力指数、内在活性、激动剂、部分激动剂、竞争性拮抗、非竞争性拮抗、拮抗参数和受体调节的含义，并学会分析实例。

一、药物的作用机制

已知药物作用的靶点有：**受体、酶、离子通道、核酸、免疫系统、基因等。**

1. 作用受体　受体是蛋白质组成的具有一定空间结构的生物分子。如阿托品阻断 M 受体，肾上腺素激动 α、β 受体，胰岛素激活胰岛素受体等。

2. 影响酶活性　具有催化作用的蛋白质，有立体特异性结构、高度敏感性和高度活性。药物可对酶：激活、抑制、诱导或复活等。酶的生成由遗传因素决定，受生理、病理、药物及环境因素的调节。如普利类抑制 ACE 转化酶、解热镇痛抗炎药抑制环氧合酶、碘解磷定复活胆碱酯酶、尿激酶激活血浆纤维蛋白原、苯巴比妥诱导肝药酶、氯霉素抑制肝药酶、胃蛋白酶本身就是酶。

3. 影响细胞离子通道　存在细胞膜上，如钠离子、钙离子、钾离子、氯离子通道等。如利多卡因抑制钠通道、硝苯地平抑制钙通道、米诺地尔抑制钾通道等。

4. 干扰核酸代谢　控制蛋白质合成及细胞分裂的生命物质。如抗肿瘤抗代谢药、磺胺类药物、喹诺酮类药物、抗病毒药齐多夫定等。

5. 补充体内物质　如铁制剂治疗贫血、胰岛素治疗糖尿病、补充维生素、补充微量元素等。

6. 改变细胞周围环境的理化性质　如口服氢氧化铝、三硅酸镁中和胃酸，静脉注射高渗甘露醇利尿，二巯基丁二酸钠络合重金属离子随尿液排出解毒，渗透性泻药硫酸镁、血容量扩张药右旋糖酐等。

7. 影响生理活性物质及其转运体　如噻嗪类抑制肾小管 $Na^+ - Cl^-$ 转运体而利尿，丙磺舒抑制肾小管对弱酸性代谢物的转运体用于痛风治疗等。

8. 影响机体免疫功能　免疫抑制药环孢素、肾上腺素皮质激素类、钙调磷酸酶抑制药、抗增殖/抗代谢药和抗体制剂。免疫增强药包括免疫佐剂、免疫恢复药和免疫替代药。如环孢素免疫抑制用于器官移植的排斥反应，而左旋咪唑有免疫调节作用等。

9. 非特异性作用　消毒防腐药对蛋白质的变性；酚类、醇类、重金属等对蛋白质的沉淀；碳酸氢钠、氯化铵调节血液酸碱平衡等。

二、药物的作用与受体

1. 受体的特性

（1）受体的概念：受体是一类介导细胞信号转导的功能蛋白质。①具备特异性识别配体或药物并与之相结合的能力；②药物与受体结合，形成的药物－受体复合物产生生物效应。受体有亚型。

（2）配体的概念：能与受体特异性结合的物质称为配体，有内源性配体（如神经递质乙酰胆碱、去甲肾上腺素等、激素、自身活性物质等）和外源性配体（如药物）。配体是第一信使。

（3）受体性质

受体性质	特点
饱和性	受体数目有限，药物全部占领受体，达到一定效应不再变化
特异性	高度识别能力，与结构有关
可逆性	绝大多数药物与受体结合可逆，**可上可下**，也可被其他配体置换。药物离开受体，受体的结构、性质不会改变
灵敏性	很低药物浓度皆能识别结合，产生显著效应如 5×10^{-19} mol/L 的乙酰胆碱溶液就能对蛙心产生明显的抑制作用
多样性	受体分布广泛，还有亚型。如 M 受体分布体内各种平滑肌内，还有 M_1、M_2 亚型

2. 药物与受体作用学说

（1）占领学说：药物占领受体发挥作用，占领越多作用越强，全部占领受体达到最大效应。但药物效应不仅与药物占领受体数量有关，还与药物与受体的亲和力和药物的内在活性有关。

①药物与受体的亲和力：亲和力是指药物与受体结合的能力。**K_D 表示药物与受体的亲和力**，达到最大效应一半所需药物的量或浓度，其值等于 ED_{50} 或 EC_{50}。**K_D 值越大，亲和力越小，成反比。**pD_2 是亲和力指数，其值是 K_D 值的负对数，其值越大亲和力越大，成正比。

②药物的内在活性（α）：内在活性是指药物与受体结合后产生效应的能力。其值用 α 表示，**$0 \leqslant \alpha \leqslant 100\%$**。

③药物与受体结合不仅要有亲和力，还要有内在活性。亲和力大，没有内活性的药物，与受体结合，但不能产生效应。

④两药与受体亲和力相等，效应取决于内在活性；两药内在活性相等，效应取决于亲和力大小。如图8−6。

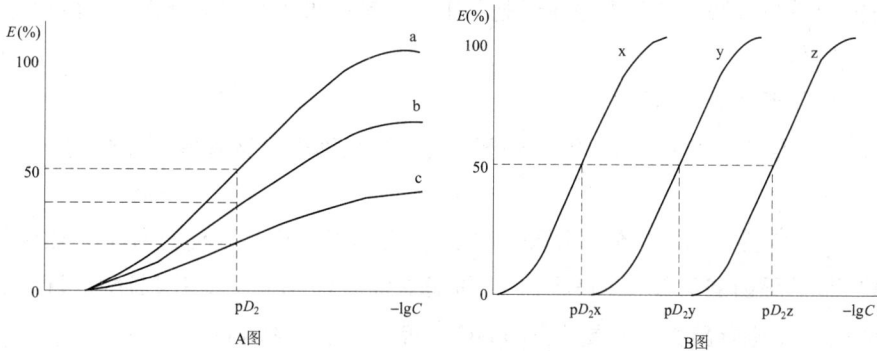

图8−6 药物与受体的亲和力及内在活性对量−效曲线的影响

A图：a、b、c三药与受体的亲和力（pD_2）相等，但内在活性（E_{max}）不等；

B图：x、y、z三药与受体的亲和力（pD_2）不等，但内在活性（E_{max}）相等

A图a、b、c三个药物与受体的亲和力相同，但内在活性不同，a药的内在活性大，c药的内在活性小；B图x、y、z三个药物的内在活性相同，但药物与受体的亲和力不同，x药与受体的亲和力大，z药与受体的亲和力小。

注意：药物达到最大效应，并不一定占领全部受体。内在活性大的药物占领少部分受体即可产生最大效应。

（2）速率学说：药物效应与占领的受体多少无关，而同药物与受体结合和解离快慢有关。

（3）二态模型学说：受体在体内有两种状态，活化态和失活态，两者可以转化。

3. 受体的类型和性质

（1）G−蛋白偶联受体：与三磷酸鸟苷（GTP）结合调节蛋白（简称G−蛋白）相偶联的受体。其主要特点是在受体与激动药结合后，只有经过G−蛋白的转导，才能将信号传递至效应器，G−蛋白是细胞外受体和细胞内效应分子的偶联体。如**激素受体、M受体、肾上腺素受体、多巴胺受体、5−HT受体、前列腺素受体、一些多肽类受体等**。G−蛋白的调节效应分子包括酶类，如腺苷酸环化酶（AC）、磷脂酶C（PLC）等以及某些离子通道如Ca^{2+}、K^+通道，然后通过第二信使如环磷酸腺苷（cAMP）、环磷酸鸟苷（cGMP）、三磷酸肌醇（IP_3）、二酰甘油（DAG）和Ca^{2+}等，转导至效应器，从而产生生物效应。

（2）配子门控的离子通道受体：分为配体门控离子通道和电压门控离子通道。由离子通道和受体构成。如**N胆碱受体、兴奋性氨基酸受体、γ−氨基丁酸受体等**。

（3）酪氨酸激酶受体：**胰岛素及一些生长因子的受体**本身具有酪氨酸蛋白激酶的活性，称为酪氨酸蛋白激酶受体。这一类受体由3部分组成：细胞外侧与配体结合部位、跨膜结构、细胞内侧酪氨酸激酶活性区域。

（4）细胞核激素受体：位于细胞核内，如**肾上腺皮质激素、甲状腺激素、维生素**

A、维生素 D 等在细胞核上有相应的受体。

（5）其他酶类受体：鸟苷酸环化酶（GC）也是一类具有酶活性的受体，存在两类 GC，一类为膜结合酶，另一类存在于胞质中。心钠肽可兴奋 GC，使 GTP 转化为 cGMP 而产生生物效应。

4. 受体作用的信号传导

（1）第一信使：多肽类激素、神经递质、细胞因子及药物等。不能进入细胞内，在膜外。

（2）第二信使：第一信使作用靶细胞后在细胞浆内产生的信息分子。如**环磷酸腺苷（cAMP）**、**环磷酸鸟苷（cGMP）**、**二酰基甘油（DAG）**、**三磷酸肌醇（IP$_3$）**、**钙离子（Ca^{2+}）**、**廿碳烯酸类**、**一氧化氮（NO）** 等。存在细胞浆内。

注意： 一氧化氮既有第一信使特征，也有第二信使特征。第 1 个发现的第二信使是环磷酸腺苷。

（3）第三信使：负责细胞核内外信息传递的物质，如生长因子、转化因子等。在细胞核内。

5. 受体激动药和拮抗药

（1）激动药：既有亲和力，又有内在活性的药物。完全激动药，$\alpha = 1$；部分激动药 $\alpha < 1$。

①**完全激动剂与部分激动剂合用：** 如吗啡阿片受体完全激动剂与喷他佐辛阿片受体部分激动剂合用，低浓度时，产生两药作用相加，当达到一个临界点时，吗啡产生的效应相当于喷他佐辛的最大效应，此时，随着喷他佐辛浓度的增加，产生对吗啡的拮抗作用。

注意： 喷他佐辛小剂量产生激动作用，大剂量产生拮抗作用。

②**反向激动药：** 有些药物（如苯二氮䓬类）对失活状态的受体亲和力大于活化状态，药物与受体结合后引起与激动药相反的效应，称为反向激动药。

（2）拮抗药：较强亲和力，但缺乏内在活性 $\alpha = 0$。

①**竞争性拮抗药：** 激动药与拮抗药合用，**拮抗药与受体的结合是可逆的**，增加激动药物用量，拮抗药被激动药从受体上置换下来，激动药最后全部占领受体，**药物最大效应不变**。特点：**激动药的量－效曲线平行右移，最大效应不变。**

拮抗参数 pA$_2$ 表示竞争性拮抗药与受体的亲和力，在拮抗药存在时，2 倍浓度的激动药产生的效应等于没有拮抗药时激动剂的效应，所需要加入的拮抗药摩尔浓度的负对数。其值越大，拮抗能力越强。

②**非竞争性拮抗药：** 激动药与拮抗药合用，**拮抗药与受体结合比较牢固**，增加激动药用量，拮抗剂不离开占领的受体，这样激动药就不能全部占领受体，**达不到激动药的最大效应**。特点：**激动药最大效应降低，拮抗剂与受体结合较牢固。**

（3）图示表示竞争性拮抗和非竞争性拮抗：

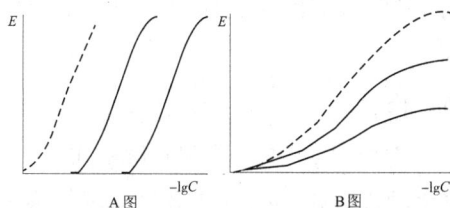

图8－7 竞争性拮抗药（A）和非竞争性拮抗药（B）对激动药量－效曲线的影响

图中虚线表示单用时激动药的量－效曲线，实线表示在拮抗药存在时激动药的量－效曲线；

E：效应强度；C：药物浓度

A图为竞争性拮抗，拮抗剂使激动药的最大效应不变，但要达到最大效应，需要增大激动药的量，所以，激动药的量－效曲线平行右移，右移越远，表明拮抗剂的拮抗能力越强；B图为非竞争性拮抗，拮抗剂使激动药的最大效应改变，拮抗剂的拮抗能力越强，激动药的最大效应越小。

6. **受体调节** 受体在体内处于动态平衡中。受体的数量、亲和力、效应力都受到生理及药理因素影响。受体的调节是维持机体内环境稳定的一个重要因素，其调节方式有脱敏和增敏两种类型。

（1）**受体脱敏：指长期使用一种激动药物后，组织或细胞的受体对其敏感性和反应性下降的现象。** 如长期用异丙肾上腺素治疗哮喘，可以引起异丙肾上腺素疗效逐渐变弱；维生素A使胰岛素受体脱敏。

①同源脱敏：**受体对一类药物敏感性降低，对其他类型的药物敏感性不变。**

②异源脱敏：**受体对不同类型的药物敏感性都降低。**

（2）**受体增敏：指长期使用拮抗药，受体数量或敏感性增高。** 如普萘洛尔突然停药导致血压反跳升高；磺酰脲类使胰岛素受体增敏。

仅涉及受体数量的变化，称上调或下调。

第四节 药效学方面的药物相互作用

（历年参考分值2~3分）

💡**要点提示**

重点掌握药物效应的协同作用中的相加作用、增强作用和增敏作用以及药物拮抗作用中药理性拮抗、生理性拮抗、生化性拮抗、化学性拮抗的特点，特别是相对应的例子是考试的重点。

两个或两个以上药物合用称为药物联合应用。药物之间或药物－机体－药物之间相互影响和干扰称为药物相互作用。

联合用药的目的：提高疗效、减少或降低不良反应、延缓耐受性或耐药性，缩短疗程，提高治疗作用。

药物相互作用：一种药物对其他药物产生的影响。三种方式：体外药物相互作用、药动学方面的相互作用、药效学方面的相互作用。前两个方面在第七章中已介绍，这里只介绍药效学方面相互作用。

一、药物效应的协同作用

药物效应的协同作用有相加作用、增强作用和增敏作用。

1. 相加作用 两药作用的代数和。如阿替洛尔与氢氯噻嗪、阿司匹林与对乙酰氨基酚等。氨基糖苷类药物之间合用或者与呋塞米合用耳毒性、肾毒性增加。

2. 增强作用 大于单用时的作用之和。磺胺甲噁唑与甲氧苄啶合用抗菌活性增强10倍、普鲁卡因与肾上腺素合用等。

3. 增敏作用 组织或受体对药物敏感性增强。如钙增敏药增加心肌对钙离子亲和力，不增加钙离子浓度。

二、药物效应的拮抗作用

两药合用，合用效果小于单用效果。包括生理性拮抗、生化性拮抗、化学性拮抗和药理性拮抗。

1. 生理性拮抗 两个激动药分别作用于生理作用相反的两个特异性受体，也称非竞争性相互作用。如组胺作用于 H 受体和肾上腺素作用于 α、β 受体，效应相互拮抗。注意：靶点不同。

2. 生化性拮抗 苯巴比妥诱导肝药酶，使避孕药代谢加快（生化反应），避孕失败。

3. 化学性拮抗 肝素过量出血，用鱼精蛋白注射液解救，强大阳电荷与肝素形成复合物（化学反应），使肝素的抗凝血作用迅速消失。

4. 药理性拮抗 一种药物与特异性受体结合，阻止激动剂与之结合，也称竞争性相互作用。苯海拉明可拮抗 H_1 受体激动剂；β 受体阻断药可阻断异丙肾上腺素的 β 受体激动作用。上述两药合用时的作用完全消失又称抵消作用，而两药合用时其作用小于单用时的作用则称为相减作用。注意：竞争同一个靶点。

第五节 遗传药理学与临床合理用药

（历年参考分值 2~3 分）

要点提示

重点掌握遗传引起药动学差异中的乙酰化作用、水解作用、氧化作用、葡萄糖 – 6 – 磷酸脱氢酶缺乏、乙醛脱氢酶与乙醇脱氢酶异常；遗传引起的药效学差异；遗传药理与个体化用药中的合理选择药物、调整药物剂量、肿瘤分子靶向治疗中基因检测的临床意义等。药物应用举例是考试的重点内容。

遗传药理学研究机体遗传变异引起的药物反应性个体差异的学科。

一、遗传变异对药物作用的影响

1. 药物反应差异与遗传因素的关系 机体因素如年龄、性别、遗传因素、疾病状态和心理因素等影响药物效应。首先通过同卵双生子和异卵双生子对药物代谢和反应的显著差异被证实。

（1）遗传与药动学方面：代谢酶、转运体、结合蛋白等差异，引起药物吸收、分布、代谢、排泄的变化。

（2）遗传与药效学方面：影响靶点对药物的敏感性，从而引起高敏或低敏。

2. 基因多态性与药物反应差异　基因多态性又称遗传多样性，决定人体对疾病的易感性、疾病临床表现多样性、药物反应差异等。基因组多态性通过影响药物在体内的吸收、分布、代谢、排泄以及药物与作用靶点的相互作用，从药动学和药效学两方面影响药物的反应性。

（1）**药动学差异**

1）**乙酰化作用**：异烟肼体内乙酰化代谢（乙酰化酶），白种人（埃及人发生率最高）属于慢代谢，易导致体内维生素 B_6 缺乏，引发周围神经炎；黄种人属于快代谢，肝脏毒性代谢物乙酰肼蓄积，诱发肝毒性。

磺胺二甲嘧啶、苯乙肼、普鲁卡因胺、甲基硫氧嘧啶、肼苯哒嗪、氨苯砜等，对这些药物慢代谢者，在服用肼苯哒嗪和普鲁卡因胺时可引起红斑狼疮，苯乙肼可引起镇静和恶心；快代谢者由于毒性代谢产物乙酰肼屈嗪在体内积聚，更易发生肝脏毒性。

2）**水解作用**：血浆假性胆碱酯酶缺乏的人对琥珀胆碱水解灭活能力减弱，常规剂量应用时可以引起呼吸肌麻痹时间延长。

3）**氧化作用**

①**异喹胍氧化多态性**：CYP2D6 是氧化异喹胍的酶具有多态性。慢代谢不能对异喹胍 4'-羟基化代谢，降压作用增强，已不用。该类病人对 β 受体阻断药、抗心律失常药代谢也慢。

②**S-美芬妥英氧化多态性**：CYP2C19 是代谢 S-美芬妥英的酶具有多态性。慢代谢者只对 S-异构体羟化反应代谢慢，引发较多不良反应。该类病人使用地西泮、萘普生、普萘洛尔、奥美拉唑、甲苯磺丁脲、苯妥英钠、双氯芬酸、S-华法林、四羟基大麻酚、替诺昔康、吡罗昔康、布洛芬、氯喹、丙米嗪等药物时要特别警惕不良反应的发生。

③**葡萄糖-6-磷酸脱氢酶缺乏**：G-6-PD 缺乏症在吃蚕豆或服用伯氨喹啉类药物后可出现血红蛋白尿、黄疸、贫血等急性溶血反应。这类人主要分布在亚热带，我国主要分布于黄河流域以南各省，尤以广东、广西、海南、贵州、云南、四川发生率高。也是新生儿黄疸、某些感染性溶血（如病毒性肝炎、流感、大叶性肺炎、伤寒、腮腺炎等）发生的遗传背景。

④**乙醛脱氢酶与乙醇脱氢酶异常**：两者是乙醇体内代谢酶，乙醛脱氢酶是乙醇代谢的关键酶，约 50% 的亚洲人缺乏。饮酒导致体内乙醛升高，导致儿茶酚胺介导的血管扩张以及营养障碍症状，出现面部潮红、心率增快、出汗、肌无力等不良反应。

（2）**药效学差异**

①**华法林活性降低**：遗传引起的维生素 K 环氧合酶活性低所致，患者需要 20 倍剂量华法林才能达到抗凝效果。

②**胰岛素耐受性**：受体合成障碍或转运障碍，引起胰岛素自身产生抗体耐受，是 2 型糖尿病发病的主要原因。患者需要数千单位胰岛素控制血糖。

③**血管紧张素 I 转化酶抑制药疗效降低**：ACE 基因第 16 号内含子存在 287 碱基的

插入/缺失（I/D）多态性引起。患者使用卡托普利等降压作用不明显。

二、遗传药理学与个体化用药

个体对药物的特应性：遗传背景原因，个体对药物的反应不同，甚至可能出现严重不良反应的现象。需要根据遗传药理学研究，精准施药。

1. 合理选择药物

（1）**基因检测，精准施药**：基因检测开始用于临床筛选药物，如抗癌治疗基于个体对癌疗药物代谢酶或者耐药性相关基因的多态性研究，精准给药。**如红细胞中转甲基酶活性降低患者，使硫鸟嘌呤不能代谢降低其毒性，血药浓度的急剧升高而发生的毒性反应，甚至有死亡病例。**通过基因型检测筛选出 PM 者，避免毒性反应。

（2）**基因筛选，提高敏感性**：如筛选耐药基因多态性数据，提高长春碱、紫杉醇等应用敏感性；**群司珠单抗对 *HER－2* 基因高表达患者效果好。**

（3）**标志物检测，精准施药**：群司珠单抗是一种治疗晚期乳腺癌的单克隆抗体，只有对于肿瘤细胞 *HER－2* 基因高表达的患者使用才可达到较理想的治疗效果，因此患者在接受该种治疗前要先进行标志物检测。

注意：抗肿瘤药物靶向给药采用基因检测、基因筛选已成为主要治疗依据。考试时要想到。

2. 合理调整药物治疗剂量
奥美拉唑亚洲人 CYP2C19 活性低于欧美人，弱代谢，剂量应低于欧美人。

3. 肿瘤分子靶向治疗中基因检测的临床意义

（1）两个定义

①肿瘤分子靶向治疗是指通过检测肿瘤中是否存在导致肿瘤生长的基因突变或基因谱变化，以此确定针对特异性驱动基因突变的治疗方法。

②基因检测（即分子靶标检测）是以研究疾病发生、发展过程中细胞分子生物学上的差异为基础，筛选和鉴定与疾病密切相关的蛋白质、核酸等生物大分子作为药物作用的靶点，通过靶向给药实现有效的靶向治疗及个体化治疗。

（2）两类基因突变与应用：①有药可治的基因突变，比如 *EGFR*（如吉非替尼等）、*ALK*（如色瑞替尼）和 *ROS*1（如克唑替尼）都有对应的靶向药物；②判断疗效的基因突变，比如 *KRAS*（如单抗类）检测可用于筛选不能从分子靶向药物中获益的患者，避免盲目用药。

基因类型	突变诱发癌症	治疗药物
EGFR（表皮生长因子受体）	非小细胞肺癌、鼻咽癌、食管癌等	吉非替尼、厄洛替尼、尼妥珠单抗、埃克替尼、奥昔替尼等
KRAS（鼠类肉瘤病毒基因）	肠癌、胃癌、肺癌等	西妥昔单抗、帕尼单抗等
ALK（间变性淋巴瘤激酶，强力致癌驱动基因）	非小细胞癌等	克唑替尼、色瑞替尼等
*ROS*1（原癌基因）	非小细胞癌、恶性胶质瘤、胆管癌等	克唑替尼等

续表

基因类型	突变诱发癌症	治疗药物
HER（人体表皮因子受体家族 2、3、4、5、6）	乳腺癌、胃癌等	**曲妥珠单抗、依维莫司等**
BRAF V600（原癌基因）	甲状腺乳头状癌、黑色素瘤等	曲美替尼、达拉非尼等
C – kit（原癌基因）	胃肠间质瘤、急性白血病等	伊马替尼等
VEGF（血管内皮生长因子）	肠癌、肺癌、胃癌、乳腺癌、肾癌	贝伐单抗、索拉非尼等

对这些基因监测可以预测癌症及其发展，筛选对症的抗癌药；治疗期间或后期检测基因，可以判断治疗效果和复发的可能性，避免盲目用药。

肿瘤分子靶标的出现使得靶标药物对癌细胞作用，对正常细胞不作用，减少不良反应。肿瘤基因检测技术应用，使肿瘤治疗从局部治疗和化疗时代，走向系统化靶向治疗时代。

第六节　时辰药理学与临床合理用药

（历年参考分值 2 ~ 3 分）

要点提示

重点掌握时辰药理学与药物应用中的心血管药物、平喘药、糖皮质激素药、胰岛素的时辰应用；熟悉时间生物学、时辰药理学、时辰药效学、时辰药动学、时辰毒理学概念。药物应用举例是考试的重点内容。

一、时辰药理学研究内容

1. 概念

（1）时间生物学：研究生物节律（生命周期性），即生命活动周期的规律与机制应用的学科。

（2）时辰药理学：研究药物 – 时辰相互作用规律，选择合理用药时间的学科。

（3）时辰药效学：研究机体对药物效应呈现周期性变化规律的学科。

（4）时辰毒理学：研究药物毒性周期性变化规律的学科。如羟甲戊二酰辅酶 A 还原酶抑制剂降低体内胆固醇合成，机体合成胆固醇夜间增加，所以晚服他汀类药物效果好。

（5）时辰药动学：研究药物在体内过程的节律变化。如铁制剂晚上 19 点服比早上 7 点服吸收增加 1 倍、茶碱 5 点服比晚上服 C_{max} 明显升高、卡马西平 22 点服比 8 点服 C_{max} 明显升高等。

2. 药物作用昼夜节律机制

（1）**敏感性机制**：组织对药物昼夜敏感性差异。如呼吸道对组胺反应敏感性 0：00 ~ 2：00 最高，哮喘易在凌晨发作；皮肤对组胺或过敏原在 19：00 ~ 23：00 最高，赛庚啶 19：00 给药作用维持时间短。

（2）**受体机制**：受体对药物敏感性呈现昼夜、季节性变化。如吗啡 15：00 给药镇痛最弱，21：00 给药最强，与药物浓度无关，而与多巴胺受体昼夜节律有关。

（3）**药动学机制**：吸收、分布、代谢、排泄过程呈现昼夜节律变化。

二、时辰药理学与药物应用

利用时辰药理学提高疗效，减少不良反应的治疗方法称时间治疗；研究这个领域称时间治疗学。

1. 心血管药物的时辰应用

（1）硝苯地平对心肌缺血昼夜节律影响：日平均剂量 80mg，上午 6～12 点作用强。

（2）阿司匹林对心肌梗死昼夜节律的影响：隔日服 325mg，抑制上午 6～9 点心肌梗死发作高峰。

（3）抗高血压药对血压昼夜节律的影响：机体在清晨后几个小时血压升高明显。常用抗高血压药物对血压昼夜节律的影响如下：

药物类型	用法用量	昼夜血压节律	昼夜心率节律
α 受体阻断药与 β 受体阻断药	－	对血压波动无影响	
兼有 α、β 受体阻断作用的拉贝洛尔	100～200mg，每日 2～3 次	控制血压波动效果好。控制收缩压 24 小时不升高，舒张压下降不明显。	早上 6 时给药血压心率昼夜节律曲线变得平坦
硝苯地平	口服 20～60mg，每日 2 次	对血压昼夜波动影响较强，明显控制血压昼夜节律	对昼夜心率节律不影响
维拉帕米	－	与硝苯地平类似，作用稍弱	抑制心率的昼夜节律

2. 平喘药物的时辰应用　夜晚或清晨气道阻力增加，诱发哮喘。

（1）**β₂受体阻断药特布他林剂量采取晨低夜高给药**，8 点口服 5mg，20 点时服 10mg；晚间服用沙丁胺醇缓释片。

（2）茶碱白天吸收快，夜晚吸收慢，采用日低夜高给药剂量，8 点服 250mg，20 点服 500mg，治疗慢性阻塞性肺疾病疗效好。

3. 糖皮质激素类药物的时辰应用　肾上腺皮质激素昼夜节律变化明显，呈晨高晚低昼夜节律特征。

（1）**糖皮质激素 8 点 1 次予以全天剂量比 1 天多次给药效果好，不良反应也少。**

（2）皮质激素治疗肾上腺性征异常症，早晨不给药而中午给以小剂量，**下午给予 1 次大剂量，夜间给予最大剂量**，这种方法既可避免由于每日剂量过多而产生的不良反应，又可将对脑垂体的抑制作用提到最高。

4. 胰岛素的时辰应用

（1）体内胰岛素的降糖作用上午 10：00 强，下午弱；糖尿病患者致糖尿病因子上午有峰值，强度更大。**所以糖尿病人应早上需要胰岛素量多一些。**

（2）糖尿病患者的尿钾排泄多，昼夜节律峰值比正常人晚 2 小时，并发视网膜病变者再晚 2 小时。胰岛素控制血糖正常后 4～5 天，尿钾才恢复正常。因此，**应以尿钾恢复正常作为调整胰岛素用量的指标**。

（3）胰岛素泵按预定程序释放胰岛素，维持血糖水平的相对稳定。

5. 抗肿瘤药物的时辰应用　不同的肿瘤对化学药物有特定时间敏感性，把握这个规律可以优化治疗方案，减少其他细胞损伤。

（1）艾氏腹水癌小鼠，用阿霉素治疗，每日 1 次，共 4～10 天，若每天在中午 12：00 时给药，则存活期较对照组延长 60%～80%；若于夜间给药，则存活期反而缩短 20%。

（2）接种 L1210 肿瘤细胞后的小鼠，用阿糖胞苷进行治疗，总量都是 240mg/（kg·d），共 7 天。阿糖胞苷不同给药时间、方法对治疗 L1210 肿瘤细胞小鼠的影响如下：

剂量	给药方法	结果
总量均分 8 次，每次 30mg/kg	每 3 小时注射一次（均分式给药）	存活天数延长
不等分 7.5、15、30、67.5mg/kg	每 3 小时注射一次（阶梯式给药）	存活天数延长
不等分 7.5、15、30、67.5mg/kg	每 3 小时注射一次（起伏式给药，最高剂量安排到 9：30）	存活天数延长最长
不等分 7.5、15、30、67.5mg/kg	每 3 小时注射一次（起伏式给药，最高剂量安排到 9：30 以后）	效果较最高剂量 9：30 差

注意：**起伏式的给药法，较之阶梯式（在一天中有高、低两种剂量）或均分式（将一天总量平均分配于各次注射）给药法为优越**，不仅能取得较高疗效，而且可以使毒性降低，提高治疗指数，对肿瘤化学治疗方案的制定有一定意义。

第七节　药物应用的毒性问题

（历年参考分值 7～8 分）

💡**要点提示**

重点掌握影响药物毒性作用的机体因素和药物因素；药物对消化系统、肾脏、肝脏、神经系统、心血管系统、血液系统、免疫系统、内分泌系统、呼吸系统、皮肤等毒性作用。了解药物毒性作用机制及影响因素。药物应用举例是考试的重点内容。

一、药物毒性作用机制及影响因素

1. 药物毒性作用机制　毒性作用包括对机体功能损伤和对机体结构损伤两个方面。

（1）**药物直接与靶点分子作用产生毒性**

①抑制或激活受体产生毒性：如阿托品抑制 M 受体、吗啡激活阿片受体等。

②与酶系统作用产生毒性：这是许多药物产生毒性的原因。

③与蛋白质作用改变功能或结构产生毒性：如长春碱（紫杉醇）与微管蛋白作用。

④影响 DNA 的膜板功能：如阿霉素。

（2）**药物引起细胞功能紊乱导致的毒性**：药物与靶点分子作用后可引起基因表达失调、细胞活动失调、细胞维持功能损伤。

①激素类药物：如地塞米松导致淋巴细胞死亡及致畸。

②贝特类药物：如氯贝丁酯激活过氧化物酶增殖活化受体导致肝癌发生。

③影响细胞的电兴奋活动促进递质释放、骨骼肌及平滑肌细胞兴奋收缩、心肌细胞兴奋收缩等：如利血平耗竭去甲肾上腺素、5-羟色胺和多巴胺递质产生毒性；可卡因抑制去甲肾上腺素摄取促使骨骼肌α受体兴奋引起心肌梗死；洋地黄类药物增加心肌细胞钙离子浓度使心脏过度兴奋引起严重心律失常等。

（3）**药物对组织细胞组织结构损害作用**：药物直接损伤组织结构。如普卡霉素、非那西汀和呋塞米等的肝脏毒性。

（4）**药物干扰代谢功能产生毒性**：四环素类药物干扰肝细胞代谢，抑制三酰甘油从肝内析出，引起脂肪肝。

（5）**药物影响免疫功能产生毒性**：一是诱导兴奋超常免疫引起变态反应；另一方面抑制引起免疫功能低下。

（6）**药物抑制氧的吸收、运输和利用导致毒性**：氧是生命活动的必需物质。如磺胺类、伯氨喹等药物引起高铁血红蛋白血症，血液输送氧能力降低；一些刺激性气体（如单芥子气）吸入后引起肺水肿；表面活性剂和肼类加剧红细胞破坏引起溶血，使血红蛋白失去运输氧能力。

2. 影响药物毒性作用的因素

（1）**药物方面因素**

①**药物的结构和理化性质**：引入卤素原子使毒性增加如碘甲烷、溴甲烷有致癌作用；红霉素制成酯得到依托红霉素引起肝毒性等。

②**药物的剂量、剂型与给药途径**：超过最小中毒量即产生毒性。如呼吸兴奋药剂量过大引起惊厥；洋地黄类、三氧化二砷等安全范围小，极易中毒死亡。

硝酸甘油不同给药途径的剂量：静脉注射 5～10μg，口服 2.5～3mg，舌下含服 0.2～0.4mg，贴皮 10mg，剂量途径错误，会导致毒性反应。

（2）**机体方面因素**

①**营养条件**：肝药酶活性低，血浆蛋白结合率低，药物作用增强。如营养不良使巴比妥类睡眠作用延长，对乙酰氨基酚肝毒性增加等。

②**年龄**：婴幼儿，尤其新生儿、早产儿，器官发育、代谢酶不健全，药物敏感性高。如氯霉素引起灰婴综合征、吗啡透过血-脑屏障易引起呼吸中枢抑制等。

③**性别**：关注女性用药问题。

类别	用药情况
月经期	不易用泻药和抗凝药，引起盆腔充血、经量过多等
胚胎期	碳酸锂、华法林、苯妥英及性激素等禁用，以免引起畸形
胎儿期	氨基糖苷类可使胎儿听力丧失，抗甲状腺素药引起胎儿甲状腺素功能减退
妊娠晚期	氯霉素引起灰婴综合征
临产前	禁用吗啡引起胎儿呼吸抑制
哺乳期	氯丙嗪、氯霉素、苯巴比妥等可从乳汁分泌

④**遗传因素**：遗传多态性导致代谢异常。异烟肼慢代谢体内维生素 B_6 缺引起周围神经炎，快代谢型引起肝毒性；葡萄糖 – 6 – 磷酸脱氢酶（G – 6 – PD）缺乏，应用磺胺类、伯氨喹、氨苯砜等引起溶血反应；着色性干皮病、共济失调性毛细血管扩张、先天性全血细胞减少症均是常染色体隐性遗传病。

⑤**种族差异**：异烟肼的乙酰化代谢有明显的种族差异，欧美白种人慢代谢诱发神经炎，黄种人快代谢诱发肝毒性等。

⑥**病理状态**：胃肠道有病影响吸收，肝脏有病影响药物代谢，肾脏有病影响药物排泄。巴比妥类中毒抑制中枢，机体耐受大剂量中枢兴奋药不惊厥等。

二、药物对机体各系统的毒副作用

1. 药物对消化系统的毒性作用及常见药物

毒性作用类型	常见毒性药物	毒性症状
上消化道毒性（口、咽、食管）	强酸（盐酸吗啉胍）、强碱（敌克松）	溃疡、出血
	非甾体抗炎药阿司匹林、吲哚美辛、双氯芬酸等抑制 COX – 1	刺激上消化道黏膜，引起溃疡、出血。阿司匹林以出血为主
胃毒性作用	**绿色呕吐物提示有小肠反流胆汁；亮绿色或黄色呕吐物提示含有经过消化的药物或其他毒物；亮红色或黑色、咖啡色呕吐物显示含有在胃部潴留的血液。异味可以协助判断中毒药物的种类（如磷化锌所致磷化氢异味，砷等所致的蒜味）**
肠毒性作用	抗肿瘤药物如阿糖胞苷、羟基脲、甲氨蝶呤、长春新碱等均敏感	肠道黏膜细胞损伤
	抗胆碱药、抗精神失常药物等	引起腹泻等毒性反应
	林可霉素、克林霉素、四环素、头孢菌素、红霉素等	引起肠道内菌群生态平衡失调而导致假膜性肠炎
肝功能损害	本节下面叙述	

2. 药物对肾脏的毒性作用及常见药物

（1）**肾脏的功能及药物影响机制**：肾脏是主要排泄器官，血流十分丰富，药物（毒物）迅速大量到达肾脏，最易受到伤害。

每天大约180升原尿浓缩成终尿2升左右尿液排出体外，而肾小管经常暴露高浓度毒物中最易受到损害，形成肾小管坏死最常见，占急性肾衰竭的一半以上。如磺胺类药物在肾小管结晶引起肾毒性、对乙酰氨基酚经肾乙酰化成对氨基酚引起肾坏死、去甲肾上腺素用量大肾血管强烈收缩使肾血流量减少引起急性肾衰竭。还比如抗原抗体复合物在肾小球滤过部位沉积造成急性肾小球肾炎等。

注意：氨基糖苷类和抗肿瘤药物主要损害近曲小管；解热镇痛抗炎药主要损害肾小球；头孢菌素类、万古霉素、别嘌醇的主要损害靶部位是髓袢；溴隐亭、甲氨蝶呤的主要损害靶部位是集合管。

（2）肾毒性类型及常见药物

毒性作用类型	常见毒性药物	毒性症状
急性肾小管损伤和坏死（最常见）	氨基糖苷类最常见，还有头孢菌素、两性霉素B、万古霉素、造影剂、重金属（汞、铅等）、顺铂、阿昔洛韦等	肾小管上皮细胞肿胀、空泡、变性、脱落和细胞凋亡
急性间质性肾炎	抗生素及非甾体抗炎药常见，半合成青霉素类最常见。还有头孢菌素、卡托普利、青霉胺、利福平、西咪替丁、别嘌呤醇、喹诺酮类等	药疹、药热、关节痛、淋巴结肿大等全身症状，可有肾脏肿大、水肿等
慢性间质性肾炎	最为常见的药物是非甾体类抗炎药。某些金属制剂（顺铂、锂、铅、汞、镉等）、环孢素、甲氨蝶呤等也可引起。近年发现含马兜铃酸的中药如关木通、马兜铃也可引起慢性间质性肾炎	肾间质纤维化，肾小管萎缩和局灶性淋巴及单核细胞浸润。严重者可伴有局灶或完全性肾小球硬化
肾小球肾炎	非甾体抗炎药、海洛因、青霉胺、血管紧张素转换酶抑制药等	慢性或急性肾小球肾炎、微小病变性肾病和局灶性节段性肾小球硬化等
梗阻性急性肾功能衰竭	磺胺类、甲氨蝶呤、阿昔洛韦、造影剂、二甲麦角胺新碱等	结晶可阻塞肾小管或集合管，造成"肾内阻塞性"急性肾功能衰竭
慢性肾功能衰竭	非甾体抗炎药、锂盐、环孢素、抗生素等药物	谢产物潴留、水电解质紊乱和酸碱平衡失调等
肾血管损害	环孢素、氟尿嘧啶、丝裂霉素、环孢素	肾小动脉和毛细血管损害，致血压升高和肾功能损伤，微血管病变和溶血性贫血，类似溶血－尿毒综合征
其他	肼屈嗪、普鲁卡因胺、苯妥英钠、甲巯咪唑等	可致狼疮样综合征
	巴比妥类、苯妥英钠、长春新碱、环磷酰胺和某些麻醉药等	可致抗利尿激素过多综合征，远曲小管水重吸收过多引起水肿、低钠血症等

3. 药物对肝脏的毒性作用及常见药物

（1）肝脏功能：肝脏是主要代谢器官，血流量丰富，也是药物主要毒效靶器官，引起的肝损害发生率较高。肝脏也是胆汁代谢器官，药物干扰胆汁形成与排泄，引起黄疸等肝胆疾病。

有些药物形成肠－肝循环，延长药物半衰期和作用时间，使肝脏暴露毒性物质时间长。但较大肠－肝循环的药物如洋地黄类，中毒后口服考来烯胺在肠内与强心苷形成络合物，阻断肠－肝循环，加快排泄解救中毒。

（2）肝脏毒性类型及常见药物

毒性作用类型	常见毒性药物	毒性症状
脂肪肝	乙醇、丙戊酸钠、甲氨蝶呤、四环素、α－甲基多巴、胺碘酮	血浆中脂质降低及凝血酶原时间延长。慢性脂肪肝可引起细胞纤维性变化，造成肝硬化

续表

毒性作用类型	常见毒性药物	毒性症状
肝坏死	乙醇、对乙酰氨基酚、抗代谢药、烷化剂、异烟肼、苯妥英钠、丙基硫氧嘧啶、氟烷、维拉帕米、摇头丸等	对乙酰氨基酚致肝小叶中央区坏死、呋塞米致肝小叶中间区坏死、硫酸亚铁周边区坏死、半乳糖胺致弥漫性肝坏死
胆汁淤积	氯丙嗪、环孢素、同化类固醇、甲基睾丸素、红霉素脂化剂、复方新诺明等	轻微的炎症或肝细胞损害
纤维化及肝硬化	乙醇引早期出现脂肪变和肝肿大、异烟肼、α-甲基多巴等通过引起肝坏死而最终形成肝硬化、睾酮或氯丙嗪可通过长期胆汁淤积性肝损害造成肝硬化。如无机砷药物和甲氨蝶呤等药物也可导致肝硬化	
慢性坏死性肝炎	氟烷、左旋多巴、异烟肼、磺胺药、氯丙嗪、呋喃妥因等	个体差异大，认为药物过敏所致

（3）引起肝脏毒性机制

①**药物诱发脂肪肝机制**：一是肝脏内游离脂肪酸过多，二是肝脏内三酰甘油合成增加，三是脂蛋白合成障碍造成肝内脂肪堆积，四是肝内脂肪酸氧化过少。

②**药物导致肝坏死机制**：一是自由基形成学说，二是活性氧形成学说，三是共价结合学说，还有蛋白合成抑制学说、溶酶体受损学说等。

③**药物引起胆汁淤积机制**：一是毛细胆管细胞膜损伤，二是胆小管管腔不畅，三是胆管壁细胞膜通透性改变。

4. 药物对神经系统的毒性作用及常见药物

（1）神经系统：包括中枢神经系统和外周神经系统。神经系统对药物毒性较为敏感，是药物重要毒性靶系统之一。新生儿血-脑屏障发育不全，特别是早产儿最易受神经毒物损害，如游离胆红素过高，致脑核性黄疸等。

药物既可危及中枢神经，也可侵犯周围神经，其损害程度可呈短暂可逆性，也可为不可逆的器质性病变。药物对神经系统的毒性作用主要表现为对神经系统的结构和功能的损害，包括神经元损害、轴突损害、髓鞘损害和影响神经递质功能。

常见引起神经系统损害的药物有氨基糖苷类抗生素、抗肿瘤药多柔比星、长春新碱、秋水仙碱和紫杉醇等、有机磷酸酯类、抗心律失常药胺碘酮、抗结核药异烟肼、抗精神失常药氯丙嗪等。

（2）神经系统毒性类型及常见药物

毒性作用类型	常见毒性药物及毒性
神经元损害	①多柔比星引起周围神经炎；②多巴胺损害交感神经引起心率减慢胃肠功能亢进；③氨基糖苷类损害耳蜗、前庭神经，庆大霉素前庭毒性大
轴突损害	①有机磷酸酯类中毒7~10天迟发，引起"返死性神经病"；②长春新碱、秋水仙碱和紫杉醇可引起微管相关性神经毒性
髓鞘损害	①胺碘酮引起周围神经疾病；②钙通道阻滞药哌克昔林可导致周围神经脱髓鞘疾病

续表

毒性作用类型	常见毒性药物及毒性
影响神经递质功能	①**影响神经递质而引起神经毒性**：可卡因和安非他明增加突触间隙多巴胺和去甲肾上腺素的浓度而引起神经毒性。麻黄碱通过促进单胺类神经递质释放而引起神经毒性。利血平耗竭去甲肾上腺素和多巴胺递质而导致精神抑郁。异烟肼导致体内维生素 B_6 耗竭，引起对中枢和外周神经系统的毒性作用，可用维生素 B_6 防治 ②**影响受体**：氯丙嗪阻断黑质－纹状体通路的多巴胺受体会产生锥体外系功能障碍。短期大量摄入烟碱后，对烟碱受体的作用表现出双相性（兴奋与抑制），怀孕期间吸烟女性所生的孩子可能会出现注意力缺陷和认知障碍。阿托品阻断中枢 M 受体，产生中枢兴奋，大剂量转入抑制，引起中枢麻痹、昏迷甚至呼吸、循环衰竭等 ③**影响细胞内钙离子导致神经毒性**：如氨基糖苷类抗生素、多黏菌素、新霉素等可引起神经肌肉麻痹。甲基黄嘌呤、咖啡因和茶碱常引起中枢兴奋，儿童大剂量使用可致惊厥

5. 药物心血管系统的毒性作用及常见药物　　心脏是血液循环的动力器官，代谢特点是耗氧量大。心肌细胞具有的兴奋性、传导性、自律性和不应期特性使心脏有序而协调地发挥泵血功能。很多心血管系统药物影响通过作用于心脏血管、心肌细胞离子通道、氧化应激、心肌细胞肌浆网和线粒体功能发挥作用，同样本身就是具有心血管毒性，作用增加就表现出来毒性的一面。

毒性作用类型	常见毒性药物及毒性
干扰离子通道和钙稳态	①**干扰 Na^+ 通道**：奎尼丁、普鲁卡因胺、丙吡胺、氟卡尼、普罗帕酮、利多卡因、苯妥英钠和美西律等。不良反应包括低血压、心力衰竭、房室传导阻滞 ②**干扰 K^+ 通道**：胺碘酮、索他洛尔和溴苄胺等，导致心电图 Q－T 间期延长，引起尖端扭转型室性心律失常 ③**干扰 Ca^{2+} 通道**：维拉帕米、戈洛帕米、地尔硫草等恶化左心力衰竭、导致心动过缓或心脏停搏 ④**影响细胞内 Ca^{2+} 的稳态**：强心苷抑制心肌细胞膜上的 Na^+,K^+-ATP 酶，增加心肌细胞内游离 Ca^{2+} 浓度，降低钾离子浓度，导致各种心律失常。临床表现为室性早搏、二联律、三联律和房性、房室结性、室性心动过速，甚至危及生命的室颤
改变冠脉血流和心肌能量代谢	儿茶酚胺类药物如肾上腺素激动心脏 $β_1$ 受体，具有诱发心绞痛毒性。激动 α 或阻断 β 受体诱发冠状动脉痉挛，出现严重的心绞痛发作
氧化应激	氧自由基包括超氧阴离子自由基、过氧化氢和羟自由基等。活性氧自由基导致的损伤被称为氧化应激。过氧化亚硝酸盐和羟基自由基被认为毒性最大。多柔比星可能通过氧自由基的途径对心脏产生毒性
影响心肌细胞的细胞器功能	心脏中的细胞器如线粒体、肌浆网和溶酶体等都可能成为心脏毒性的靶点。①肌浆网调节钙离子浓度，如高浓度咖啡因；②线粒体是心肌能量代谢的主要场所，如鱼藤酮、抗霉素 A
心肌细胞凋亡与坏死	维持生命的基本现象。诱导心肌凋亡的药物包括可卡因、罗红霉素、多柔比星、异丙肾上腺素等

6. 药物对血液系统的毒性作用及常见药物

（1）造血器官、血液组成及功能

①造血器官：骨髓（造血）、脾脏（识别、吞噬和消除异物、破坏的血细胞）、淋巴结（产生抗体）等。

②血液组成及功能：血细胞（红细胞输送氧、白细胞对抗炎症、血小板止血）；血浆参与代谢调节，维持内环境稳定；骨髓造血细胞调节因子等。

（2）药物对血液毒性类型及常见药物

毒性作用类型	常见毒性药物及毒性
对红细胞的毒性作用	①**高铁血红蛋白血症**：非那西丁的代谢产物——对氨基苯乙醚；亚硝酸盐、硝酸酯类分子中 $O-NO_2$ 是产生药效的必需结构，巯基的酶催化释放 NO，硝酸甘油大剂量或连续使用可使含巯基的酶消耗过多，难以将高铁血红蛋白还原成血红蛋白 ②**药源性再生障碍性贫血**：氯霉素、保泰松、羟基保泰松、苯妥英钠、乙琥胺、磺酰脲类降糖药、甲硫氧嘧啶等 ③**溶血性贫血**：药物免疫性贫血如甲基多巴、青霉素、非那西丁；药物非免疫性贫血如药物制剂引起血液稳态的改变，剂量相关性；遗传酶缺陷引起如G-6-PD 缺乏用伯氨喹、磺胺类、奎宁、维生素 K、呋喃妥因等
对白细胞的毒性作用	①**粒细胞减少/缺乏症**：抗肿瘤药、氯丙嗪直接作用于骨髓引起是中毒学说；甲硫咪唑少数人中引起过敏性粒细胞减少症称过敏学说（选择性、剂量无关等）；药物具有半抗原性引起白细胞减少称免疫学说 ②**嗜酸性粒细胞增多症**：正常反应，对调控机体变态反应，防止炎症扩散、保护机体具有一定的积极意义，但持续的嗜酸性粒细胞增多可导致机体损伤。引起嗜酸性粒细胞增多的药物主要有：抗生素如青霉素类、头孢菌素类、红霉素、四环素，抗结核药物如对氨基水杨酸、异烟肼、利福平，抗真菌药物如两性霉素、氟胞嘧啶，磺胺类抗菌药物，吩噻嗪类抗精神病药，抗癫痫药物如苯妥英钠、卡马西平、苯巴比妥等。一般无需特殊治疗，停药即可 ③**药源性白血病**：烷化剂抗肿瘤药物、免疫抑制剂、氯丙嗪及砷剂等
对血小板的毒性作用	①**血小板减少性紫癜**：抗肿瘤烷化剂、氯霉素等抑制造血功能；吲哚美辛、卡马西平等诱发血小板自身抗体的产生，破坏血小板 ②**血小板功能障碍**：环氧合酶抑制剂（阿司匹林、吲哚美辛、布洛芬、保泰松）、心血管系统药物（硝酸甘油、硝苯地平、硝普钠、维拉帕米）、抗肿瘤药（柔红霉素、卡莫司汀、普卡霉素）等
骨髓抑制作用	大多数抗肿瘤药、氯霉素等

7. 药物对免疫系统的毒性作用及常见药物

（1）免疫系统及作用

①免疫器官：骨髓、胸腺是中枢免疫器官，产生造血干细胞的 B 细胞和 T 细胞。脾、淋巴系统属于外周免疫器官，B 细胞和 T 细胞定居免疫应答场所。

②免疫细胞：T 细胞对免疫系统起监控作用，介导细胞免疫。B 细胞主导体液免疫等。

③免疫分子：包括免疫球蛋白（Ig）、补体和细胞因子。Ig 是 B 淋巴细胞转化为浆细胞后分泌的能与相应抗原特异性结合的蛋白，分为 IgG、IgA、IgM、IgD 和 IgE 5 类。

（2）药物对免疫系统的毒性作用分类及常见药物：药物对免疫系统的毒性作用是指由于药物引起病理性免疫反应，导致免疫系统功能增强或低下，以及由此引起的病理性反应。常见引起免疫系统毒性作用的药物有抗肿瘤药、糖皮质激素、免疫调节药、抗病毒药、青霉素、甲基多巴、肼屈嗪、异烟肼、普鲁卡因胺、氟烷等。

毒性作用类型	常见毒性药物及毒性
免疫抑制	①**抗恶性肿瘤药**：抗肿瘤烷化剂，如环磷酰胺、氮芥、噻替哌等**抑制细胞免疫和体液免疫反应**。抗代谢药如硫唑嘌呤在体内转化为硫代肌苷酸，干扰嘌呤代谢，可抑制 T 细胞、B 细胞和 NK（自然）细胞效应但不抑制吞噬细胞功能 ②**糖皮质激素类药物**：对免疫反应各期和各环节均产生抑制作用 ③**免疫调节剂**：环孢素 A 选择性抑制 T 细胞活化，但对 B 细胞、巨噬细胞影响小，对 NK 细胞无明显抑制作用 ④**抗病毒药**：抗艾滋病药物齐夫多定具有介导体液免疫和细胞免疫作用
变态反应（过敏反应，Ⅰ型~Ⅲ型为体液免疫变态反应，Ⅳ型为细胞免疫变态反应）	①**Ⅰ型变态反应**：主要是 **IgE 介导的速发性变态反应**。某些药物如 β–内酰胺类抗生素（特别是青霉素）、生物制剂等。机体产生 IgE、IgG 等，致敏 ②**Ⅱ型变态反应**：又称溶细胞型反应，涉及的抗原比较复杂。主要涉及血液系统疾病和自身免疫病，如服用"氧化性"药物非那西丁等可导致免疫性溶血性贫血。机体产生 IgE 或 IgM 抗体 ③**Ⅲ型变态反应**：又称免疫复合物型或血管炎型反应，涉及的疾病有血清病、结缔组织病等，最易损伤的靶部位是肺、关节、肾脏血管等 ④**Ⅳ型变态反应**：细胞免疫介导的炎症，**没有抗体和补体参与**，需预先与药物接触及 T 细胞敏感化，故发生较为缓慢，又称为迟发型变态反应
自身免疫反应	①**典型疾病是药源性狼疮综合征** ②常见药物有甲基多巴、肼屈嗪、异烟肼、普鲁卡因胺、氟烷等。甲基多巴导致血小板减少症；肼屈嗪、异烟肼和普鲁卡因胺引发系统性红斑狼疮综合征；氟烷导致自身免疫性肝炎

8. 药物对内分泌系统的毒性作用及常见药物

（1）内分泌系统器官及功能：激素是由内分泌系统分泌的一类化学活性物质。主要有下丘脑–垂体及其他器官分泌，具有维持机体稳态、调节组织细胞新陈代谢、调节生长发育与生殖过程等生理功能。

药物对内分泌系统的毒性作用特点：一是作用于靶点如下丘脑或垂体、腺体等产生毒性作用；二是不同的内分泌腺对药物敏感性不同产生毒性作用。损害最常发生于肾上腺，依次是甲状腺、胰腺、垂体和甲状旁腺。多发生于束状带（分泌糖皮质激素）和网状带，球状态（分泌盐皮质激素）及髓质发生较少。

（2）药物对内分泌系统毒性作用分类及常见药物：**常见引起肾上腺毒性作用的药物有糖皮质激素、皮质激素抑制药米托坦、抗高血压药卡托普利和利血平、利尿药螺内酯等；常见引起甲状腺毒性作用的药物有抗甲状腺药、含碘药物胺碘酮和碘化甘油等；常见引起胰腺毒性作用的药物有四氧嘧啶和链脲佐菌素；常见引起垂体毒性作用的药物有抗精神失常药氯丙嗪和舒必利；常见引起性腺毒性作用的药物有抗肿瘤药秋水仙碱、顺铂、烷化剂，以及睾酮、抗雌激素类药氯米芬和克罗米芬。**

1）对肾上腺的毒性作用

①**促激素分泌不足导致萎缩**：ACTH 分泌不足，肾上腺萎缩；长期大剂量连续给予糖皮质激素治疗，反射引起肾上腺萎缩，功能下降，停药后 3~5 个月才能恢复，需缓慢减量停药。停用糖皮质激素后连续使用 ACTH 7 天左右。

②**损伤性萎缩**：皮质激素抑制剂米托坦选择作用于束状带和网状带引起萎缩坏死，

不影响球状带，米托坦有严重的胃肠道和神经系统不良反应，使用受限制；螺内酯和卡托普利可引起球状带的萎缩，可能与其抑制醛固酮的合成与分泌有关。

③腺体增生：抗精神病药物氯丙嗪等抑制多巴胺功能而导致催乳素分泌增加也与肾上腺髓质增生的发生有关。利血平可增加大鼠肾上腺髓质增生发生率，其机制与耗竭去甲肾上腺素能神经递质，反射性增强肾上腺髓质功能有关。维生素 D 可能通过改变钙稳态，使钙浓度增高，进而影响嗜铬细胞增生而引发啮齿类动物嗜铬细胞瘤。

2）药物对甲状腺的毒性作用：甲状腺素有三碘甲腺原氨酸（T_3）和甲状腺激素（T_4）。

①抑制甲状腺素的合成与释放：丙硫氧嘧啶、甲巯咪唑、卡比马唑、磺胺类药物等，通过抑制过氧化物酶干扰甲状腺激素的合成，或甲状腺激素的释放，或者干扰外周 T_4 转变为 T_3；大剂量碘和碳酸锂也可抑制甲状腺激素的释放，引起单纯性甲状腺肿。

②增加甲状腺素的代谢和排泄：如能诱导肝微粒体酶的苯巴比妥、苯二氮䓬类药物等，长期用药导致甲状腺增生。

3）药物对胰腺的毒副作用：人类胰岛细胞主要有 A、B 两类，A 细胞分泌胰高血糖素，B 细胞分泌胰岛素。对胰腺产生毒性作用的典型药物是四氧嘧啶和链脲佐菌素，引起糖尿病。

4）药物对垂体的毒性作用：抗精神失常药氯丙嗪和舒必利，可阻断结节 - 漏斗多巴胺能神经通路的 D_2 样受体，使垂体激素分泌紊乱，催乳素分泌增加，生长素分泌减少，**临床症状为溢乳 - 闭经综合征**。因生长激素分泌减少，儿童长期用药后会影响发育。

5）药物对性腺的毒副作用

①对睾丸的损害：秋水仙碱、大剂量睾酮或其他雄激素引起睾丸萎缩；大剂量顺铂、烷化剂造成精子缺失；棉酚干扰睾丸精曲小管生精上皮的生长及增殖而导致不育。

②对卵巢的损害：大量的雌激素和孕激素抑制排卵；抗雌激素类药氯米芬和克罗米芬刺激卵巢使之增大，分泌雌激素，诱发排卵。呋喃妥因、他莫昔芬、雷洛昔芬等，可增加小鼠卵巢肿瘤发生率。但在人类女性卵巢中，并没有相应情况发生。

9. 药物对呼吸系统的毒性作用及常见药物

（1）呼吸系统结构及药物损害疾病：呼吸系统结构主要分为鼻咽部、气管 - 支气管和肺三个部分。药物对呼吸系统的毒性作用主要是对呼吸器官及呼吸功能的损害，主要表现为呼吸抑制、哮喘、间质性肺炎和肺纤维化、肺水肿或肺气肿、肺脂质沉积等类型。

（2）常见毒性药物

①呼吸抑制：吗啡、巴比妥类中毒死亡主要原因；琥珀胆碱引起呼吸肌麻痹。

②哮喘：阿司匹林、吲哚美辛不抑制酯氧酶导致白三烯增多诱发"阿司匹林哮喘"。β 受体阻断药普萘洛尔阻断支气管平滑肌 $β_2$ 受体，导致支气管平滑肌收缩痉挛诱发哮喘。拟胆碱药乙酰胆碱、毛果芸香碱等可兴奋支气管平滑肌上的 M 受体，导致支气管收缩，引发哮喘。麻醉性药物氯胺酮、普鲁卡因、利多卡因等可促进组胺释放而引起支气管痉挛。青霉素、头孢菌素、磺胺类、喹诺酮类、多黏菌素 B、新霉素、四环素、灰黄霉素和林可霉素等抗菌药物，胰蛋白酶、糜蛋白酶等酶类药物，疫苗、抗

毒素和血清制品等生物制品，通过特异性抗体 IgE 介导的 I 型变态反应，引起支气管痉挛、哮喘，故常伴有过敏性荨麻疹或过敏性休克症状。

其他可引起哮喘的药物还有：抗抑郁药丙米嗪、阿米替林；抗心律失常药奎尼丁、洋地黄等；抗结核病药利福平、异烟肼、乙胺丁醇、吡嗪酰胺、对氨基水杨酸等；降压药胍乙啶、利血平、甲基多巴等。

③**药物性间质性肺炎和肺纤维化**：引起间质性肺炎和肺纤维化的药物包括甲氨蝶呤、博来霉素、胺碘酮、麦角新碱、肼屈嗪、他莫昔芬、醛固酮等。

④**肺水肿**：可引起肺水肿的药物包括镇痛药（美沙酮、可待因、喷他佐辛）、镇静催眠药（地西泮）、降压药与利尿药（卡托普利、肼屈嗪、普萘洛尔、氢氯噻嗪、甘露醇）、钙通道阻滞药（硝苯地平、地尔硫草、维拉帕米）、抗肿瘤药（甲氨蝶呤、多柔比星、丝裂霉素、环磷酰胺、阿糖胞苷）等。

⑤**肺脂质沉积**：胺碘酮等。

10. 药物对皮肤的毒性作用及常见药物 药物对皮肤的毒性作用主要表现为接触性皮炎、荨麻疹、痤疮、皮肤色素异常等方面。其中**接触性皮炎是最常见的毒性作用类型**。主要包括原发刺激性接触性皮炎、变态反应性皮炎和光敏性皮炎，常见药物有外用消毒制剂、生物制品如胰岛素、抗生素如青霉素、解热镇痛药如吲哚美辛、磺胺药、喹诺酮类、四环素类、抗心律失常药如胺碘酮等。

许多药物均可引起荨麻疹，如青霉素、链霉素、头孢菌素、生物制品、利福平、水杨酸类药物等。长期服用雄激素、促肾上腺皮质激素等可引发痤疮。还有些药物可引起皮肤色素异常，包括米诺环素、氟尿嘧啶、环磷酰胺、氯丙嗪及氯喹等，还有含有重金属银、金、汞和铋的药物。

（1）**接触性皮炎**

①**原发刺激性接触性皮炎**：简称刺激性皮炎。外用消毒制剂（来苏水、碘酊、红汞等），医务工作者由于长期接触消毒剂、麻醉剂可引发刺激性皮炎。

②**变态反应型皮炎**：又称过敏性皮炎。最常见引起变态反应性皮炎的药物有磺胺类药、解热镇痛抗炎药、镇静催眠药巴比妥类以及青霉素、链霉素等抗生素。

③**光敏性皮炎**：可致光毒性反应的药物有胺碘酮、喹诺酮类、四环素类及磺胺类药物等。可引起光变态反应如噻嗪类和苯佐卡因。光毒性反应是药物吸收光能量在皮肤内释放导致皮肤损伤。光变态反应是药物吸收光后激活，经过朗格汉斯细胞传递免疫细胞引起变态反应。

喹诺酮类药物母核萘啶酸可引起光敏作用，光毒性主要取决于 8 位取代基如 8 位有氯原子、氟原子的氟罗沙星、洛美沙星和司帕沙星，一般表现出较强的光毒性。而 8 位取代基为甲氧基时，如莫西沙星和加替沙星，在治疗条件下不存在光毒性。

四环素类引起的光毒性反应类似于轻至重度烧伤。患者可出现红斑、水肿、丘疹、荨麻疹，甚至起疱。使用去甲金霉素的光毒性反应发生率特别高。可引起光敏反应的其他四环素类药物为金霉素、强力霉素、土霉素、甲烯土霉素和二甲胺四环素。

吩噻嗪类药物，尤其是氯丙嗪长期应用可见患者光照部位出现蓝灰色或紫色色素沉着。

（2）**荨麻疹**：临床以风团为其病变为特征。许多药物均可以引起荨麻疹，主要药物有青霉素、链霉素、头孢菌素、生物制品、利福平、水杨酸类药物等。

（3）**痤疮**：多见于长期服用雄激素、促肾上腺皮质激素、碘剂、溴剂、类固醇激素、异烟肼以及避孕药的患者。服药 1~2 个月开始发生，病程较长，停药后可迁延数月。

（4）**色素异常**：常见的药物如米诺环素、氟尿嘧啶、环磷酰胺、氯丙嗪、四环素、氯喹等。当使用含有银、金、汞和铋的药物时，由于重金属在皮肤组织中沉积，导致皮肤颜色改变。

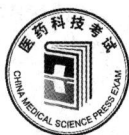

2024 国家执业药师职业资格考试

冲刺卷

药学专业知识（一）

主　编　朱玉玲　李玉华

中国健康传媒集团

中国医药科技出版社

目 录

CONTENTS

冲刺卷一

一、最佳选择题（共 **40** 题，每题 **1** 分。每题的备选项中，只有 **1** 个最佳答案）

1. 下列剂型中，既可局部作用，也可全身作用，且能避免肝脏首过效应的剂型是
   - A. 可乐定控释贴剂
   - B. 双黄连口服液
   - C. 板蓝根颗粒剂
   - D. 肠溶阿司匹林片剂
   - E. 维生素 C 泡腾剂

2. 下列不属于黏膜给药制剂的是
   - A. 栓剂　　　　　B. 气雾剂
   - C. 贴剂　　　　　D. 耳用制剂
   - E. 鼻用制剂

3. 生物样品中的药物分析常用的方法有免疫分析法和色谱分析法。下列具有很高的选择性和很低的检出限，可应用于各种抗原、半抗原或抗体的测定的方法是
   - A. 免疫分析法
   - B. 气相色谱法（GC）
   - C. 高效液相色谱法（HPLC）
   - D. 色谱－质谱联用（GC－MS、LC－MS）
   - E. 薄层分析法（TLC）

4. 对《中国药典》基本要求附加事项中药品规格的理解，错误的是
   - A. 阿司匹林片"规格 0.1g"系指每片重量为 0.1g
   - B. 对列有处方的复方乳酸钠葡萄糖注射液"规格 500ml"系指每瓶注射液的装量为 500ml
   - C. 硫酸庆大霉素片"规格 20mg（2 万单位）"系指每片含庆大霉素 20mg 或 2 万单位
   - D. 硫酸庆大霉素注射液"规格 1ml：

20mg（2 万单位）"系指每支注射液的装量为 1ml，其中含庆大霉素 20mg 或 2 万单位
   - E. 注射用糜蛋白酶"规格 800 单位"系指每支注射剂含糜蛋白酶 800 单位

5. 临床上阿司匹林多选用肠溶片，其原因主要是
   - A. 阿司匹林在胃中几乎不吸收，主要在肠道吸收
   - B. 阿司匹林在胃中吸收差，需要包肠溶衣控制药物在小肠上部崩解和释放
   - C. 阿司匹林在肠液中几乎全部呈分子型，需要包肠溶衣以防止药物在胃内分解失效
   - D. 阿司匹林易发生胃肠道反应，制成肠溶片以减少对胃的刺激
   - E. 阿司匹林主要在小肠下部吸收，需要控制药物

6. 注射用紫杉醇制剂处方如下，该制剂是哪种制剂

   【处方】紫杉醇　　　6.0g
   　　　　卵磷脂　　　72g
   　　　　胆固醇　　　10.8g
   　　　　赖氨酸　　　1.4g
   　　　　5% 葡萄糖　　适量
   - A. 注射用混悬剂
   - B. 口服乳剂
   - C. 外用乳剂
   - D. 静脉注射乳剂
   - E. 脂质体注射液

7. 茶碱微孔膜缓释小片中用的肠溶性包衣材料是
   - A. 乙基纤维素

B. 甲基纤维素

C. 明胶

D. 醋酸纤维素钛酸酯

E. 羟丙甲纤维素

8. 有关片剂质量检查的表述，不正确的是

　　A. 片剂脆碎度按《中国药典》规定，要求不得超过 1%

　　B. 小剂量的药物应符合含量均匀度的要求

　　C. 薄膜衣片的崩解时限是 30min

　　D. 普通片的崩解时限是 15min

　　E. <0.30g 的片重差异限度为 ±10%

9. 关于胶囊剂的说法，错误的是

　　A. 吸湿性很强的药物不宜制成硬胶囊剂

　　B. 明胶是空胶囊的主要成囊材料，受温度与湿度影响大

　　C. 硬胶囊的崩解时限为 1 小时

　　D. 胶囊剂可掩盖药物不良嗅味

　　E. 胶囊剂的存放环境温度不高于 30℃，湿度应适宜

10. 地高辛口服液处方如下：地高辛 0.2g，β - 环糊精 100g，羟苯乙酯 10g，蒸馏水适量。有关地高辛口服液的叙述，错误的是

　　A. 发挥药效迅速

　　B. 适用于婴幼儿

　　C. 能减少药物的毒副作用

　　D. 贮存、运输、携带方便

　　E. 处方中的 β - 环糊精明显提高地高辛的溶解度

11. 《中国药典》收载头孢呋辛酯口服片剂和胶囊均需严格检查"溶出度"，限度要求：15 分钟时为标示量的 60%；45 分钟时为标示量的 75%，均应符合规定"，以保障其制剂的有效性。下图为头孢呋辛酯口服片剂在 4 种常用介质中的标准溶出度，可用于不同厂商产品质量一致性的评判。以下说法错误的是

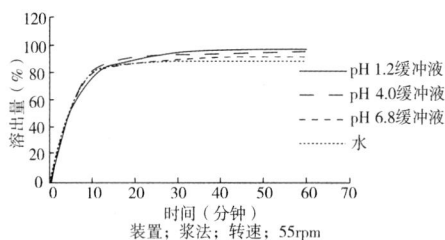

装置；浆法；转速：55rpm

A. 将试验制剂的平均溶出量与参比制剂的平均溶出量进行比较

B. 采用相似因子（f_2）法最适合采用 3～4 个或更多取样点

C. 头孢呋辛酯在常用的四种溶出介质中，水中的溶出度最小

D. 平均溶出量应为 6 片（粒）的均值

E. 对于高溶解性制剂，当试验制剂与参比制剂在 15 分钟时，平均溶出量均不低于 85%，认为溶出曲线相似

12. 布洛芬口服混悬液的处方组成有布洛芬、羟丙基甲基纤维素、山梨醇、甘油、枸橼酸和蒸馏水，下列说法错误的是

A. 羟丙基甲基纤维素为助悬剂

B. 甘油为润湿剂

C. 山梨醇为增溶剂

D. 枸橼酸为 pH 调节剂

E. 布洛芬制成混悬剂后，受食物影响较小

13. 关于制药用水的说法，错误的是

A. 制药用水包括饮用水、纯化水、注射用水、灭菌注射用水

B. 注射用水可作为注射剂、滴眼剂的溶剂

C. 纯化水不得用来配制注射剂

D. 注射用水可作为注射用灭菌粉末的溶剂

E. 注射用水的质量要求除符合一般蒸馏水的检查项目外，还必须通

过细菌内毒素（热原）检查和无菌检查

14. 下列有关输液的描述，错误的是
    A. 输液分为电解质输液、营养输液和胶体输液
    B. 静脉注射脂肪乳剂90%的微粒直径<1μm
    C. 由于输液的无菌要求很严格，可适当加入抑菌剂
    D. 静脉脂肪乳剂常加入卵磷脂作为乳化剂
    E. 静脉脂肪乳剂常加入甘油调节渗透压

15. 注射用水是纯化水经蒸馏所得的水，可以除去溶剂中的热原。该方法是利用了热原的哪个性质
    A. 耐热性　　　　B. 不挥发性
    C. 吸附性　　　　D. 可被酸碱破坏
    E. 溶于水

16. 利用在相变温度时，脂质体的类脂质双分子层膜从胶态过渡到液晶态，脂质膜的通透性增加，药物释放速度增大的原理制成的脂质体称为
    A. 前体脂质体　　B. 长循环脂质体
    C. 免疫脂质体　　D. 热敏脂质体
    E. 常规脂质体

17. 为了使某些药物给药后能迅速达到或接近稳态血药浓度以快速发挥药效，临床可采取的给药方式是
    A. 先静脉注射一个负荷剂量，再恒速静脉滴注
    B. 加快静脉滴注速度
    C. 多次间隔静脉注射
    D. 单次大剂量静脉注射
    E. 以负荷剂量持续滴注

18. 下列有关贴剂（TDDS）的特点，错误的是
    A. 可避免肝脏的首关效应
    B. 可延长药物作用时间，减少给药次数

C. 可维持恒定的血药浓度，减少了胃肠道的毒副作用，不可任意切割使用
    D. 不适合要求起效快的药物
    E. 使用方便，可大面积使用，无刺激性

19. 胃排空速率加快时，药效减弱的药物是
    A. 阿司匹林肠溶片
    B. 地西泮片
    C. 红霉素肠溶胶囊
    D. 螺内酯片
    E. 左旋多巴片

20. 药物或代谢产物随胆汁排泄到十二指肠后，在小肠中又被吸收返回门静脉，具有吸收双峰的现象称为
    A. 首关效应　　　B. 酶诱导作用
    C. 酶抑制作用　　D. 肠肝循环
    E. 漏槽状态

21. 关于药物名称说法错误的是
    A. 通用名称又称国际非专利药品名称（INN）
    B. INN通常是指有活性的药物物质，而不是最终药品
    C. 商品名称又称品牌名，不能申请注册
    D. 通用名称不受专利和行政保护，是所有文献、治疗、教材以及药品说明书中标明有效成分的名称，也是药典使用的名称
    E. 化学名称能准确表述药物化学结构

22. 下列属于脂溶性增加的结合反应是
    A. 新生儿使用氯霉素时，由于体内不能发生葡萄糖醛酸的结合而排出体外导致药物体内积蓄，引起"灰婴综合征"
    B. 沙丁胺醇的酚羟基发生硫酸酯的结合，而醇羟基不能发生硫酸酯

的结合

C. 谷胱甘肽通过和酰卤代谢物反应后生成酰化谷胱甘肽，解除这些代谢物对人体毒害的反应

D. 苯甲酸和水杨酸在体内与氨基酸结合后生成马尿酸和水杨酰甘氨酸

E. 儿茶酚胺结构的活性物质如肾上腺素、去甲肾上腺素、异丙肾上腺素、多巴胺和多巴酚丁胺等 3 位酚羟基发生甲基化结合，活性降低

23. HMG-CoA 还原酶抑制剂，降低内源性胆固醇的合成，临床用于高胆固醇脂症。下列有关说法错误的是

A. 洛伐他汀属于天然药物，本身无活性的前药

B. 辛伐他丁是一个由洛伐他汀结构改造得到半合成药物，本身无活性的前药

C. 氟伐他汀是第一个全合成的 HMG-CoA 还原酶抑制剂

D. 该类药物的必需药效基团是 3,5-二羟基戊酸

E. 该类药物具有肌肉毒性和肝毒性，西立伐他汀由于毒性大，已撤出市场。建议患者早上服用该类药物，减轻毒副作用

24. 有关共价键键合，说法错误的是

A. 共价键键合键能最大，作用强而持久，牢固，很难断裂

B. 有机磷农药中毒属于共价键键合

C. 奥美拉唑抗溃疡属于共价键键合

D. 氯喹与靶点的键合方式属于共价键键合

E. 烷化剂属于共价键键合

25. 有关药物的特异性和选择性的说法，错误的是

A. 药物特异性是指药物作用于特定靶点，如阿托品与 M 受体结合

B. 药物的特异性取决于药物的化学结构，决定于构效关系

C. 选择性指在一定剂量下，药物对不同组织器官作用的差异性。选择性是药物分类和临床应用的基础

D. 药物的选择性一般是相对的，有时也与药物的剂量相关

E. 药物的特异性强，选择性也强

26. 受体具有饱和性、特异性、可逆性、灵敏性和多样性等。受体能识别周围环境中的微量配体，只需很低浓度的配体就能与受体结合而产生显著的效应，体现了受体的

A. 饱和性
B. 特异性
C. 可逆性
D. 灵敏性
E. 多样性

27. 药物对消化系统的毒性作用常见的有上消化道毒性、胃毒性、肠毒性、肝毒性等。有些药物使用后引起肠道内菌群生态平衡失调而导致假膜性肠炎。下列药物使用后不可能导致假膜性肠炎的是

A. 林可霉素
B. 克林霉素
C. 红霉素
D. 四环素
E. 非甾体抗炎药物

28. 氢化可的松结构如下，其化学名称是

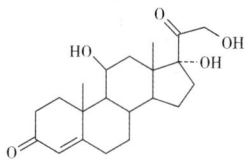

A. 11β,17α,21-三羟基孕甾-4-烯-3,20-二酮

B. 11β,17α,21-三羟基雌甾-4-烯-3,20-二酮

C. 11β,17α,21-三羟基雄甾-4-烯-3,20-二酮

D. 9-(2-羟乙氧甲基)鸟嘌呤

E. 1-甲基-5-苯基-7-氯-1,3-

二氢 − 2H − 1,4 − 苯并二氮䓬 −
2 − 酮

29. 通常酸性药物在酸性的胃中易解
离，吸收少，而在碱性的肠道中不
易解离，吸收多。根据 $pK_a = pH +$
$lg[HA]/[A^-]$ 公式，计算 $pK_a = 7.4$
的苯巴比妥在生理 pH 值下，体内分
子性药物所占的比例是
A. 50%　　　　　B. 10%
C. 90%　　　　　D. 100%
E. 99%

30. 长期应用广谱抗生素，使敏感细菌被
杀灭，而非敏感菌（如厌氧菌、真
菌）大量繁殖，造成二重感染，属于
A. 毒性反应　　　B. 后遗效应
C. 特异质反应　　D. 继发反应
E. 副作用

31. 群司珠单抗是一种治疗晚期乳腺癌的
单克隆抗体，要达到靶向治疗作用，
患者需要进行检测的基因是
A. *EGFR*
B. *HER − 2*
C. *BRAF* V600E
D. *ALK*
E. *KRAS*

32. 麻黄碱是易制毒原料，生产和处方剂
量均有特殊管理要求。有关麻黄碱说
法错误的是
A. 麻黄碱属于苯异丙胺类结构
B. 麻黄碱结构中有 2 个手性核中心，
临床使用的是（1R, 2S）− 赤藓
糖型
C. 麻黄碱是第一类精神药品，同时
又是多种毒品如冰毒（N − 甲基苯
丙胺）、摇头丸、安非他明等合成
中间体，被列为"易制毒药品"
D. 麻黄碱口服后易被肠道吸收，可
以通过血 − 脑屏障，进入脑脊液

E. 麻黄碱激动 α、β 受体，临床用于
支气管哮喘、变态反应及鼻黏膜
充血肿胀引起鼻塞等治疗，也可
用于心动过缓

33. 大部分抗抑郁药物在体内发生脱甲基
代谢，代谢产物有活性。在体内既能
发生 *O* − 脱甲基代谢，又能发生 *N* −
脱甲基代谢的 5 − 羟色胺再摄取抑制
剂类抗抑郁药是

A.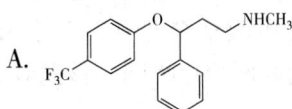
氟西汀

B.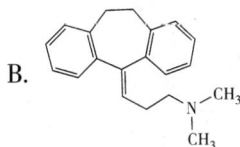
阿米替林

C.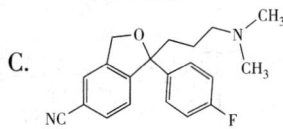
西酞普兰

D.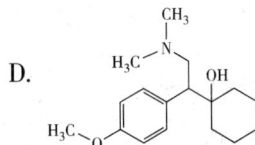
文拉法辛

E.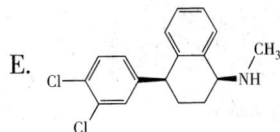
舍曲林

34. 有关美沙酮结构和性质的特点，说法
错误的是
A. 镇痛作用比吗啡、哌替啶稍强，
成瘾性等副作用相对较小
B. 与吗啡比较，具有作用时间较长、不
易产生耐受性、药物依赖性低的特点
C. 临床上用于治疗海洛因依赖脱毒
和替代维持治疗治疗的药效作用
D. 美沙酮结构中含一个手性碳原子，

R－对映异构体的镇痛活性是 S－对映异构体的两倍，临床上用外消旋体

E. 美沙酮结构中具有苯环、哌啶环和叔胺结构，这是镇痛药物的必需结构

35. 某药物结构中的孕甾烷母环 6 位含有氟原子和 17β－羧酸酯，酯基在支气管平滑肌迅速水解成羧酸失活，可避免皮质激素全身作用，临床上使用其气雾剂治疗哮喘，该药物是

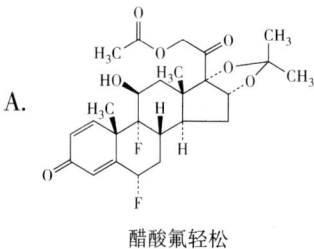

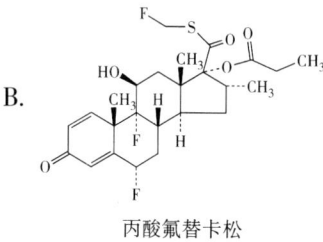

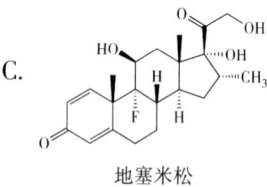

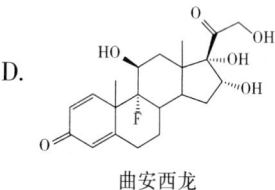

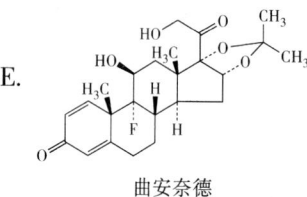

A.

醋酸氟轻松

B.

丙酸氟替卡松

C.

地塞米松

D.

曲安西龙

E.

曲安奈德

36. 有关肾上腺素结构和作用特点的说法，错误的是

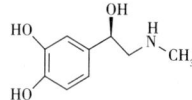

A. 基本骨架是苯乙醇胺结构

B. 分子中含邻二酚结构，属于儿茶酚胺类药物，不能口服

C. 结构中含有一个手性中心，水溶液加热、放置，特别是酸性情况下，迅速异构化，活性快速下降

D. 体内代谢失活主要受到儿茶酚－O－甲基转移酶和单胺氧化酶的催化

E. 内源性活性物质，临床用于过敏性休克、心脏骤停的急救，控制支气管哮喘急性发作等

37. 短叶红豆杉的树皮中提取得到的一个具有紫杉烯环的二萜类化合物，属于有丝分裂抑制剂或纺锤体毒素的抗肿瘤药是

A. 紫杉醇　　　　B. 多西他赛

C. 依托泊苷　　　D. 羟喜树碱

E. 长春新碱

38. 下列抗血栓药为前药的是

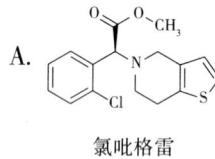

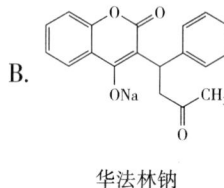

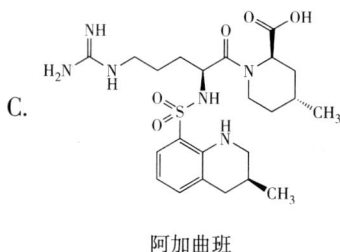

A.

氯吡格雷

B.

华法林钠

C.

阿加曲班

D.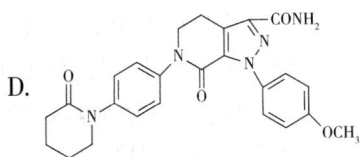

阿哌沙班

E.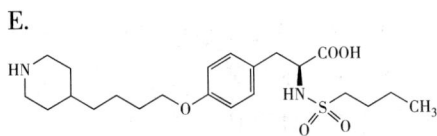

替罗非班

39. 含有巯基结构，会产生皮疹、味觉障碍的 ACE 酶抑制剂药物是

A. 卡托普利　　　B. 依那普利

C. 赖诺普利　　　D. 福辛普利

E. 雷米普利

40. 将天然雄激素睾酮 19 位甲基去除，或对其 A 环进行结构修饰，则雄激素作用降低，蛋白同化作用增强。甚至将其 19 位甲基去除，17 位引入乙炔基，可以得到孕激素类药物炔诺酮。下列属于炔诺酮的是

A.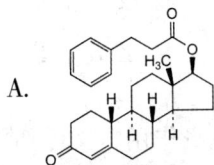

B.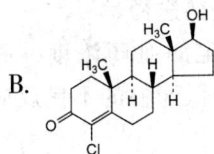

C.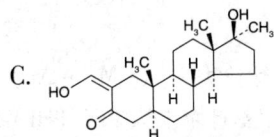

D.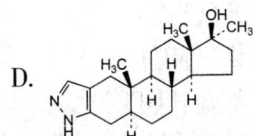

E.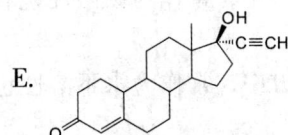

二、配伍选择题（共 60 题，每题 1 分。题目分为若干组，每组题目对应同一组备选项，备选项可重复选用，也可不选用。每题只有 1 个最佳答案）

[41－42]

A. 潜溶剂　　　　B. 防腐剂

C. 助溶剂　　　　D. 抛射剂

E. pH 调节剂

异丙托溴铵制剂处方如下：

【处方】	
异丙托溴铵	0.374g
无水乙醇	150g
HFA－134a	844.6g
枸橼酸	0.04g
蒸馏水	5.0g

41. 处方中无水乙醇用作

42. 处方中 HFA－134a 用作

[43－45]

A. 散剂　　　　　B. 气雾剂

C. 分散片　　　　D. 肠溶片

E. 胶囊剂

43. 贮存时应注意避光、避热、避冷冻、避摔碰，即使药品已用完的小罐也不可弄破、刺穿或燃烧的剂型是

44. 不能碾碎、不能掰开服用的剂型是

45. 服药后不易过多饮水的剂型是

[46－47]

A. 59.0%　　　　B. 236.0%

C. 103.2%　　　　D. 42.4%

E. 44.6%

某临床试验机构进行某仿制药品的生物利用度评价试验，分别以原研片剂和注射剂为参比制剂。该药物符合线性动力学特征，单剂量给药，给药剂量分别为口服片剂 100mg、静脉注射剂 25mg，测得 24 名健康志愿者的平均药－时曲线下面积（$AUC_{0\rightarrow t}$）数据如下所示：

药品	剂量	AUC（μg·h/ml）
仿制药片剂	100	44.6±18.9
原研片剂	100	43.2±19.4
原研注射剂	25	18.9±5.3

46. 该仿制药品的绝对生物利用度是

47. 该仿制药品的相对生物利用度是

[48－49]

    A. 分层   B. 絮凝

    C. 破裂   D. 转相

    E. 酸败

48. 温度高于70℃或降至冷冻温度，造成的乳剂不可逆现象是

49. 向乳剂中加入相反类型的乳化剂可引起乳剂

[50－51]

    A. 水中难溶的药物

    B. 水中稳定且易溶的药物

    C. 油中易溶的药物

    D. 水中不稳定且易溶的药物

    E. 油中不溶的药物

50. 适合于制成注射用无菌粉末的药物是

51. 适合于制成混悬型注射剂的药物是

[52－53]

    A. 聚乙二醇4000

    B. 十二烷基硫酸钠

    C. 羟苯乙酯

    D. 甘油

    E. 硬脂酸

52. 水杨酸乳膏中可作为乳化剂的是

53. 水杨酸乳膏中可作为保湿剂的是

[54－55]

    A. 液状石蜡

    B. 交联聚维酮（PVPP）

    C. 四氟乙烷（HFA－134a）

    D. 乙基纤维素（EC）

    E. 聚山梨酯80

54. 联苯双酯滴丸以聚乙二醇6000为基质，用滴制法制备，所用的冷凝剂是

55. 发挥全身治疗作用的栓剂，处方中需要加入吸收促进剂以增加药物吸收，常用作栓剂吸收促进剂的是

[56－58]

    A. 血浆蛋白结合率

    B. 血－脑屏障

    C. 肠－肝循环

    D. 淋巴循环

    E. 首关效应

56. 决定游离型和结合型浓度的比例，可影响药物在体内分布、代谢和排泄的因素是

57. 药物经胃肠道吸收，在肠黏膜和肝脏被代谢而使进入血液循环的原型药量减少的现象是

58. 减慢药物体内排泄，延长药物半衰期，会让药物在血药浓度－时间曲线上产生双峰现象的因素是

[59－60]

    A. 直肠给药   B. 舌下给药

    C. 呼吸道给药   D. 经皮给药

    E. 口服给药

59. 可发挥局部或全身作用，又可部分减少首关效应的给药途径是

60. 长时间维持恒定的血药浓度，避免峰－谷现象，降低药物的不良反应的给药途径是

[61－62]

    A. 羧甲基纤维素钠（CMC－Na）

    B. 羟丙基甲基纤维素钛酸酯（HPMCP）

    C. 乙基纤维素（EC）

    D. 甲基纤维素（MC）

    E. 羟丙基纤维素（HPC）

61. 在药品处方中，常作为肠溶性包衣材料的是

62. 在药品处方中，常作为水不溶性包衣材料的是

[63 – 65]

    A. 膜动转运   B. 简单扩散

    C. 主动转运   D. 滤过

    E. 易化扩散

63. 脂溶性药物依赖药物分子在膜两侧的浓度差，从膜的高浓度一侧向低浓度一侧转运药物的方式是

64. 一些生命必需物质（如 K^+、Na^+、维生素 B_2 等）通过的生物膜转运药物的方式

65. 蛋白质、多肽类药物的主要吸收方式是

[66 – 67]

    A. 明胶与阿拉伯胶

    B. 西黄蓍胶

    C. 磷脂与胆固醇

    D. 聚乙二醇（PEG）

    E. 半乳糖与甘露醇

66. 用于制备普通脂质体的材料是

67. 用于长循环脂质体表面修饰的材料是

[68 – 70]

    A. 主峰的保留时间（t_R）

    B. 主斑点的位置（R_f）

    C. 理论板数（n）

    D. 信噪比（S/N）

    E. 峰面积（A）

68. 用于高效液相色谱法含量测定的参数是

69. 用于高效液相色谱法组分鉴别的参数是

70. 用于薄层色谱法组分鉴别的参数是

[71 – 72]

    A. ED_{50} B. LD_{50}

    C. TI   D. 效能

    E. 效价强度

71. 体现药物毒性大小的参数是

72. 体现同类药物不同品种之间作用强弱的是

[73 – 74]

    A. 内在活性弱 $1 > \alpha > 0$，与受体亲和力强

    B. 内在活性强 $\alpha = 1$，与受体亲和力强

    C. 无内在活性 $\alpha = 0$，与受体亲和力强

    D. 与激动剂竞争同一受体，与受体结合可逆，使激动剂的量－效曲线平行右移，最大效应不变

    E. 与受体结合牢固，阻止激动剂与受体正常结合，增加激动剂量也不能使其量－效曲线的最大强度达到原来的水平，使 E_{max} 下降

73. 部分激动剂的特点是

74. 竞争性拮抗剂的特点是

[75 – 76]

    A. 副作用   B. 毒性作用

    C. 后遗效应   D. 停药反应

    E. 继发性反应

75. 阿托品解除胃肠道平滑肌痉挛时，出现口干、心悸、便秘等，属于

76. 长期应用肾上腺皮质激素，可引起肾上腺皮质萎缩，一旦停药，肾上腺皮质功能下降，数月难以恢复，属于

[77 – 78]

A.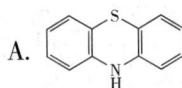

B.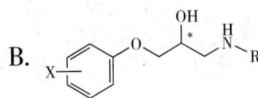

C.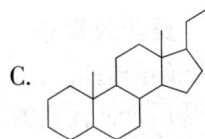

D.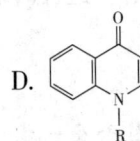

E.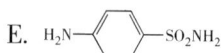

77. 喹诺酮类合成抗菌药环丙沙星的化学骨架是

78. 磺胺类合成抗菌药磺胺甲噁唑的化学骨架是

[79 - 80]

    A. 锥体外系副作用

    B. 内分泌紊乱

    C. 恶心、呕吐等胃肠道毒性

    D. 干咳

    E. 心脏毒性（可能诱发尖端扭转型心律失常）

79. 特非那定作用于 hERG，引起

80. 氯丙嗪阻断多巴胺结节漏斗通路，引起

[81 - 82]

    A. 异烟肼   B. 乙醛

    C. 伯氨喹   D. 普萘洛尔

    E. 琥珀胆碱

81. 体内乙酰化代谢，诱发周围神经炎，需同服维生素 B_6 的药物是

82. 体内 G - 6 - PD 缺乏，出现血红蛋白尿、黄疸、贫血等急性溶血性反应的药物是

[83 - 84]

    A. 糖皮质激素类药物

    B. 胰岛素

    C. 抗肿瘤药物

    D. 平喘药物

    E. 抗高血压药物

83. 在治疗疾病时，8：00 时 1 次给予全天剂量比 1 天多次给药效果好，不良反应少。这种时辰给药适用于

84. 在治疗疾病时，采用日低夜高的给药剂量更能有效控制病情。这种时辰给药适用于

[85 - 86]

    A. 神经递质及细胞因子及药物、多肽类激素等，如乙酰胆碱

    B. NO

    C. cAMP

    D. cGMP

    E. Ca^{2+}

85. 既有第一信使特征，又具有第二信使特征的信使是

86. 能作为第二信使的金属离子是

[87 - 88]

A.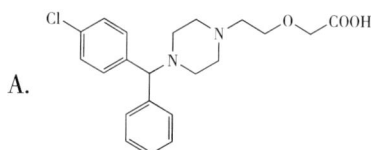

西替利嗪

B.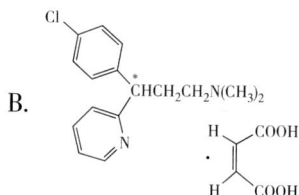

马来酸氯苯那敏

C.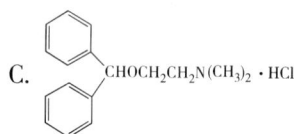

盐酸苯海拉明

D.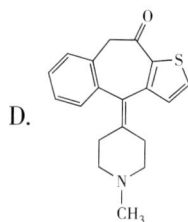

酮替芬

E.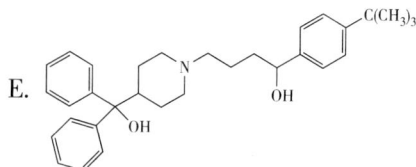

特非那定

87. 哌嗪类，结构中含有羧基，体内易解离成离子，无中枢作用的 H_1 受体阻

断剂类抗过敏药是

88. 丙胺类，作用持久，对中枢抑制较弱，嗜睡副作用小，适用于日间服用，治疗荨麻疹、过敏性鼻炎、结膜炎等。也用在多种复方制剂和化妆品中，该药物是

[89-92]
    A. 布洛芬
    B. 舒林酸
    C. 对乙酰氨基酚
    D. 青蒿素
    E. 艾瑞昔布

89. 休内乙酰化代谢产生毒性代谢物乙酰亚胺醌，诱发肝毒性的药物是

90. 体内甲基亚砜还原成甲硫基化合物显示生物活性的药物是

91. 我国科学家从黄花蒿中提取到的倍半萜内酯结构的抗疟疾药物是

92. 我国科学家根据"适度抑制"原理设计的抗炎药，在消除炎症的同时，维持 PGI_2 和 TXA_2 之间功能的平衡，降低心血管事件的风险，该药物是

[93-94]
    A.
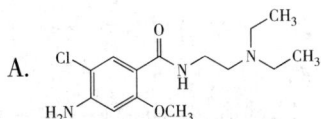
甲氧氯普胺

    B.
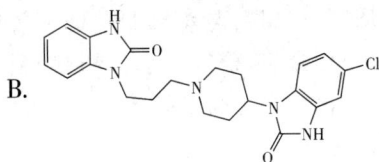
多潘立酮

    C.
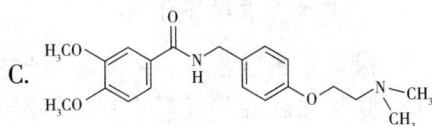
伊托必利

    D.
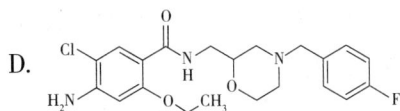
莫沙必利

    E.
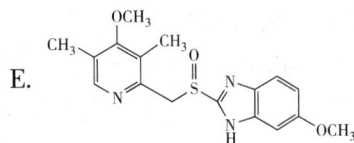
奥美拉唑

93. 为苯甲酰胺的类似物，第一个用于临床的多巴胺 D_2 受体阻断药，有中枢神经系统副作用（锥体外系症状）的促胃肠动力药是

94. 具有苯甲酰胺结构，克服了西沙必利的心脏副作用，选择性拮抗中枢和外周的 $5-HT_4$ 受体，其代谢物 $4-$ 氟苄基化合物具有 $5-HT_3$ 受体阻断作用的促胃肠动力药是

[95-98]
    A. 胰岛素   B. 吡格列酮
    C. 阿卡波糖   D. 利格列汀
    E. 瑞格列净

95. 需要有序更换注射部位，防止脂肪萎缩的降血糖药是

96. 引起低血糖时，需要直接给予葡萄糖缓解的 $\alpha-$ 葡萄糖苷酶抑制剂类降血糖药是

97. 二肽基肽酶 -4 抑制剂降血糖药是

98. 引起泌尿系统感染的钠 $-$ 葡萄糖协同转运蛋白 2 抑制剂降血糖药是

[99-100]
    A. 奥沙西泮   B. 诺阿司咪唑
    C. 非索非那定   D. 地昔帕明
    E. 帕利哌酮
    药物在体内经过氧化、还原、水解、羟基化等发生第一相生物转化过程，产生生物转化物，往往具有更好的生物活性，依此药物学家开发出新的药物。

99. 原药具有导致 Q－T 间期延长和尖端扭转型室性心动过速等心脏毒性，原药体内代谢物无心脏毒性，因结构中含有体内易解离的羧基，也无中枢镇静作用。该代谢物是

100. 原药在体内经 1 位脱甲基、3 位羟基化代谢，其代谢物 3 位羟基易与葡萄糖醛酸结合后从尿排出体外，具有半衰期短、副作用小、催眠作用较弱等特点，适用于老年人和肝肾功能不良者。该代谢物是

三、综合分析题（共 10 题，每题 1 分。每道题备选项中，只有一个最佳答案。多选、错选、不选均不得分）

[101 － 102]

临床上常将药物的有效治疗浓度设定为稳态血药浓度，但药物接近稳态浓度一般需要 4～5 个半衰期。对于治疗窗很窄的药物，多剂量给药稳态血药浓度需要控制血药浓在 C_{max}^{ss} 和 C_{min}^{ss} 之间，才能使药物在临床使用安全有效。

101. 若药物的 $t_{1/2}$ 为 4 小时，达稳态的 90% 需要的时间是

   A. 3.32 小时   B. 6.64 小时

   C. 7 小时   D. 10 小时

   E. 13.3 小时

102. 下列哪项是单室模型静脉滴注给药血药浓度与时间的关系式

   A. $\lg C = -\dfrac{k}{2.303}t + \lg C_0$

   B. $C = \dfrac{k_0}{kV}(1 - e^{-kt})$

   C. $C = \dfrac{k_a F X_0}{V(k_a - k)}(e^{-kt} - e^{-k_a t})$

   D. $C_n = \dfrac{X_0}{V}\left(\dfrac{1 - e^{-nk\tau}}{1 - e^{-k\tau}}\right)e^{-kt}$

   E. $C = N e^{-k_a t} + L e^{-\alpha t} + M e^{-\beta t}$

[103 － 105]

某临床试验机构进行罗红霉素片仿制药的生物等效性评价试验，单剂量（250mg）给药，经 24 名健康志愿者试验，测得主要药动学参数如下表所示。经统计学计算，供试制剂的相对生物利用度为 105.9%，供试制剂与参比制剂的 C_{max} 和 $AUC_{0-\infty}$ 几何均值比的 90% 置信区间分别在 82%～124% 和 93%～115% 范围内。

药动学参数	供试制剂	参比制剂
C_{max}（mg/L）	7.15 ± 0.18	7.37 ± 0.42
T_{max}（h）	1.10 ± 0.44	1.20 ± 0.26
$t_{1/2}$（h）	8.11 ± 2.92	8.00 ± 2.46
$AUC_{0-\infty}$（mg·h/L）	66.62 ± 17.89	62.93 ± 14.62

103. 根据上述信息，关于罗红霉素片仿制药生物等效性评价的说法，正确的是

   A. 供试制剂的相对生物利用度为 105.9% 超过 100%，可判定供试制剂与参比制剂生物不等效

   B. 根据 $AUC_{0-\infty}$ 和 C_{max} 的试验结果，可判定供试制剂与参比制剂生物等效

   C. 根据 T_{max} 和 $t_{1/2}$ 的试验结果，可判定供试制剂与参比制剂生物等效

   D. 供试制剂与参比制剂的 C_{max} 均值比为 97.0%，判定供试制剂与参比制剂生物不等效

   E. 供试制剂与参比制剂的 T_{max} 均值比为 91.7%，判定供试制剂与参比制剂生物不等效

104. 根据上述信息，如果某患者连续口服参比制剂罗红霉素片，每天 3 次（每 8h 一次），每次 250mg，用药多天达到稳态后每个给药间隔（8h）的 $AUC_{0-\tau}$ 为 64.8mg·h/L，该药

的平均稳态血药浓度为

A. 2.7mg/L　　B. 8.1mg/L

C. 3.86mg/L　　D. 11.6mg/L

E. 44.9mg/L

105. 根据上题信息，如果该患者的肝肾功能出现障碍，其药物消除速率为正常人的1/2，为达到相同稳态血药浓度，每天给药3次，则每次给药剂量应调整为

A. 500mg　　　B. 250mg

C. 125mg　　　D. 200mg

E. 75mg

[106－107]

1,4－二氢吡啶类钙通道阻滞药的基本结构如下：

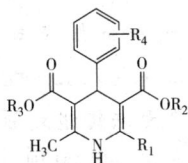

1,4－二氢吡啶环是该类药物的必须药效团，且氮上不宜带有取代基，2,6位为甲基取代，4位常为苯环，3,5位存在羧酸酯药效基团，不同的羧酸酯结构体内代谢的速度和部位都有较大差别。该类药物具有抗高血压、抗心绞痛等作用，其代表药物是硝苯地平。

106. 硝苯地平为对称结构的二氢吡啶类药物，口服后吸收迅速、完全。吞服、嚼碎服或舌下含服相对生物利用度基本无差异。该药的结构是

A.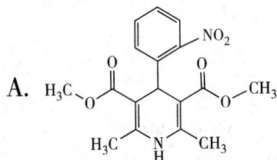

B.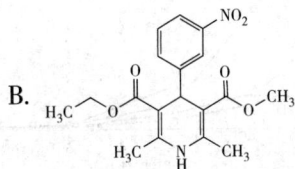

C.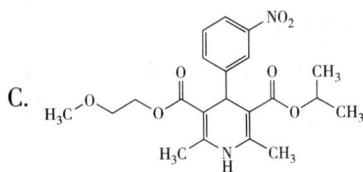

D.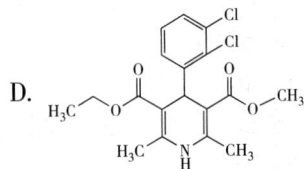

E.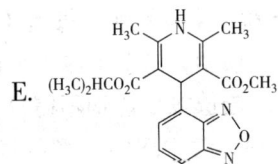

107. 1,4－二氢吡啶环的2位甲基被2－氨基乙氧基甲基取代，3,5位羧酸酯结构不同，因而4位碳原子为手性，临床上以外消旋体和左旋体上市的药物是

A. 硝苯地平　　B. 氨氯地平

C. 尼莫地平　　D. 尼群地平

E. 拉西地平

[108－110]

天然的头孢类抗生素的3位是乙酰氧甲基，体内易水解，成环，失去活性，为改善该类药物的体内药动学性质，对其3位改造。

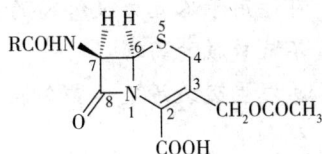

108. 3位引入氯原子后，脂溶性大，口服易吸收的药物是

A. 头孢氨苄　　B. 头孢羟氨苄

C. 头孢克洛　　D. 头孢哌酮

E. 头孢吡肟

109. 3位引入酸性的三嗪环，透过脑膜

的药物是

    A. 头孢曲松   B. 头孢匹罗

    C. 氨曲南   D. 头孢美唑

    E. 阿米卡星

110. 3 位引入季铵结构，迅速穿透细菌细胞壁的药物是

    A. 哌拉西林   B. 阿莫西林

    C. 头孢哌酮   D. 亚胺培南

    E. 头孢吡肟

四、多项选择题（共 10 题，每题 1 分。每题的备选项中，有 2 个或 2 个以上正确答案。错选或少选均不得分）

111. 关于药代动力学中房室模型的说法，错误的是

    A. 单室模型是指进入体循环的药物能很快在血液与各部位之间达到动态平衡

    B. 一个房室代表机体内一个特定的解剖部位（组织脏器）

    C. 药物在同一房室不同部位与血液建立平衡的速率完全相等

    D. 给药后同一房室中各部位的药物浓度和变化速率均相等

    E. 双室模型包括分布速率较慢的中央室和分布较快的周边室

112. 关于注射剂的特点，叙述正确的是

    A. 药效迅速、剂量准确、作用可靠

    B. 可适用于不宜口服给药的患者和不宜口服的药物

    C. 易发生交叉污染、安全性不及口服制剂

    D. 只能发挥药物全身作用

    E. 生产成本高

113. 有关皮肤给药制剂，下列叙述不正确的是

    A. 凝胶剂是指药物与适宜的亲水性基质混匀后涂布于背衬材料上制成的贴膏

    B. 贴膏剂系指将原料药物与适宜的基质制成膏状物、涂布于背衬材料上供皮肤贴敷，可产生全身性或局部作用的一种薄片状柔性制剂，不可任意剪用

    C. 在临床上应用较多的是油性凝胶剂

    D. 贴剂局部敷贴，可根据患部面积大小，任意剪用

    E. 伤湿止痛膏属于贴膏剂，其基质主要是由油溶性的基质组成

114. 有关气雾剂、喷雾剂、粉雾剂的正确表述是

    A. 气雾剂由药物和附加剂、抛射剂、阀门系统三部分组成

    B. 气雾剂按分散系统可分为溶液型、混悬型及乳剂型

    C. 气雾剂无法传递大剂量药物

    D. 喷雾剂不含抛射剂，使用时借助手动泵的压力将内容物释出

    E. 粉雾剂微粒大小 < 10μm，大多在 5μm 左右

115. 药物粒子大小和溶出速度有一定关系，下图是不同粒径（A 为 细 < 75mm + 0.1% 吐温 80；B 为 细 < 75mm；C 为 中 150 ~ 180mm；D 为 粗 > 750mm）的非那西丁混悬液给志愿者服用后得到不同的血药浓度。以下说法正确的是

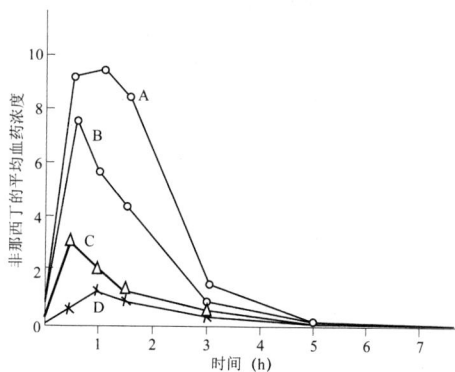

A. 药物粒子越小，药物的溶出速度增大，吸收也加快

B. 对水溶性或弱碱性药物，增加比表面积没有多大的价值

C. 对胃液中不稳定的药物粒径越小，疗效越好

D. 对胃有刺激性的药物，不宜用过细的粉末制备口服制剂

E. 纳米技术可应用于增加药物的溶解度与溶出速度

116. 下列与靶点发生不可逆共价键键合发挥作用的药物有

    A. 环磷酰胺　　　B. 氮芥

    C. 氨苄西林　　　D. 克拉维酸

    E. 奥美拉唑

117. 下列属于药物代谢的第Ⅰ相生物转化反应的有

    A. 保泰松苯环羟基化转化为羟布宗

    B. 卡马西平的环氧化，最后水解成二羟基卡马西平

    C. 利多卡因的 N – 脱烷基反应

    D. 磺胺类药物体内乙酰化形成血晶尿

    E. 地西泮 1 位脱甲基，3 位羟基化转化为奥沙西泮

118. 儿茶酚胺类药物的结构特征是苯乙胺骨架的苯环上有两个羟基相邻，该类药物极性大，易被破坏，不能口服，在体内能同时被儿茶酚氧位甲基转移酶和单胺氧化酶代谢。下列属于儿茶酚胺类药物的有

A.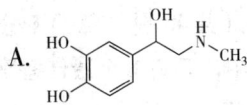

B.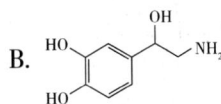

C.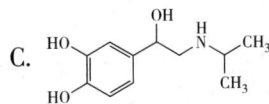

D.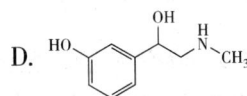

E.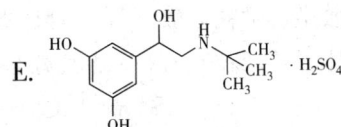

119. 下列属于第二信使的有

    A. 乙酰胆碱　　　B. 钙离子

    C. 钠离子　　　　D. cAMP

    E. cGMP

120. 下列属于抗菌增效剂的药物有

    A. 丙磺舒　　　　B. 克拉维酸

    C. 舒巴坦　　　　D. 甲氧苄啶

    E. 氨曲南

冲刺卷二

一、最佳选择题（共40题，每题1分。每题的备选项中，只有1个最佳答案）

1. 《中国药典》规定，凡检查溶出度的制剂，一般不再检查的项目是
   - A. 有关物质
   - B. 崩解时限
   - C. 残留溶剂
   - D. 重（装）量差异
   - E. 水分

2. 剂型按分散系统分为溶液型、胶体型、乳剂型、混悬型类、固体分散型、气体分散型、微粒分散型（微囊、微球、脂质体、纳米粒）。薄荷醑剂属于
   - A. 溶液型
   - B. 亲水胶
   - C. 混悬型
   - D. 乳剂
   - E. 溶胶剂

3. 阿奇霉素制成分散片的特点不包括
   - A. 适合大剂量难溶性药物的剂型设计
   - B. 药物易溶，遇水迅速溶解
   - C. 服用方便
   - D. 崩解迅速
   - E. 吸收快和生物利用度高

4. 关于药物制剂稳定性的说法，错误的是
   - A. 药品的有效期是药物降解10%所需的时间
   - B. 药物制剂稳定性的影响因素试验包括高温试验、高湿试验、强光照射试验
   - C. 药物制剂稳定性主要研究药物制剂的物理稳定性
   - D. 加速试验是在（40±2）℃，相对湿度（75±5）%条件下进行，目的是预测药物的有效期

   - E. 长期试验是在（25±2）℃，相对湿度（60±10）%条件下进行，目的是确定药物的有效期

5. 关于药物剂型与制剂的说法，不正确的是
   - A. 同一种剂型可以有不同的给药途径
   - B. 一种药物可以制成不同的剂型
   - C. 剂型可以改变药物的作用性质
   - D. 制剂一般采用药物的商品名加剂型名组成
   - E. 喷雾剂既可以通过口腔给药，也可以通过鼻腔、皮肤或肺部给药

6. 表面活性剂的HLB值为7~9，在药物制剂中可作为
   - A. 增溶剂
   - B. 乳化剂
   - C. 润湿剂
   - D. 去污剂
   - E. 助悬剂

7. 布洛芬混悬剂的特点不包括
   - A. 易吸收，与固体制剂相比服用更加方便
   - B. 易于分剂量给药，患者顺应性好
   - C. 可产生长效作用
   - D. 水溶性药物可以制成混悬剂
   - E. 混悬剂因颗粒分布均匀，对胃肠刺激小

8. 鱼肝油乳剂的处方如下，处方中阿拉伯胶用作

   【处方】
鱼肝油	500ml
阿拉伯胶细粉	125g
西黄蓍胶细粉	7g
糖精钠	0.1g
挥发杏仁油	1ml
羟苯乙酯	0.5g
纯化水	加至1000ml

A. 乳化剂　　　　B. 分散剂

C. 黏合剂　　　　D. 助悬剂

E. 稳定剂

A. 液状石蜡　　　B. 凡士林

C. 蜂蜡　　　　　D. 硬脂酸

E. 泊洛沙姆

9. 关于生物等效性研究的实施与样品采集的说法，正确的是

A. 通常采用受试制剂和参比制剂的单个最低规格制剂进行试验

B. 从 0 时到最后一个样品采集时间的曲线下面积与时间从 0 到无穷大的 AUC 之比通常应当达于 70%

C. 整个采样时间不少于 3 个末端消除半衰期

D. 受试制剂与参比制剂药物含量的差值应小于 2%

E. 一般情况下，受试者试验前至少空腹 8 小时

10. 关于水杨酸乳膏的表述，不正确的是

A. 水杨酸乳膏主要发挥药物的局部治疗作用，一般并不希望产生全身性作用

B. 手术创伤用的乳膏要求无菌

C. 水杨酸乳膏剂加入白凡士林可克服基质干燥的缺点，故可用于糜烂或继发性感染部位

D. 水杨酸乳膏为 O/W 型乳膏，要加保湿剂和防腐剂

E. 水杨酸乳膏使用过程中不可多种药物联合用药

11. 高分子化合物以单分子形式分散于分散介质中形成的均相体，属热力学稳定体系。下列属于高分子溶液剂的是

A. 氢氧化铝凝胶

B. 胃蛋白酶合剂

C. 布洛芬口服混悬剂

D. 复方磷酸可待因糖浆

E. 鱼肝油乳剂

12. 下列哪项不是乳膏剂的油相基质

13. 关于滴丸剂的叙述，不正确的是

A. 用固体分散技术制成的滴丸吸收迅速，生物利用度高

B. 刺激性强的药物可以制成滴丸剂

C. 主药体积小的药物可以制成滴丸剂

D. 液体药物不可制成固体的滴丸剂

E. 滴丸剂不仅可以口服，还可外用

14. 属于膜剂最常用成膜材料的是

A. PVA（17-88）　B. TiO_2

C. SiO_2　　　　　D. 山梨醇

E. 聚山梨酯 80

15. 氨苄西林钠极易吸湿，其临界相对湿度仅为 47%，其贮存环境湿度应选下列哪项

A. 40%　　　　　B. 47%

C. 50%　　　　　D. 60%

E. 75%

16. 以下有关芬太尼贴剂的说法，错误的是

A. 芬太尼贴剂经皮吸收，主要蓄积于皮下组织

B. 芬太尼贴剂属于中枢神经镇痛药，并非哪痛贴哪

C. 芬太尼是脂溶性溶性物质，建议贴在毛细血管丰富容易吸收的部位

D. 芬太尼贴剂不得剪开，每 3 天更换 1 次，新的贴剂贴于不同位置，可减少皮肤反应

E. 芬太尼贴剂主要经表皮缓慢吸收

17. 影响药物胃肠道吸收的因素不包括

A. 药物的解离常数与脂溶性

B. 药物从制剂中的溶出速度

C. 药物的粒度

D. 药物的密度

E. 药物的晶型

18. 关于药物代谢的错误表述是

A. 药物代谢是药物在体内发生化学结构变化的过程

B. 参与药物代谢的酶通常分为微粒体酶系和非微粒体酶系

C. 通常代谢产物比原药物的极性小

D. 药物代谢主要在肝脏进行，也有一些药物在肠道代谢

E. 药物的给药途径和剂型都会影响代谢

19. 下列有关药物在体内分布的说法，不正确的是

A. 药物随着血液循环到达体内各组织器官的过程称为分布

B. 药物的疗效取决于其游离型浓度

C. 药物分布与体内循环与血管透过性有关

D. 药物分布与组织的亲和力有关

E. 药物与血浆蛋白结合为不可逆的过程

20. 关于单室模型单剂量血管外给药的错误表述是

A. $C-t$ 公式为双指数方程

B. 达峰时间与给药剂量 X_0 成正比

C. 峰浓度与给药剂量 X_0 成正比

D. 药 - 时曲线下面积与给药剂量 X_0 成正比

E. 血药浓度达峰瞬间吸收速度与消除速度相等

21. 拮抗药分为竞争性拮抗药和非竞争性拮抗药两种。下图为 A 和 B 两种拮抗药的量 - 效关系曲线图。虚线代表单用激动药的量 - 效曲线，实线代表拮抗药存在时激动药的量 - 效曲线图。E 代表效应强度，C 代表药物浓度。

下列说法正确的是

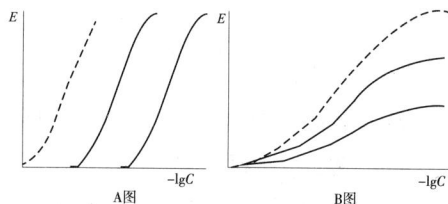

A. A 图为非竞争性拮抗，使激动药的量 - 效曲线平行右移，效能不变

B. A 图为竞争性拮抗，使激动药的量 - 效曲线平行右移，效能不变

C. B 图是竞争性拮抗，拮抗药与受体的结合可逆，使激动药的效能降低

D. B 图是非竞争性拮抗，拮抗药与受体结合可逆，使激动药的效能降低

E. A 图激动药量 - 效曲线平行右移越远，拮抗药拮抗能力越弱

22. 有关药物的结构、理化性质与药物活性的关系说法正确的是

A. $\lg P$ 是脂水分配系数，衡量药物脂溶性大小，其值越大，脂溶性越小

B. pK_a 是酸度系数，衡量药物在不同环境下解离程度大小，解离程度越大，分子型药物越多

C. 通常酸性药物在 pH 低的胃中、碱性药物在 pH 高的小肠中解离少，分子型药物比例多，易吸收

D. 阿司匹林在酸性胃中易解离，吸收少

E. 麻黄碱在碱性的肠道中易解离，吸收少

23. 变态反应即过敏反应，也称超敏反应。下列不属于体液性免疫变态反应的是

A. 主要是 IgE 介导的速发型变态反应，即 I 型变态反应

B. Ⅱ型变态反应，即溶细胞型反应

C. Ⅲ型变态反应，即免疫复合型或血管炎型反应

D. 青霉素的降解产物高分子噻唑聚合物引起的过敏反应

E. Ⅳ型变态反应，发生较为缓慢，又称迟发型变态反应，没有抗体和补体参与

24. 药物的治疗作用有对因治疗、对症治疗和补充疗法。下列属于对因治疗的是

A. 胰岛素治疗糖尿病

B. 解热镇痛药物缓解感冒发热症状

C. 抗高血压药物控制升高的血压

D. 抗心绞痛药物舌下含服缓解心绞痛

E. 抗菌药物如青霉素控制感染

25. 下列不属于因遗传变异引起的药动学差异的是

A. 异烟肼白种人乙酰化慢代谢，体内维生素 B_6 缺乏，易诱发周围神经炎

B. 血浆胆碱酯酶缺乏的病人使用琥珀胆碱引起呼吸肌麻痹时间延长

C. 异喹胍被 CYP2D6 代谢，慢代谢者引起体位性低血压

D. 乙醛脱氢酶活性低的人饮酒，使体内乙醛浓度增高，引起血管扩张、面部潮红，以及代偿性心动过速

E. 某些病人体内维生素 K 环氧合酶活性低，需要正常人用量的 20 倍才能达到抗凝作用

26. 根据受体蛋白结构、信号转导过程、受体位置和效应性质等特点，受体大致可分为 G - 蛋白偶联受体如 M 受体等、配体门控离子通道受体如 N 受体等、酪氨酸激酶受体如胰岛素及一些

生长因子等、细胞内受体如甾体激素等和其他酶类受体等。甲状腺激素受体属于

A. G - 蛋白偶联受体

B. 配体门控离子通道受体

C. 酪氨酸激酶受体

D. 细胞内受体

E. 其他酶类受体

27. 喹诺酮类药物的基本骨架是喹啉酮环，结构如下：

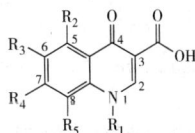

下列有关喹诺酮类药物构效关系的说法，错误的是

A. 4 - 酮基 - 3 - 羧基是与 DNA 螺旋酶和拓扑异构酶Ⅳ结合的必须药效基团

B. 8 位引入氟原子，光毒性增加，如司帕沙星、洛美沙星

C. 6 位引入氟原子，脂溶性减小，口服吸收生物利用度增加

D. 7 位引入哌嗪环扩大抗菌谱，提高抗菌活性

E. 8 位引入甲氧基，光毒性减小，如加替沙星、莫西沙星

28. 有关效能和效价强度的说法，错误的是

A. 效价强度是同类药物不同品种达到等效反应（一般为 50% 效应）时的相对剂量或浓度

B. 效能是一定剂量范围内，增加药物剂量或浓度时，药物效应不再增加

C. 效能体现药物内在活性的大小

D. 在质反应中，效能是指阳性率达到 100%

E. 利尿药环戊噻嗪效价强度大，增加剂量可以达到呋塞米的效能

29. 用药之后随时间的推移，由于体内药量（或血药浓度）的变化，药物效应随时间呈现动态变化称时－效关系，可用时－量曲线和时－效曲线表示。药物的时－量曲线和时－效曲线如下：

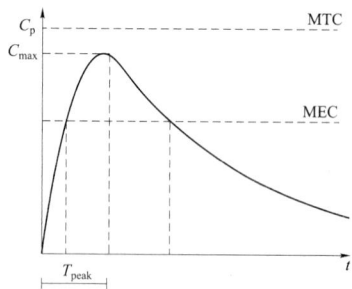

单次用药的时－量曲线

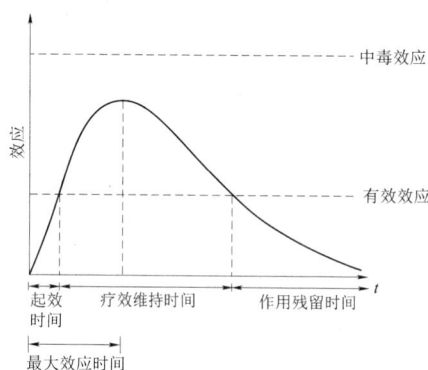

单次用药的时－效曲线

有关药物的时－效关系说法错误的是

A. 药物的血药浓度超过 MTC 可引起中毒反应

B. 药物的血药浓度低于 MEC 达不到治疗效果

C. 疗效维持时间对连续多次用药时选择用药的间隔时间有参考意义

D. 在前次给药的"作用残留时间"内进行第二次给药则可能产生药物作用积蓄

E. 时－量曲线和时－效曲线可以相互参考，也可相互替代

30. 具有镇静催眠作用的母环是

A.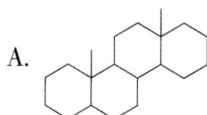

B.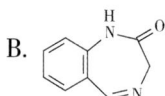

C.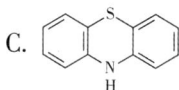

D.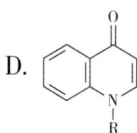

E.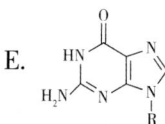

31. 苯氨基哌啶类，具有起效快，在体内迅速被酯酶水解，使得维持时间短的合成镇痛药物是

A.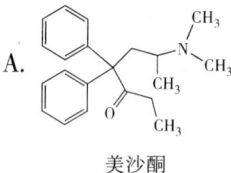

美沙酮

B.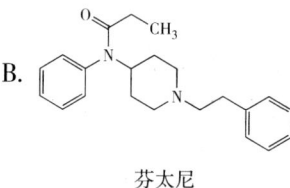

芬太尼

C.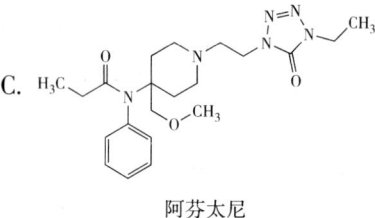

阿芬太尼

D.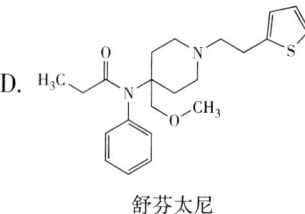

舒芬太尼

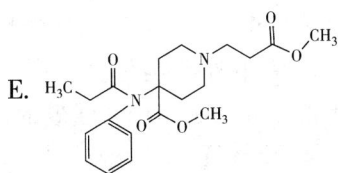

E.

瑞芬太尼

32. 临床上使用单一光学异构体，代谢慢，作用时间长的质子泵抑制剂是

A. 奥美拉唑　　B. 兰索拉唑

C. 泮托拉唑　　D. 雷贝拉唑

E. 艾司奥美拉唑

33. 含有苯酚、苯胺结构的药物在体内代谢成醌、亚胺 - 醌、次甲基 - 醌等，这些基团与蛋白的亲核基团发生加成或取代反应，生成不可逆共价结合产物，诱发毒性或特质性反应。下列不能代谢成亚胺醌的药物是

A.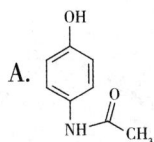

对乙酰氨基酚

B.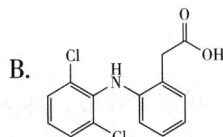

双氯芬酸

C.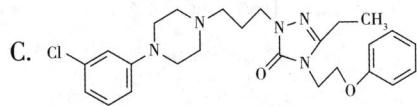

奈法唑酮

D.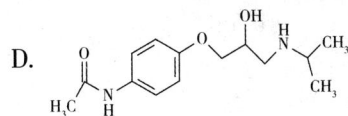

普拉洛尔

E.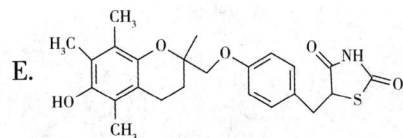

曲格列酮

34. 在体内需要肝、肾两次羟基化代谢才具有活性的药物是

A. 维生素 D_3　　B. 阿法骨化醇

C. 骨化三醇　　D. 阿仑膦酸钠

E. 雷洛昔芬

35. 卡托普利的结构如下：

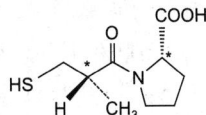

有关卡托普利结构与性质的说法，错误的是

A. 含巯基的 ACE 抑制剂唯一代表药物，巯基和脯氨酸片段是关键药效基团

B. 分子中巯基会产生皮疹和味觉障碍

C. 其副作用是引起干咳，产生原因是抑制 ACE 发挥作用时，同时也抑制缓激肽分解，属于药物与非治疗靶点结合产生的副作用

D. 目前在 ACE 抑制剂中只有卡托普利、赖诺普利不是前药，其余均是前药

E. 卡托普利结构中含有 3 个手性中心，且有膦酰基结构

36. 香豆素类抗凝血药是一类含 4 - 羟基香豆素基本结构的药物，口服有效，体外无抗凝活性。常用的该类药物包括华法林钠、双香豆素和醋硝香豆素。其中华法林钠是这类药物的代表，其结构如下，有关华法林钠特点的说法，错误的是

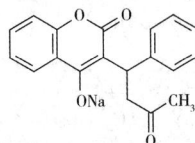

A. 华法林钠的基本结构是 4 - 羟基香豆素

B. 华法林钠结构有 1 个手性中心，S - 异构体活性是 R - 异构体活性的 4 倍

C. 华法林钠结构与维生素 K 结构相似，作用于维生素 K 环氧合酶，影响凝血因子 Ⅱ、Ⅶ、Ⅸ、Ⅹ 活性

D. 华法林钠口服吸收完全，生物利用度近100%，血浆蛋白结合率约为99.5%，静脉注射和加大剂量能加速其作用

E. 华法林体内代谢具有立体选择性，R-异构体经丙酮侧链还原代谢，代谢物主要经尿液排泄；S-异构体母环 7 位羟基化代谢，代谢物进入胆汁，随粪便排出体外

37. 属于神经氨酸酶抑制药，用于治疗流行性感冒的药物是

A.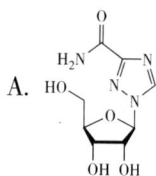
利巴韦林

B.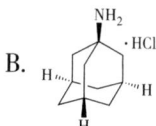
金刚烷胺

C.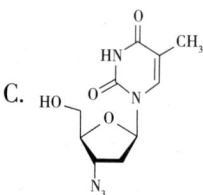
齐多夫定

D.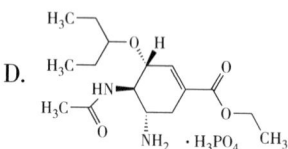
奥司他韦

E.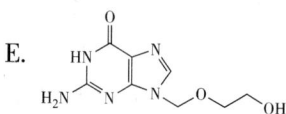
阿昔洛韦

38. 结构由咔唑酮环和2-甲基咪唑组成，

有一个手性中心，R-异构体活性较大，临床使用外消旋体。为高选择性，无锥体外系副作用，强效的 5-HT₃ 受体阻断药是

A.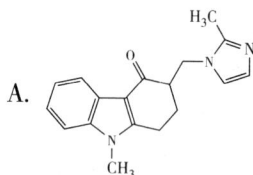

B.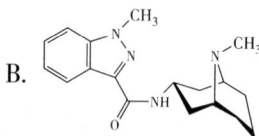

C.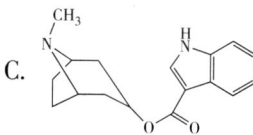

D.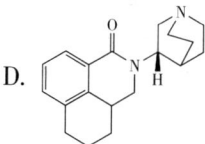

E.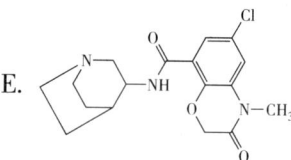

39. 结构中具有芳氧丙醇胺片段，体内易被酯酶水解，作用时间只有11分钟的 β₁ 受体阻断药是

A.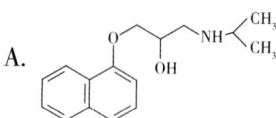
普萘洛尔

B.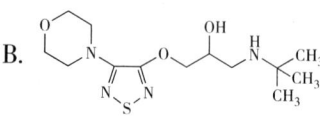
噻吗洛尔

C.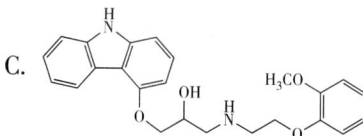
卡维地洛

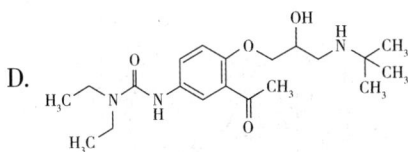

D.

塞利洛尔

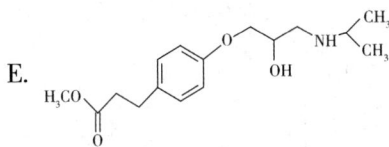

E.

艾司洛尔

40. 具有下列结构式的药物，其作用是

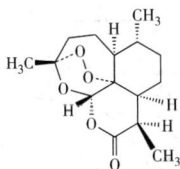

    A. 抗病毒作用   B. 抗疟疾作用

    C. 抗真菌作用   D. 抗肿瘤作用

    E. 抗结核作用

二、配伍选择题（共 60 题，每题 1 分。题目分为若干组，每组题目对应同一组备选项，备选项可重复选用，也可不选用。每题只有 1 个最佳答案）

[41 – 42]

    A. 密闭   B. 密封

    C. 熔封或严封   D. 凉暗处

    E. 阴凉处

41. 阿司匹林遇湿气即缓缓水解，要求保存的方式是

42. 《中国药典》规定，除另有规定外，冲洗剂的贮存方式是

[43 – 44]

    A. 水解   B. 氧化

    C. 异构化   D. 聚合

    E. 脱羧

43. 维生素 A 转化为 2,6 – 顺式维生素 A 属于

44. 塞替派注射液以 PEG400 作为溶剂的目的是防止

[45 – 46]

    A. 达峰时间（T_{max}）

    B. 半衰期（$t_{1/2}$）

    C. 表观分布容积（V）

    D. 药 – 时曲线下面积（AUC）

    E. 清除率（Cl）

45. 反映药物在体内吸收速度的药动学参数是

46. 某药物具有非线性消除的药动学特征，其药动学参数中随着给药剂量增加而减小的是

[47 – 49]

    A. 崩解时限

    B. 溶液的澄清度

    C. 含量均匀度

    D. 杂质检查

    E. 结晶检查

47. 除另有规定外，凡规定检查溶出度或释放度的片剂，不再检查的项目是

48. 每一个单剂标示量小于 25mg 或主药含量小于每一个单剂重量 25% 者，均应检查的项目是

49. 以上不属于特性检查项目的是

[50 – 51]

    A. 耳用给药

    B. 直肠给药

    C. 气雾剂吸入给药

    D. 舌下黏膜给药

    E. 鼻腔给药

50. 处方中加入溶菌酶、透明质酸酶等液化分泌物，可促进药物分散的给药途径是

51. 一部分药物可经嗅觉神经绕过血 – 脑屏障直接进入脑组织，有利于中枢神经系统疾病的治疗的给药途径是

[52 – 54]

    A. 碳酸氢钠和柠檬酸、苹果酸、富马酸

B. 硬脂酸镁

C. 甘露醇

D. 羧甲基淀粉钠

E. HPMC 水溶液

52. 阿奇霉素分散片中的润滑剂是

53. 甲氧氯普胺口腔崩解片的填充剂是

54. 维生素 C 泡腾片的泡腾崩解剂是

［55－57］

　A. 酊剂　　　　B. 酏剂

　C. 芳香水剂　　D. 醑剂

　E. 高分子溶液剂

55. 挥发性药物的浓乙醇溶液是

56. 药物用规定浓度的乙醇浸出或溶解而制成的液体制剂是

57. 芳香挥发性药物（多为挥发油）的饱和或近饱和水溶液

［58－59］

　A. 眼用制剂　　B. 耳用制剂

　C. 鼻用制剂　　D. 含漱剂

　E. 冲洗剂

58. 部分药物可经嗅觉神经绕过血－脑屏障直接进入脑组织，有利于中枢神经系统疾病治疗的制剂是

59. 制剂中加入溶菌酶、透明质酸酶等，可液化分泌物，促进药物分散，加速肉芽组织再生的制剂是

［60－62］

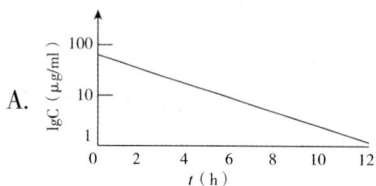

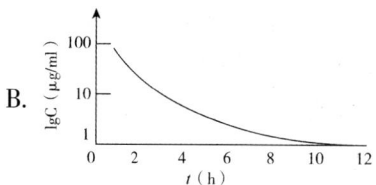

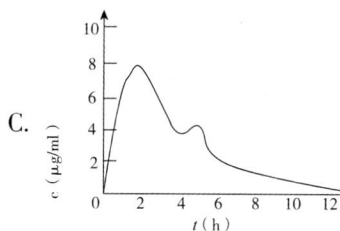

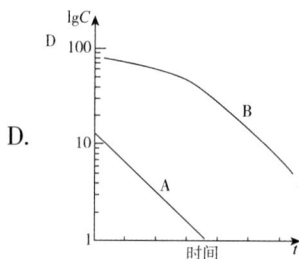

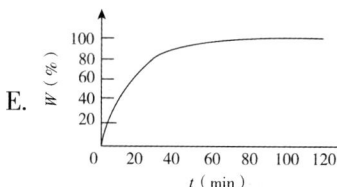

60. 符合普通片剂溶出规律的溶出曲线表现为

61. 具有双室模型特征的某药物静脉注射给药，其血药浓度与时间关系曲线表现为

62. 具有肠－肝循环的药物血管外给药，其血药浓度与时间关系曲线表现为

［63－65］

　A. 助悬剂

　B. 螯合剂

　C. pH 调节剂

　D. 抗氧剂

　E. 渗透压调节剂

63. 罗替戈汀长效混悬型注射剂中柠檬酸的作用是

64. 罗替戈汀长效混悬型注射剂中磷酸二氢钠的作用是

65. 罗替戈汀长效混悬型注射剂中甘露醇的作用是

［66－67］

　A. 生物等效性

　B. 生物利用度

C. 生物半衰期

D. 表观分布容积

E. 肠－肝循环

66. 指制剂中药物进入体循环的程度和速度的是

67. 在相似的试验条件下单次或多次给予相同剂量的试验药物后，受试制剂中药物的吸收速度和吸收程度与参比制剂的差异在可接受范围内，反映其吸收程度和速度的主要药动学参数无统计学差异

[68－70]

A. 化学鉴别法

B. 薄层色谱法（TLC）

C. 红外分光光度法（IR）

D. 高效液相色谱法（HPLC）

E. 紫外－可见分光光度法（UV）

68. 常用色谱峰保留时间 t_R 与对照品主峰 t_R 比较进行药物鉴别的是

69. 具有人指纹一样的专属性，用于药物鉴别的是

70. 用沉淀反应进行鉴别的方法是

[71－72]

A. 特非那定   B. 卡托普利

C. 红霉素   D. 伐地昔布

E. 氯丙嗪

71. 作用于核糖体 50S 亚基具有抗菌活性，有刺激胃动素，诱发恶心、呕吐等副作用的药物是

72. 作用于环氧合酶－2，不作用于环氧合酶－1，故不抑制血栓素 A_2 的生成，易诱发血栓副作用，已撤出市场的药物是

[73－74]

A. 共价键

B. 氢键

C. 偶极－偶极作用

D. 离子键

E. 范德华力

73. 氯贝胆碱结构中的季铵盐结构与 M 受体键合的形式是

74. 一个原子的原子核对另一个原子的外层电子的吸引作用，其键能很弱（键能 0.05～40kJ/mol），是所有键合作用中最弱的一种，但非常普遍。该键合属于

[75－76]

A. 羧基   B. 巯基

C. 硫醚   D. 卤原子

E. 酯键

75. 具有酸性，可通过成酯增加脂溶性的基团是

76. 阿苯达唑服用后在体内可被氧化成亚砜和砜类化合物，具有驱肠虫作用。代谢前该基团是

[77－78]

A. 己烯雌酚   B. 奥美拉唑

C. 西替利嗪   D. 多巴胺

E. 氯胺酮

77. S－异构体对 CYP2C19 依赖性下降，经由 CYP3A4 途径代谢的比例增加，导致体内清除率低，更易形成体内循环，维持时间更长，有更优良的药理作用，其 S－异构体已上市的药物是

78. 反式异构体与雌二醇在分子形状、电荷分布等极为相似，因此具有雌激素活性，该药物是

[79－80]

A. 低敏性

B. 耐受性

C. 耐药性

D. ACE 基因的多态性

E. CYP2C19 多态性

79. 某些病人用华法林，由于对维生素 K 环氧合酶亲和力低，需要正常人用量的 20 倍，才能达到疗效，属于

80. 亚洲人服用普萘洛尔、氯吡格雷等药物比欧美国家人代谢慢，所以亚洲人

服用这些药物比欧美国家人剂量药少一些，属于

[81－82]

　　A. lg$P$　　　　　B. pK_a

　　C. pA_2　　　　　D. pD_2

　　E. α

81. 表示药物与受体亲和力大小的参数是

82. 表示药物内在活性强弱的参数是

[83－84]

　　A. 酶抑制作用

　　B. 酶诱导作用

　　C. 竞争血浆蛋白结合部位

　　D. 影响免疫功能

　　E. 改变细胞周围理化性质

83. 华法林与保泰松合用，华法林抗凝血作用增强，引起出血，属于

84. 苯巴比妥与避孕药合用，导致避孕失败，属于

[85－86]

　　A. 氟卡尼　　　　B. 氧氟沙星

　　C. 氨己烯酸　　　D. 扎考比例

　　E. 氯胺酮

85. 对映异构体之间产生相同的生理活性，但强弱不同，该药物是

86. 一种对映体具有药理活性，另一种对映体具有毒性作用，该药物是

[87－88]

　　A. 干扰离子通道和钙稳态

　　B. 改变冠脉血流量和心肌能量代谢

　　C. 氧化应激

　　D. 影响心肌细胞的细胞器功能

　　E. 心肌细胞的凋亡与坏死

87. 肾上腺素具有诱发心绞痛的潜在毒性，是由于

88. 胺碘酮、索他洛尔、溴苄胺等导致心律失常，Q－T间期延长，甚至诱发尖端扭转性室性心动过速，是由于

[89－90]

A.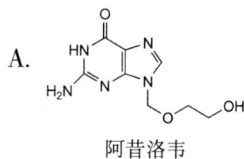

阿昔洛韦

B.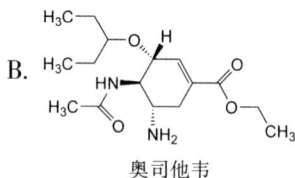

奥司他韦

C.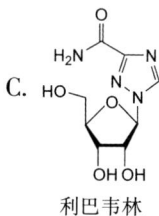

利巴韦林

D.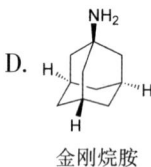

金刚烷胺

E.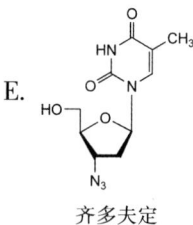

齐多夫定

89. 开环的鸟苷类似物，治疗各种疱疹病毒感染的首选药物是

90. 含有乙酯结构的神经氨酸酶抑制剂，抑制流感病毒在人体内的传播，起到治疗流行性感冒的药物是

[91－92]

A.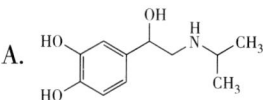

B.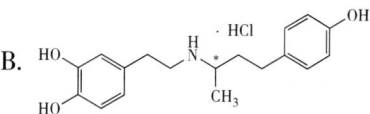

26

C.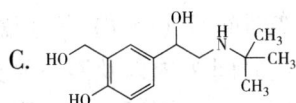

D.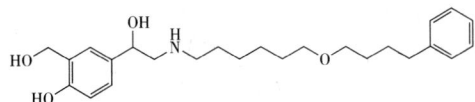

E.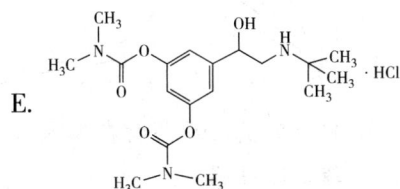

91. 沙美特罗是将沙丁胺醇侧链氮原子上的叔胺用一长链亲脂取代基取代得到的，是长效的 β_2 受体激动药类平喘药，该药结构是

92. 盐酸班布特罗是将特布他林苯环上两个酚羟基酯化得到，该药结构是

[93 – 94]

A.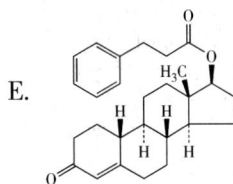

甲睾酮

B.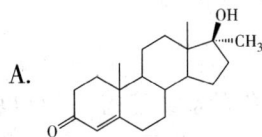

黄体酮

C.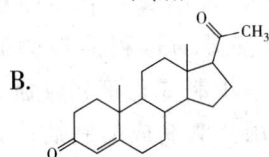

雌二醇

D.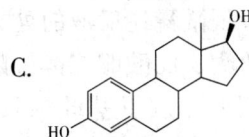

氢化可的松

E.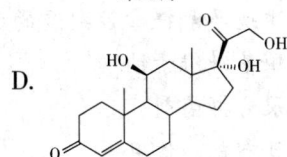

苯丙酸诺龙

93. 具有雄甾烷结构的半合成可口服的雄激素是

94. 具有睾酮 19 位去除甲基得到的同化激素类药物是

[95 – 96]

A. 可待因　　　B. 利多卡因

C. 地西泮　　　D. 舒林酸

E. 阿苯达唑

95. 结构中的 3 位发生 O – 脱甲基代谢成吗啡的药物是

96. 结构中发生 N – 脱甲基代谢产生中枢神经系统副作用的药物是

[97 – 98]

A. 奥沙利铂　　B. 氟尿嘧啶

C. 甲氨蝶呤　　D. 吉非替尼

E. 多西他赛

97. 长期使用抑制二氢叶酸还原酶活性，诱发巨幼细胞贫血，需要同服亚叶酸钙提供四氢叶酸改善贫血症状，该药物是

98. 肿瘤的治疗已经进入靶向治疗时代，第一个上市的酪氨酸激酶抑制剂是伊马替尼，但出现了耐药性。第一个上市的选择性表皮因子受体酪氨酸激酶抑制剂，用于非小细胞肺癌、转移性非小细胞肺癌的治疗，该药物是

[99 – 100]

A.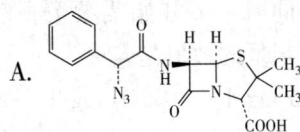

B.

C.

D.

E.

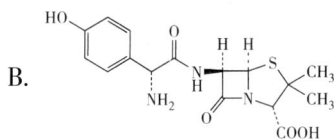

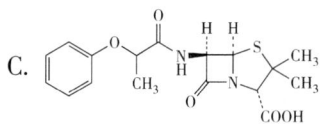

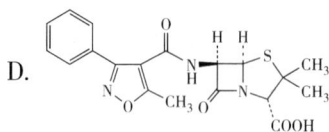

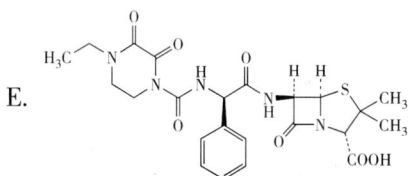

99. 在青霉素 G 结构 6 位侧链引入 4 – 羟基苯甘氨酸，得到的口服吸收好，抗菌谱广的药物是

100. 在青霉素 G 结构 6 位侧链引入极性大的哌嗪酮酸基团，得到的具有抗铜绿假单胞菌活性的药物是

三、综合分析题（共 10 题，每题 1 分。每道题备选项中，只有一个最佳答案。多选、错选、不选均不得分）

[101 – 103]

已知某单室模型药物的半衰期为 1.9 小时，表观分布容积为 100L，以每小时 150mg 的速度静脉滴注。

101. 其稳态血药浓度数值是

　　A. 0.365 mg/L　　B. 4.11mg/L

　　C. 28.5mg/h　　D. 0.285mg·h

　　E. 190L·h

102. 为了快速达到稳态发挥药效，在静脉滴注同时，一开始需要静脉注射的负荷剂量的数值是

　　A. 36.5 mg/L　　B. 10mg/L

　　C. 411mg　　D. 190L·h

　　E. 28.5L·h

103. 当滴注 T 时间后（$t > T$）停止滴注，药物滴注时间 T 内以及滴注停止后的药 – 时曲线如图所示，下列说法错误的是

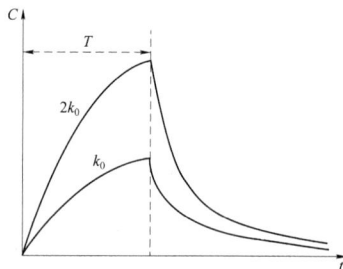

　　A. 停止滴注之后药物在体内只有一级消除过程

　　B. 血药浓度随时间（$t - T$）成指数上升

　　C. T 时刻的药物浓度相当于静脉注射时的 C_0

　　D. 血药浓度在滴注期间逐渐上升，滴停后又下降的过程

　　E. 药 – 时曲线并非平滑曲线，C_T 是曲线改变的拐点

[104 – 105]

微囊系指将固态或液态药物包裹在天然的或合成的高分子材料（称为囊材）中而形成的微小囊状物，简称微囊。制备微型胶囊的过程简称为微囊化，微囊可进一步制成片剂、胶囊、注射剂等制剂，用微囊制成的制剂称为微囊化制剂。

104. 复方甲地孕酮微囊注射液的处方组成是甲地孕酮、戊酸雌二醇、阿拉伯胶粉、明胶、羧甲基纤维素钠、硫柳汞。下列说法错误的是

　　A. 复方甲地孕酮微囊注射液的囊材是羧甲基纤维素钠

　　B. 硫柳汞为抑菌剂

　　C. 微囊具有靶向作用

　　D. 用明胶和阿拉伯胶作囊材，以复凝聚法包囊

E. 羧甲基纤维素钠作助悬剂

105. 将甲地孕酮制成微囊的目的是
A. 提高药物的稳定性
B. 掩盖药物的不良臭味
C. 增加药物的溶解度
D. 减少药物的副作用
E. 使液态药物固态化

[106 - 107]

效能是指在一定范围内，增加药物剂量或浓度，其效应强度随之增加，但效应增至最大时，继续增加药物剂量或浓度，效应不能再上升，此效应为一极限。效价强度是指用于作用性质相同的药物之间的等效剂量或浓度的比较，是指能引起等效反应（一般采用 50% 效应量）的相对剂量或浓度。各种利尿药的效价强度及最大效应比较如下图：

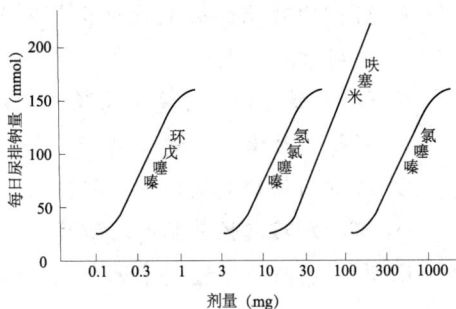

106. 效能最大的药物是
A. 氯噻嗪　　　B. 呋塞米
C. 氢氯噻嗪　　D. 环戊噻嗪
E. 乙酰唑胺

107. 效价强度最大的药物是
A. 氯噻嗪　　　B. 呋塞米
C. 氢氯噻嗪　　D. 环戊噻嗪
E. 乙酰唑胺

[108 - 110]

β 受体阻断药有较好的抗心律失常作用，还具有良好的抗高血压、抗心绞痛作用。该类药物的基本骨架是芳氧丙醇胺和苯乙醇胺结构，两者的药效构象完全重叠，其中羟基是与受体形成氢键的必须药效基团，对芳环要求不是很严格可以是苯环、萘环、芳杂环或稠环等。两者不同之处是手性对映体活性差异，芳氧丙醇胺是 S - 异构体活性大，苯乙醇胺结构是 R - 异构体活性大。基本结构如下：

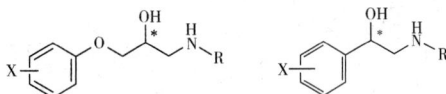

芳氧丙醇胺　　　　　苯乙醇胺

108. 普萘洛尔具有芳氧丙醇胺结构，属于非选择性 β 受体阻断药，有关普萘洛尔结构与特点的说法，错误的是
A. 普萘洛尔的 R - 异构体活性大于 S - 异构体活性，临床上以外消旋体上市
B. 普萘洛尔阻断 $β_2$ 受体使支气管平滑肌痉挛，诱发哮喘
C. 普萘洛尔脂溶性高，能进入中枢神经系统
D. 普萘洛尔具有抗心律失常、抗高血压和抗心绞痛作用
E. 普萘洛尔主要经肝脏代谢，肝病患者要慎用

109. 噻吗洛尔对 β 受体抑制作用为普萘洛尔的 5 ~ 10 倍，对心肌抑制作用较轻，用于治疗高血压病、心绞痛、心动过速及青光眼等。该药结构是

A.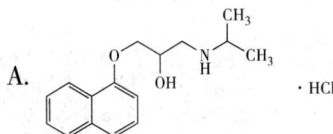

B.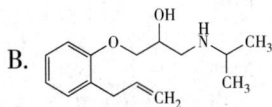

C.

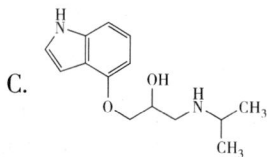

D.

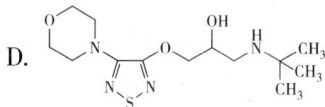

E.

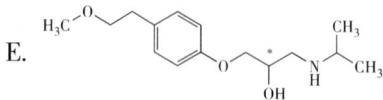

110. 拉贝洛尔是 α、β 受体阻断药，降压作用出现快，心律影响小，副作用小，近年来成为妊娠高血压的首选药。拉贝洛尔属于苯乙醇胺结构，有 2 个手性中心，四个异构体，阻断 β 受体活性来自于 (R,R) - 异构体，阻断 α 受体活性来自于 (S,R) - 异构体，其余 (S,S) - 异构体和 (R,S) - 异构体无活性。拉贝洛尔的结构是

A.

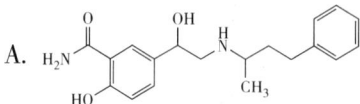

B.

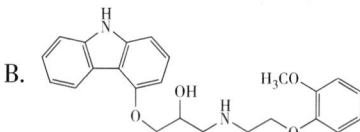

C.

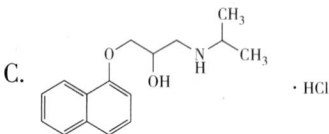

D.

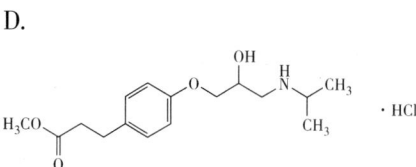

E.

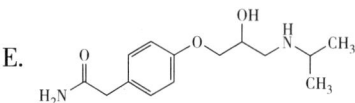

四、多项选择题（共 10 题，每题 1 分。每题的备选项中，有 2 个或 2 个以上正确答案。错选或少选均不得分）

111. 某患者诊断为"细菌性角膜炎"。医生给予与治疗相关的眼用凝胶、滴眼液及眼膏剂。以下说法正确的是
    A. 药物分子需具有适宜的亲水亲油性才容易透过角膜
    B. 增加水溶液黏度，可以延长保留时间，减少流失
    C. 患者应先用眼用凝胶给药后，然后立即给予滴眼液
    D. 眼膏制剂的使用是有必要的，使该药在眼内停留时间长，吸收较滴眼液好
    E. 制剂的 pH 影响药物的吸收，制剂的渗透压不会影响药物的吸收

112. 口服乳剂的特点不包括
    A. 乳剂中液滴的分散度很大，药效发挥快及生物利用度高
    B. O/W 型乳剂不可掩盖药物的不良气味，故需加入矫味剂
    C. 减少药物的刺激性及毒副作用
    D. 可增加难溶性药物的溶解度
    E. 乳剂属热力学稳定系统

113. 异丙托溴铵制剂处方如下，异丙托溴铵 0.374g，无水乙醇 150g，HFA - 134a 844.6g，枸橼酸 0.04g，蒸馏水 5.0g，该制剂是
    A. 气雾剂   B. 喷雾剂
    C. 粉雾剂   D. 溶液剂
    E. 混悬剂

114. 药物是决定制剂疗效的决定性因素，而药物剂型对药物的应用和疗效发挥着关键性的作用，药用辅料是制剂生产中必不可少的重要组成部分，药用辅料的作用包括
    A. 降低药物不良反应

B. 调节药物的作用，起到迅速释放药物的效果

C. 赋予药物成型

D. 避免对胃的刺激

E. 掩盖药物的不良臭味

115. 关于生物技术药物的特点，正确表述是

A. 生物技术药物绝大多数是蛋白质或多肽类药物

B. 结构复杂，分析方法独特

C. 在酸碱环境或体内酶存在下极易失活

D. 易透过胃肠道黏膜吸收，多为口服给药

E. 组成蛋白质的部分氨基酸易被氧化，需加入小分子稳定剂和抗氧化剂

116. 药物发生非治疗靶标结合诱发毒副作用的有

A. 氯丙嗪等抗精神病药阻断多巴胺受体第四条黑质-纹状体通路，诱发键体外系副作用

B. 卡托普利等抑制缓激态分解，诱发干咳副作用

C. 胺碘酮对 hERG - K$^+$ 通道抑制，诱发心脏毒性

D. 红霉素刺激胃动素活性，诱发胃肠道副作用

E. 苯酚苯胺类药物体内代谢成亚胺醌、次甲基醌、醌等诱发肝脏毒性

117. 喹诺酮类药物结构中的 4 - 酮基 - 3 - 羧基为必需药效基团，但该结构易与金属离子络合形成螯合物，一方面使体内金属离子络合后排出体外，影响青少年儿童生长发育；另一方面与含有金属离子的药物合用络合后，影响吸收。下列属于喹诺酮类药物的有

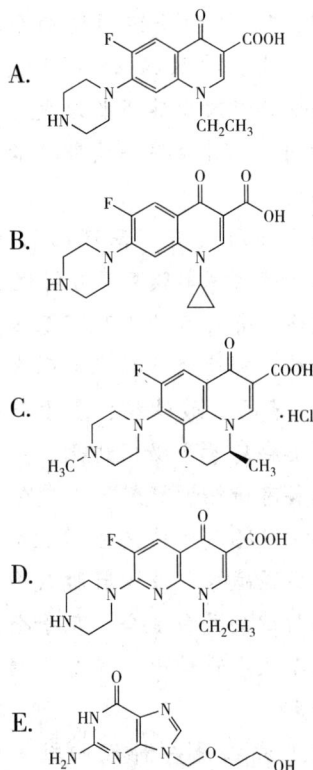

A.

B.

C.

D.

E.

118. 下列有关药物毒性说法正确的有

A. 西立伐他汀有严重的肌肉毒性已撤出市场

B. 特非那定、阿司咪唑等影响 hERG 引起心脏毒性已撤出市场

C. 多柔比星形成半醌自由基，通过氧化应激引起心脏毒性，已撤出市场

D. 奈法唑酮、普拉洛尔代谢成亚胺醌形式引起肝脏毒性，已撤出市场

E. 曲格列酮通过 CYP2C8 和 CYP3A4 代谢成 O - 次甲基醌和 p - 醌引起肝脏毒性，已撤出市场

119. 有关降血糖药物结构和性质特点的说法，正确的有

A. 人胰岛素是由 51 个氨基酸残基排列成 A、B 两条肽链，A 链有

21 个氨基酸，B 链有 30 个氨基酸，A、B 两条链通过两个二硫键相连。对 B 链 26～30 氨基酸的修饰能改变其吸收速度和作用时间。如甘精胰岛素即为长效胰岛素

B. 格列美脲具有甲基环己基结构，属于磺酰脲类胰岛素分泌促进剂

C. 瑞格列奈具有胺甲酰甲基苯甲酸结构，那格列奈和米格列奈具有 D－苯丙氨酸结构，属于非磺酰脲类胰岛素分泌促进剂，也被称为餐时血糖调节剂

D. 二甲双胍属于胰岛素增敏剂，具有较强碱性，很少肝脏代谢，也不与血浆蛋白结合，几乎全部以原型从尿液排出，肾功能损害者禁用

E. 阿卡波糖是一种假四糖，属于 α－葡萄糖苷酶抑制药，对 Ⅰ、Ⅱ型糖尿病均适用

120. 下列具有三氮唑环结构的抗真菌药物有

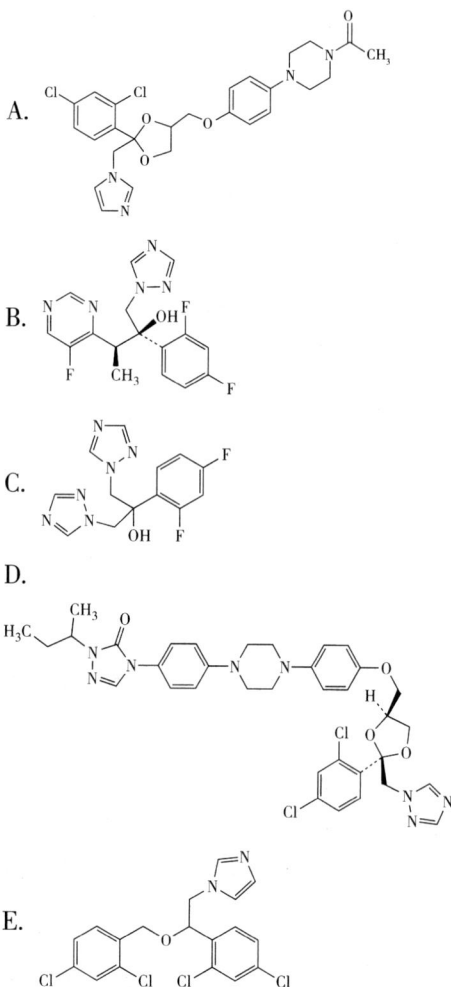

冲刺卷三

一、最佳选择题（共 40 题，每题 1 分。每题的备选项中，只有 1 个最佳答案）

1. 1% 的依沙丫啶注射剂用于中期引产，但 0.1%～0.2% 的溶液局部涂敷具有杀菌作用。以下哪种说法可以解释上述原因
   - A. 药物剂型可以改变药物作用的性质
   - B. 药物剂型可以改变药物作用的速度
   - C. 药物剂型可以降低药物的毒副作用
   - D. 药物剂型可以产生靶向作用
   - E. 药物剂型会影响疗效

2. 某患者患有冠状动脉性心脏病、不稳定型心绞痛、2 型糖尿病。用药方案：格列本脲片 5mg，一日 1 次；盐酸二甲双胍片 250mg，一日 3 次；单硝酸异山梨酯缓释片 20mg，一日 2 次；阿司匹林肠溶片 100mg，一日 1 次。患者用药 7 日后出现低血糖。根据上述信息，以下说法错误的是
   - A. 患者用药后出现低血糖的原因是同时用了阿司匹林和格列本脲两种蛋白结合率比较高的药物
   - B. 阿司匹林的代谢产物水杨酸盐将与血浆蛋白结合的格列本脲置换出来，使游离的格列本脲浓度升高，从而引起低血糖
   - C. 患者用药后出现低血糖的原因是同时用了盐酸二甲双胍片和格列本脲两种蛋白结合率比较高的药物
   - D. 2 型糖尿病合并冠状动脉性心脏病患者口服格列本脲时，抗血小板治疗药物应选择与该药无相互作用药物
   - E. 应减少格列本脲剂量，避免患者出现低血糖现象

3. 对于存在明显肝首过效应的药物，宜采用的剂型是
   - A. 滴丸剂
   - B. 肠溶片
   - C. 控释片
   - D. 口服乳剂
   - E. 气雾剂

4. 有关表面活性剂的正确表述是
   - A. 表面活性剂的浓度要在临界胶束浓度（CMC）以下，才有增溶作用
   - B. 表面活性剂分子具有两亲性，即有亲油基，又有亲水基
   - C. 非离子型表面活性剂的 HLB 值越小，亲水性越大
   - D. 表面活性剂均有很大毒性
   - E. 吐温 80 是静脉脂肪乳剂中常用的乳化剂

5. 妇痛宁滴丸的处方如下：当归油 100g，聚乙二醇 6000850g，硬脂酸 50g，二甲基硅油适量。处方中二甲基硅油的作用是
   - A. 油溶性基质
   - B. 水溶性基质
   - C. 成膜材料
   - D. 溶剂
   - E. 冷凝剂

6. 片剂包衣的目的不包括
   - A. 掩盖苦味
   - B. 增加稳定性
   - C. 提高药物的生物利用度
   - D. 控制药物的释放速度
   - E. 改善片剂的外观

7. 有关滴眼剂的正确表述是
   - A. 滴眼液中可加入调节渗透压、pH、黏度等的附加剂
   - B. 滴眼剂通常要求进行热原检查
   - C. 滴眼剂不得加尼泊金、硝酸苯汞等抑菌剂

D. 药物只能通过角膜吸收

E. 黏度可适当减小，使药物在眼内停留时间延长

A. 无菌　　　　B. 澄明度

C. pH　　　　　D. 黏度

E. 渗透压

8. 联苯双酯是难溶性药物，其滴丸剂是用下列哪种基质，再加入吐温80形成固体分散体，从而增加药物溶出度，提高药物的生物利用度的

A. 聚乙二醇

B. 氢化植物油

C. 蜂蜡

D. 液体石蜡

E. 单硬脂酸甘油酯

9. 关于糖浆剂的错误表述是

A. 糖浆剂系指含药物或芳香物质的浓蔗糖水溶液

B. 含糖量不低于45% g/ml

C. 低浓度的糖浆剂应添加防腐剂

D. 糖浆剂应澄清，尤其是药材提取物的糖浆剂，不允许有任何摇之易散的沉淀

E. 糖浆剂应密封，置阴凉干燥处贮存

10. 片剂的特点不包括

A. 剂量准确、服用方便

B. 成本低、产量大

C. 种类多，应用广泛

D. 挥发性药物易制成片剂

E. 制备工序比其他固体制剂多，技术难度高

11. 关于热原的表述，不正确的是

A. 热原是指能引起恒温动物体温异常升高的物质

B. 热原是微生物产生的一种内毒素

C. 致热能力最强的是革兰阴性杆菌

D. 大多数细菌都能产生热原

E. 霉菌、病毒不会产生热原

12. 注射剂的质量要求与滴眼剂不同的项目是

13. 有关膜剂的表述，不正确的是

A. 常用的成膜材料有聚乙烯醇、丙烯酸树脂类、纤维素类及其他天然高分子材料

B. 膜剂的种类有单层膜、多层膜和夹心膜

C. 膜剂面积大，适用于剂量较大的药物

D. 膜剂的外观应完整光洁，无明显气泡

E. 膜剂由主药、成膜材料和附加剂组成

14. 下列脂质体的质量要求中，表示脂质体化学稳定性的项目是

A. 载药量

B. 渗漏率

C. 磷脂氧化指数

D. 形态、粒径及其分布

E. 包封率

15. 不可作为栓剂吸收促进剂的是

A. 表面活性剂　　　B. 甘露醇

C. 尿素　　　　　　D. 脂肪酸

E. 环糊精

16. 地高辛表观分布容积 V 通常达500L左右，远大于人体液的总体积，可能原因是

A. 药物全部分布在血液中

B. 药物与组织大量结合，而与血浆蛋白结合较少

C. 药物大部分与血浆蛋白结合，与组织蛋白结合少

D. 药物与组织几乎不发生任何结合

E. 药物全部与血浆蛋白结合

17. 药物被脂质体包封后的主要特点不包括

A. 具有靶向性

B. 具有缓释性

C. 具有细胞亲和性与组织相容性

D. 降低药物的毒性

E. 减小稳定性

18. 栓剂系指药物与适宜基质等制成供腔道给药的固体外用制剂。下列有关栓剂的表述，不正确的是

   A. 栓剂要求常温下有一定的硬度，但是在体温下可以熔融、软化或溶解

   B. 栓剂基质可分为油脂性和水溶性两大类，可可豆脂是较适宜的栓剂油脂性基质

   C. 在栓剂的顶端蘸少许凡士林、植物油或润滑油，可以减少栓剂对直肠的刺激性

   D. 肛门栓可通过直肠吸收药物，产生全身作用，故栓剂纳入直肠越深越好

   E. 栓剂中的药物与基质的溶解性能相反时，有利于药物的释放与吸收

19. 某药物的血药浓度是 0.2mg/ml，其消除速度常数为 15mg/min，则每分钟被清除的容积为

   A. 0.013ml/min   B. 3ml/min

   C. 13ml/min   D. 30ml/min

   E. 75ml/min

20. 《中国药典》是药品规格标准的法典。色谱法收载在《中国药典》下列哪部分中

   A. 凡例

   B. 正文

   C. 指导原则

   D. 通用分析与检测方法

   E. 制剂通则

21. 药物与受体的亲和力和内在活性对药物的量－效曲线影响如下图，下列说法错误的是

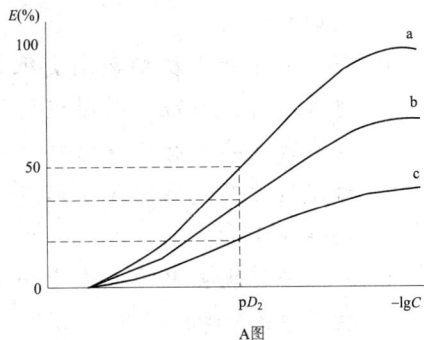
A图

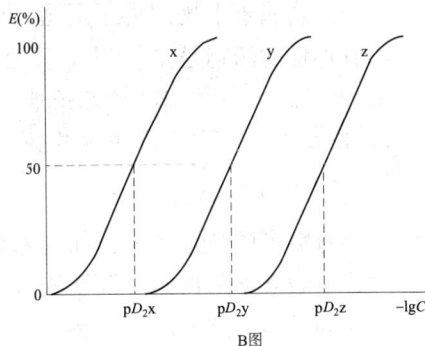
B图

   A. A 图表示药物与受体的亲和力相同，但内在活性不同

   B. A 图表示药物与受体的亲和力相同，a 药物的内在活性大

   C. B 图表示药物与受体的亲和力不同，但内在活性相同

   D. B 图表示 z 药物与受体的亲和力小，但内在活性相同

   E. B 图表示 x 药物与受体的亲和力小，但内在活性相同

22. 下列有关药物应用毒性问题的说法，错误的是

   A. 长春碱或紫杉醇与微观蛋白结合，影响细胞骨架蛋白质聚合或解聚，产生细胞毒性

   B. 四环素通过干扰肝细胞的代谢过程，抑制三酰甘油从肝内析出，抑制脂肪受体蛋白的合成而导致肝内脂肪堆积形成脂肪肝

   C. 糖皮质激素类药物诱导机体免疫功能兴奋，出现超常免疫反应，

导致机体对感染和其他疾病的抵抗能力降低

D. 某些疏水性有机磷酸酯类很容易进入人神经系统，引起迟发性神经毒性，病变有可能沿轴突向近端发展波及到细胞体，形成"返死性神经病"

E. 利血平耗竭去甲肾上腺素和多巴胺而导致精神抑郁

23. 下列药物属于干扰钾离子通道，引起心脏毒性的药物是
   A. 索他洛尔　　　B. 维拉帕米
   C. 强心苷　　　　D. 苯妥英钠
   E. 肾上腺素

24. 肾上腺糖皮质激素类药物如地塞米松等、孕激素类药物如甲羟孕酮等具有共同的母环。该母环结构是

A.

B.

C.

D.

E.

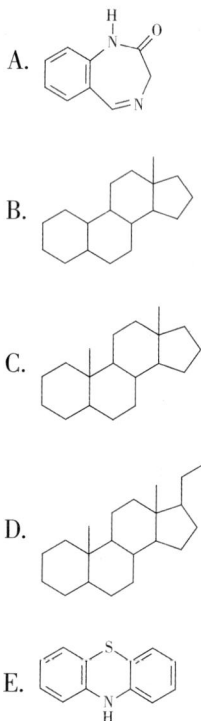

25. 有关抗肿瘤药物特殊毒性的说法，错误的是
   A. 环磷酰胺的代谢物丙烯醛诱发膀胱毒性，所以常与尿路保护剂美

司钠（巯乙磺酸钠）一起使用，以降低毒性

B. 甲氨蝶呤阻断二氢叶酸还原酶抑制剂，引起体内叶酸缺乏导致贫血，所以常与亚叶酸钙合用，提供四氢叶酸，以降低毒性

C. 紫杉醇由于水溶性小，其注射剂通常加入表面活性剂，如聚环氧化蓖麻油等助溶，常引起血管舒张，血压降低及变态反应等副作用

D. 阿霉素、柔红霉素、多柔比星等蒽醌类抗肿瘤抗生素中的醌环被还原成半醌自由基，诱发了脂质过氧化反应，引起心肌损伤

E. 由咔唑酮和2－甲基咪唑结构组成的昂丹司琼，属于强效、高选择性的5－HT_3受体拮抗剂，用于放疗、化疗的止吐药，但由于具有较大脂溶性，锥体外系副作用强大

26. 药物相互作用有药效学方面和药动学方面的相互作用，其中药效学方面的相互作用有药效协同作用和药效拮抗作用。下列有关药物相互作用说法错误的是
   A. 阿司匹林与对乙酰氨基酚合用可使解热、镇痛作用相加
   B. 磺胺甲噁唑与甲氧苄啶合用（SMZ＋TMP），其抗菌作用增加10倍，由抑菌作用变成杀菌作用
   C. 普鲁卡因注射液中加入少量肾上腺素，使普鲁卡因吸收减少，局麻作用延长，毒性降低
   D. 组胺与肾上腺素合用产生生理性拮抗作用
   E. 组胺与苯海拉明合用产生化学性拮抗作用

27. 有关治疗指数和药物安全范围的说法，错误的是
    A. 治疗指数和药物的安全范围均是表示药物安全性的参数
    B. 治疗指数是半数致死量 LD_{50} 与半数有效量 ED_{50} 的比值，用 T 表示，其值越大表示药物越安全
    C. 药物安全范围是 LD_5 与 ED_{95} 之间的距离，其值越大表示药物安全性越高
    D. 用治疗指数表示药物安全性比用药物安全范围表示药物安全性更科学、更合理
    E. A 药与 B 药的 LD_{50} 分别是 10mg 和 20mg，ED_{50} 分别是 2mg 和 5mg，A 药比 B 药安全

28. 有关药物结构与毒副作用的说法，错误的是
    A. 罗非昔布、伐地昔布选择性抑制环氧化酶 – 2，阻断前列腺素合成，但诱发较大的心脏毒性，从而撤出市场
    B. 特非那定、阿司咪唑因干扰心肌细胞钾离子通道，引发致死性尖端扭转型室性心动过速，导致药源性心律失常，已撤出市场
    C. 服用含有对乙酰氨基酚的复方制剂，大量饮酒，导致急性肝坏死
    D. 奈法唑酮、普拉洛尔体内代谢成亚胺 – 醌，诱发较大肝毒性，已撤出市场
    E. 非尔氨酯体内代谢成酰基硫脲类，诱发较大的肝毒性，已撤出市场

29. 下列有关抗抑郁药物说法错误的是
    A. 地昔帕明是丙咪嗪的活性代谢物，二者均是去甲肾上腺素再摄取抑制剂
    B. 去甲替林是阿米替林的活性代谢物，二者均是 5 – 羟色胺再摄取抑制剂
    C. 氟西汀的活性代谢物是去甲氟西汀，二者均是 5 – 羟色胺再摄取抑制剂
    D. 艾司西酞普兰是西酞普兰的 S – 异构体，活性更强，二者均是 5 – 羟色胺再摄取抑制剂
    E. 度洛西汀、米氮平、文拉法辛等与其活性代谢物，均是 5 – 羟色胺与去甲肾上腺素再摄取抑制剂

30. 奥美拉唑属于质子泵抑制剂类抗溃疡药，其结构如下，下列关于奥美拉唑结构及特点的说法，错误的是

    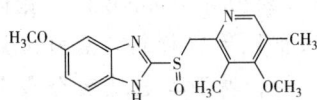

    A. 奥美拉唑结构中含有苯并咪唑环、亚砜和吡啶环结构
    B. 奥美拉唑是前体药物，在酸的催化下，在胃壁细胞内形成次磺酸和次磺酰胺发挥作用
    C. 奥美拉唑体内可形成前药循环
    D. 奥美拉唑的亚砜结构为手性，R – 和 S – 异构体具有等同活性，代谢酶均为 CYP2C19
    E. 奥美拉唑的 S – 异构体已上市，具有更长的作用时间

31. 下列药物中即抑制环氧化酶活性，又抑制脂氧酶活性，具有双重抑制作用的药物是

    A.

    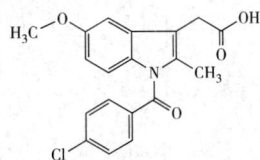

    吲哚美辛

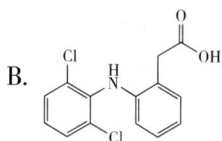

B.

双氯芬酸

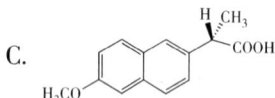

C.

萘普生

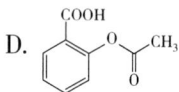

D.

阿司匹林

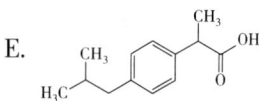

E.

布洛芬

C. 不易水解

D. 在其哌啶环的 4 位引入苯胺基，并丙酰化得 4 - 苯胺基哌啶类结构的强效镇痛药

E. 代谢物去甲哌替啶，有中枢毒性，代谢慢

34. 下列叙述中与地尔硫草不符的是

  A. 属于苯硫氮草类钙通道阻滞药

  B. 分子结构中有两个手性碳原子，临床使用(2S,3S) - 异构体

  C. 口服吸收完全，且无首关效应

  D. 体内主要代谢途径为脱乙酰基、N - 脱甲基和 O - 脱甲基

  E. 临床用于治疗冠心病中各型心绞痛，也有减缓心率的作用

32. 有关药物增效剂的说法，错误的是

  A. 甲氧苄啶抑制二氢叶酸还原酶活性，增强二氢叶酸合成酶抑制剂磺胺类药物的疗效

  B. 克拉维酸钾、舒巴坦抑制 β - 内酰胺酶活性，增强青霉素类、头孢菌素类药物的抗菌活性

  C. 丙磺舒抑制青霉素肾小管的分泌作用，延长青霉素的作用时间

  D. 西司他丁钠抑制肾肽酶活性，增强碳青霉烯类药物亚胺培南的抗菌活性

  E. 克拉维酸、舒巴坦与 β - 内酰胺酶不可逆共价结合，具有较强的抗菌活性

33. 哌替啶为全合成的镇痛药，结构如下，有关哌替啶特点的描述，错误的为

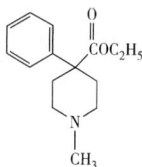

  A. 为全合成的4 - 苯基哌啶类镇痛药物

  B. 为全合成的氨基酮类镇痛药

35. 天然的雄激素类药物如睾酮，天然的雌激素类药物如雌二醇，具有临床应用作用时间短，不能口服的特点。为克服天然激素类药物的缺点，对其进行结构改造。下列有关睾酮、雌二醇结构改造的说法，错误的是

  A. 睾酮母核雄甾烷的 17 位羟基成酯，延长作用时间，但不能口服，如丙酸睾酮

  B. 睾酮母核雄甾烷的 17 位引入 α - 甲基，增大位阻和脂溶性，口服生物利用度增加

  C. 雌二醇母核雌甾烷 3 位酚羟基、17 位醇羟基成酯，延长作用时间，但不能口服

  D. 雌二醇母核雌甾烷17 位引入 α - 乙炔基，稳定性增强，可以口服

  E. 己烯雌酚不具有雌甾烷母核，但其顺式结构与雌二醇的结构在分子形状、电荷分布上极为相似，也具有雌激素活性。己烯雌酚也是雌二醇结构改造得到的雌激素类药物

36. 有关抗肿瘤药物，说法错误的是

A. 亚硝基脲类药物属于烷化剂，在酸碱性下相当不稳定，分解放出氮气和二氧化碳

B. 顺铂属于金属烷化剂，水溶性差，仅能注射给药，并伴有严重的肾脏、胃肠道毒性、耳毒性及神经毒性

C. 卡倍他滨属于尿嘧啶类抗代谢药物，该药是氟尿嘧啶的前药

D. 阿帕替尼是国内企业研发的靶向抗肿瘤药物，临床用于晚期胃癌的治疗

E. 格拉司琼是由吲唑环和含氮双环组成，无椎体外系副作用，临床上用于放疗与化疗的止吐药，剂量小，半衰期长，每日仅需注射一次

37. 本身不具有抗菌活性，不能单独使用，必须与青霉素类药物或头孢类药物合用，抑制 β－内酰胺酶活性，从而增强青霉素类药物或头孢类药物活性的氧青霉烷类药物是

A.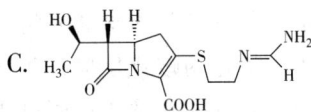

舒巴坦

B.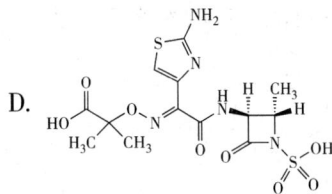

C.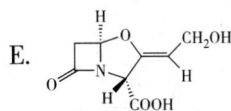

亚胺培南

D.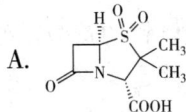

氨曲南

E.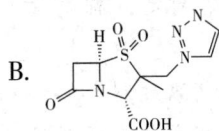

克拉维酸

38. 对乙酰氨基酚的代谢途径如下图，下面关于对乙酰氨基酚说法错误的是

A. 对乙酰氨基酚的毒性代谢物是 N－乙酰亚胺醌

B. 对乙酰氨基酚结构中的酚羟基与葡萄糖醛酸结合或磷酸酯结合经肾排泄

C. 对乙酰氨基酚的主要毒性是肝坏死和肾毒性

D. 对乙酰氨基酚解热镇痛、抗炎等，临床用于感冒引起的发热、头痛及缓解轻中度疼痛

E. 超剂量服用对乙酰氨基酚，为防止急性肝坏死，可立即服用谷胱甘肽解救

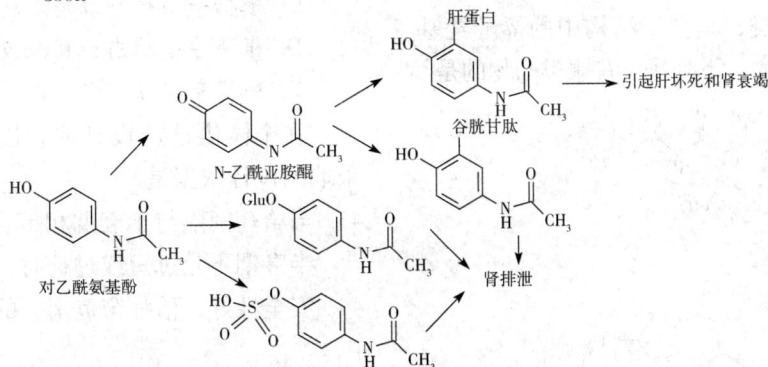

39. 二氢吡啶类药物硝苯地平遇光极不稳定，发生光催化的歧化反应，生成硝基苯吡啶衍生物和有毒的亚硝基苯吡啶衍生物，故要避光保存和使用。硝苯地平可能生成的光化产物是

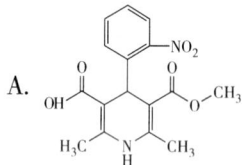

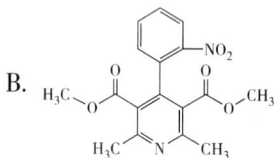

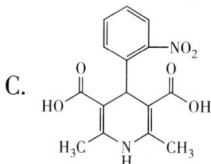

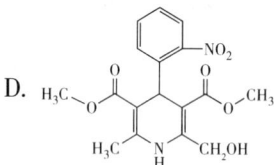

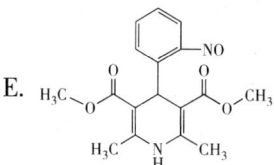

A.

B.

C.

D.

E.

40. 含有 1,2 - 苯并噻嗪结构的抗炎药被称为昔康类，其分子结构中的烯醇羟基是药效团。下列属于昔康类药物的是

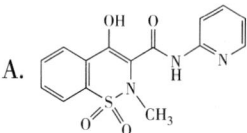

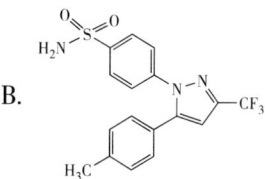

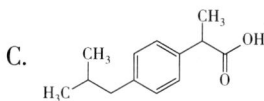

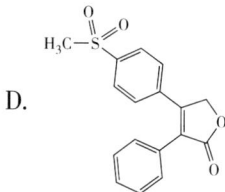

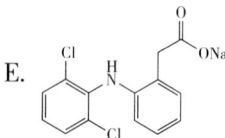

A.

B.

C.

D.

E.

二、配伍选择题（共 60 题，每题 1 分。题目分为若干组，每组题目对应同一组备选项，备选项可重复选用，也可不选用。每题只有 1 个最佳答案）

[41 - 42]

A. pH 改变　　B. 离子作用
C. 溶剂组成改变　D. 盐析作用
E. 直接反应

41. 新生霉素与 5% 葡萄糖输液配伍时出现沉淀，其原因是

42. 四环素类抗生素遇含钙的输液产生不溶性螯合物，其原因是

[43 - 44]

A. 根据半衰期制定，首剂量药物加倍
B. 根据稳态血药浓度制定
C. 根据平均稳态血药浓度制定
D. 根据最小稳态血药浓度制定
E. 根据表观分布容积设计

在个体化给药设计时，以下情况应采取的设计依据是

43. 当给药间隔与半衰期相等，且药物的半衰期不是过短或过长时

44. 安全性好、治疗窗范围大的药物

[45 - 46]

A. 抗氧剂

B. pH 调节剂

C. 金属离子络合剂

D. 着色剂

E. 矫味剂

45. 维生素 C 注射液处方中，碳酸氢钠可作为

46. 维生素 C 注射液处方中，亚硫酸氢钠可作为

[47－48]

A. 静脉注射　　　B. 动脉注射

C. 肌内注射　　　D. 皮下注射

E. 皮内注射

47. 用于肿瘤治疗，可提高疗效和降低毒性的注射给药途径是

48. 胰岛素的注射途径是

[49－50]

A. 漱口液　　　B. 气雾剂

C. 注射剂　　　D. 滴耳液

E. 栓剂

49. 用法适当，可以部分避免首关效应的剂型是

50. 含有抛射剂，起效迅速且发挥全身作用的制剂是

[51－52]

A. 重金属　　　B. 结晶性

C. 有关物质　　　D. 崩解时限

E. 熔点

51. 药品质量标准中属于一般杂质检查的项目是

52. 药品质量标准中属于药物特性检查的项目

[53－55]

A. 潜溶剂　　　B. 增溶剂

C. 絮凝剂　　　D. 消泡剂

E. 助溶剂

53. 制备甾体激素类药物溶液时，加入的表面活性剂是作为

54. 苯甲酸钠的存在下咖啡因溶解度显著增加，加入的苯甲酸钠是作为

55. 苯巴比妥在 90% 的乙醇溶液中溶解度最大，90% 的乙醇溶液是作为

[56－57]

A. 制成微囊或包合物

B. 制成固体剂型

C. 直接压片

D. 包衣

E. 制成稳定的衍生物

56. 为增加制剂的稳定性，易水解的青霉素应制成

57. 为提高药物制剂的稳定性，易氧化的盐酸异丙嗪制成

[58－59]

A. 控释膜　　　B. 药物贮库

C. 保护层　　　D. 胶黏膜

E. 背衬层

58. 由无刺激性和无过敏性的黏合剂组成的是

59. 由铝箔、聚乙烯或聚丙烯等膜材复合而成双层或三层复合膜的是

[60－62]

A. 洗剂　　　B. 涂剂

C. 涂膜剂　　　D. 膜剂

E. 搽剂

60. 不属于液体制剂的是

61. 地塞米松用于止痒、消炎、抗过敏和抑制角化异常作用时临床常用的剂型是

62. 原料药用乙醇、油或适宜的溶剂制成的溶液、乳状液或混悬液，供无破损皮肤揉擦用的液体制剂是

[63－64]

A. 全血　　　B. 血浆

C. 唾液　　　D. 尿液

E. 血清

63. 当体内药物达稳态时，某药物浓度与靶器官中药物浓度相关性最大的生物

检测样本是

64. 如果抗凝剂与药物发生作用干扰测定结果，应选用的生物检测样本是

[65 ~ 66]

    A. 0.2303   B. 0.3465

    C. 2.0   D. 3.072

    E. 8.42

给某患者静脉注射某单室模型药物，剂量为100.0mg，测得不同时刻血药浓度数据如下表。外推出浓度为11.88μg/ml。

t（h）	1.0	2.0	3.0	4.0	5.0	6.0	7.0
C（μg/ml）	8.40	5.94	4.20	2.97	2.10	1.48	1.05

65. 该药物的半衰期（单位 h）是

66. 该药物的表观分布容积（单位 L）是

[67 ~ 68]

    A. 生物溶蚀性骨架材料

    B. 亲水凝胶型骨架材料

    C. 不溶性骨架材料

    D. 肠溶型材料

    E. 致孔剂材料

67. 羟丙基甲基纤维素可作为

68. 单硬脂酸甘油酯可作为

[69 ~ 70]

    A. 生物等效性试验

    B. 长期试验

    C. 药物引湿性试验

    D. 药品杂质分析

    E. 细菌内毒素检查

69. 属于药品安全性检查的项目是

70. 属于药品特性检查的项目是

[71 ~ 72]

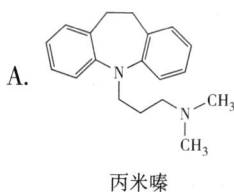

    A.

丙米嗪

B.

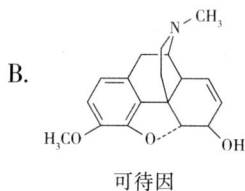

可待因

C.

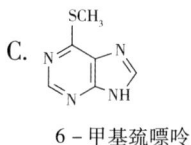

6 – 甲基硫嘌呤

D.

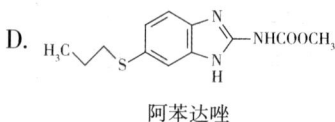

阿苯达唑

E.

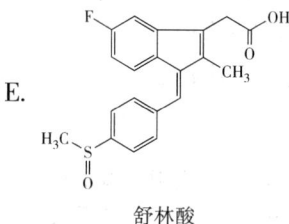

舒林酸

71. 可在体内发生 N – 脱甲基代谢，代谢产物为地昔帕明，与原药具有等同的活性。该药物是

72. 体内发生丙硫基氧化代谢，代谢产物亚砜的衍生物，具有比原药更高的活性。该药物是

[73 ~ 74]

    A. 葡萄糖醛酸化结合反应

    B. 乙酰化结合反应

    C. 甲基化结合反应

    D. 谷胱甘肽结合反应

    E. 磷酸酯化结合反应

73. 儿茶酚胺类药物如肾上腺素代谢失活发生的主要结合反应是

74. 抗肿瘤药物如白消安代谢失活发生的主要结合反应是

[75 ~ 76]

    A. 相加作用

    B. 增强作用

C. 生理性拮抗

D. 药理性拮抗

E. 化学性拮抗

75. 肝素过量引起出血，静脉注射鱼精白注射液解救，属于

76. 肾上腺素缓解组胺引起的血压下降，甚至休克，属于

[77 – 78]

A. 受体激动　　B. 受体增敏

C. 同源脱敏　　D. 异源脱敏

E. 受体拮抗

77. 只对一种类型的受体激动药的反应下降，而对其他类型受体激动药的反应性不变，属于

78. 受体对一种类型的激动药物脱敏，而对其他类型受体的激动药物也不敏感，如胰岛素受体可被 β 肾上腺素类药物调节，属于

[79 – 80]

A. 头孢唑林　　B. 头孢克洛

C. 头孢曲松　　D. 头孢哌酮

E. 头孢匹罗

头孢菌素类药物母核的 7 位改造可以提高抗菌活性，扩大抗菌谱。头孢菌素类药物母核的 3 位改造可以提高抗菌活性，改善药代动力学性质。

79. 7 位引入苯甘氨酸，3 位引入氯原子，具有较大脂溶性，口服吸收较好的第二代头孢菌素类药物是

80. 7 位引入 α – (2 – 氨基噻唑) – α – 甲氧亚氨基乙酰基，3 位引入季铵基团，能迅速穿透细菌细胞壁的第四代头孢菌素类药物是

[81 – 82]

A. 高铁血红蛋白血症

B. 骨髓抑制

C. 对红细胞的毒性

D. 对白细胞的毒性

E. 对血小板的毒性

81. 甲巯咪唑引起过敏性粒细胞减少，属于

82. 阿司匹林引起的不易觉察的胃出血，属于

[83 – 84]

A. 免疫抑制

B. Ⅰ型变态反应

C. Ⅱ型变态反应

D. Ⅲ型变态反应

E. Ⅸ型变态反应

83. 长期使用糖皮质激素引起二重感染，属于

84. 主要是 IgE 介导的速发型变态反应，如青霉素引起的过敏反应等，属于

[85 – 86]

A. 吗啡

B. 阿司匹林

C. 普萘洛尔

D. 毛果芸香碱

E. 博来霉素

85. 造成体内白三烯增多，导致支气管痉挛诱发哮喘的药物是

86. 降低呼吸中枢对 CO_2 的敏感性以及抑制脑桥呼吸调整中枢，导致呼吸抑制的药物是

[87 – 89]

A.

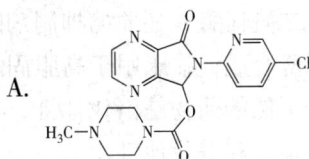

艾司佐匹克隆

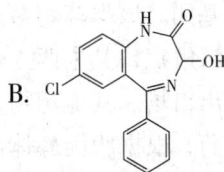

B.

奥沙西泮

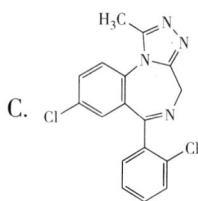

C. 三唑仑

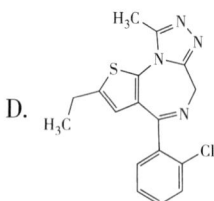

D. 依替唑仑

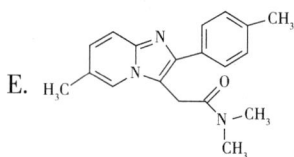

E. 唑吡坦

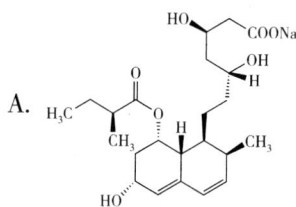

A. 普伐他汀钠

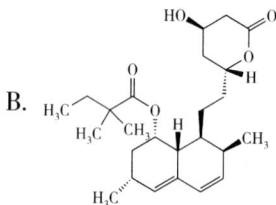

B. 辛伐他汀

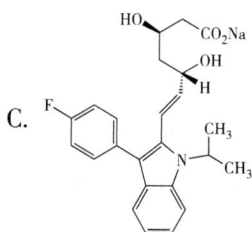

C. 氟伐他汀钠

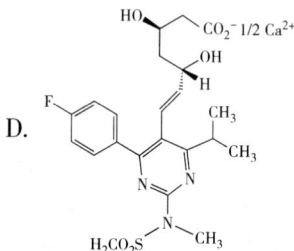

D. 瑞舒伐他汀钙

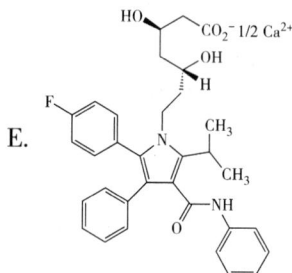

E. 阿托伐他汀钙

87. 属于吡咯烷酮结构，以 $S-(+)$ 上市，具有很好的短效催眠作用的药物是

88. 1,4 - 苯二氮䓬结构并合三氮唑环，脂溶性大，国家按一类精神药品管理的药物是

89. 属于咪唑吡啶结构，口服吸收迅速的药物是

[90 - 91]

羟甲戊二酰辅酶 A 还原酶抑制剂降低内源性胆固醇合成，临床用于高胆固醇血症。第一个天然的药物是洛伐他汀，半合成得到辛伐他汀和普伐他汀，第一个全合成的是氟伐他汀。结构中的3,5 - 二羟基戊酸基团是药效必需基团。该类药物最严重不良反应是横纹肌溶解症，其中西立伐他汀毒性最大，已撤出市场。其他药物是目前常用的血脂调节药，根据胆固醇体内合成的昼夜节律，夜间合成增加，推荐睡前给药。常用药物的结构如下：

90. 基本结构骨架为嘧啶环的他汀类药物是

91. 基本结构骨架为六氢萘环，结构中含有的是3 - 羟基 - δ - 内酯环的结构

片段，该结构片段在体内会快速水解为 3，5 - 二羟基羧酸药效团的他汀类药物是

[92 - 93]

A. 哌拉西林　　B. 氨苄西林
C. 苯唑西林　　D. 青霉素
E. 阿莫西林

青霉素类药物的母核是 6 - 氨基青霉烷酸（6 - APA），其中 6 位侧链引入不同基团，可以改善天然青霉素的缺点，如稳定性差、抗菌谱窄、不耐酶等。

92. 6 位侧链引入 2 - 氨基 - 2 - （4 - 羟基）苯乙酰胺，具有广谱、可口服的青霉素类药物是

93. 6 位侧链引入极性较大的哌嗪酮酸基团，对铜绿假单胞菌高效的青霉素类药物是

[94 - 97]

A.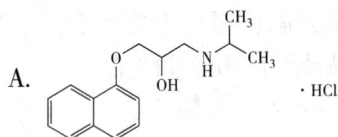

B.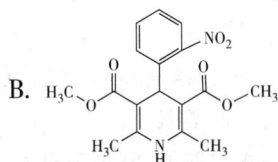

C.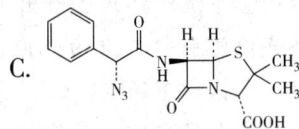

D.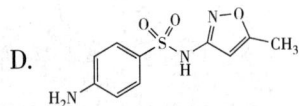

E.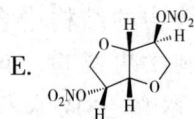

94. 具有硝酸酯结构，体内代谢物有活性的药物为

95. 具有 β - 内酰胺结构，不能口服，有过敏反应的药物为

96. 具有二氢吡啶结构，不具有手性，与柚子同服，血药浓度增高，有光催化的歧化反应的药物

97. 具有芳氧异丙醇胺结构，一个手性碳原子，用外消旋体，哮喘病人禁用的药物为

[98 - 100]

A. 诺氟沙星　　B. 磺胺嘧啶
C. 氧氟沙星　　D. 利巴韦林
E. 甲氧苄啶

98. 结构中含嘧啶结构，常与磺胺甲噁唑组成复方制剂的药物是

99. 结构中含有手性碳原子，其左旋体活性较强的药物是

100. 结构中含有三氮唑结构，广谱的抗病毒药物是

三、综合分析题（共 10 题。每道题备选项中，只有一个最佳答案。多选、错选、不选均不得分）

[101 - 103]

关于多剂量给药体内药量的蓄积问题，分析以下内容。

101. 下列哪个是多剂量蓄积系数

A. $\lg C = -\dfrac{k}{2.303}t + \lg C_0$

B. $C_{av} = \dfrac{FX_0}{kV\tau}$

C. $R = \dfrac{1}{1 - e^{-k\tau}}$

D. $X_0^* = C_{ss}V$

E. $DF = \dfrac{C_{max}^{ss} - C_{min}^{ss}}{C_{av}} \times 100\%$

102. 已知某药物的半衰期为 4 小时，临床每隔 4 小时给药 1 次，该药物的维持剂量为 100μg 可以保持稳态的血药浓度。该药物的首剂量应为多少

A. 50μg　　　　B. 100μg

C. 150μg   D. 200μg

E. 250μg

103. 多剂量给药，给药间隔越小，其蓄积程度越大；半衰期越大，其蓄积程度

A. 越小   B. 不变

C. 越大   D. 两者没有关系

E. 不一定

[104－105]

苯妥英钠属于非线性药代动力学转运的药物，请分析。

104. 关于非线性药代动力学的表述，错误的是

A. 消除动力学为非线性，有酶（载体）参与

B. 当剂量增加，消除半衰期延长

C. AUC和平均稳态血药浓度与剂量成正比

D. 多次给药达稳态时，其药物的消除速度与给药速度相等

E. 原药与代谢产物的组成比例随剂量的改变而改变

105. 关于苯妥英钠药效学、药动学特征的说法，正确的是

A. 随着给药剂量增加，药物消除可能会明显减慢，会引起血药浓度明显增加

B. 苯妥英钠在临床上不属于治疗窗窄的药物，无需监测其血药浓度

C. 苯妥英钠的安全浓度范围较大，使用时较为安全

D. 制订苯妥英钠给药方案时，只需要根据半衰期制订给药间隔

E. 可以根据小剂量时的动力学参数预测高剂量的血药浓度

[106－107]

药物经不同途径进入机体后，对所分布到的靶器官、组织或全身可发生损害作用，即毒性作用。药物的毒性通常是在治疗疾病时（或者误服、自杀服用等）因用药剂量过高、用药时间过长或者用药者过敏体质、遗传异常时才会出现毒性作用。

106. 下列属于遗传异常产生毒性的药物是

A. 氯丙嗪引起的溢乳－闭经综合征

B. 有机磷酸酯类药物引起迟发性神经毒性，形成"返死式神经病"

C. 氯吡格雷与奥美拉唑合用引起的出血

D. 氨基糖苷类抗生素与呋塞米合用引起的耳毒性

E. 异喹胍治疗高血压患者剂量差别很大，引起严重的直立性低血压，已撤出市场

107. 药物体内代谢产物引发的毒性，称为特质性毒性（IDT），具有滞后效应、剂量－效应关系不明显和产生后果比副作用严重的特点。下列属于特质性药物毒性的是

A. 有些人使用阿司匹林、吲哚美辛等非甾体抗炎药，诱发的"阿司匹林哮喘"

B. 抗生素抗肿瘤药如多柔比星等，诱发的心脏毒性

C. 罗非昔布、伐地昔布等引起严重的心血管系统疾病，已撤出市场

D. 西立伐他汀引起严重的肌肉反应毒性，已撤出市场

E. 舒多西康在Ⅲ期临床试验中出现严重肝脏毒性而被终止开发

[108－110]

被誉为"百年老药"，1898年开始在临床上应用，在药物的结构中含有羧基，显示酸性，刺激胃肠道。该药结构中有酯键，易水解生成水杨酸（主要杂质），水杨酸易氧化变色，水杨酸遇三氯化铁显紫堇色。该药具有

解热镇痛和抗炎作用，还有减少血小板血栓素 A_2 生成，有预防心血管疾病的作用。该药结构如下：

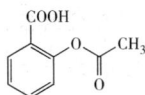

COOH
O—C—CH₃

108. 根据该药的结构特征和作用分析，该药可能是
    A. 对乙酰氨基酚 B. 贝诺酯
    C. 布洛芬   D. 阿司匹林
    E. 舒林酸

109. 该药的禁忌证为
    A. 肾炎   B. 高血压
    C. 胃溃疡   D. 肝炎
    E. 冠心病

110. 为前药，体内代谢为阿司匹林和对乙酰氨基酚而发挥作用，降低两者毒副作用的药物是
    A. 二氟尼柳   B. 贝诺酯
    C. 布洛芬   D. 萘普生
    E. 舒林酸

四、多项选择题（共 10 题，每题 1 分。每题的备选项中，有 2 个或 2 个以上正确答案。错选或少选均不得分）

111. 增加药物溶解度的方法包括
    A. 加入增溶剂   B. 加入助溶剂
    C. 制成共晶   D. 加入助悬剂
    E. 使用混合溶剂

112. 阿司匹林是常用的解热镇痛药，分子呈弱酸性，$pK_a = 3.49$。血浆蛋白结合率低；水解后的水杨酸盐蛋白结合率为 65%～90%，血药浓度高时，血浆蛋白结合率相应降低。临床选药与药物剂量有关，小剂量阿司匹林具有抗血小板聚集、抑制血栓形成的作用，较大剂量发挥解热镇痛作用，大剂量则具有抗炎抗风湿作用。不同剂量阿司匹林

（0.25g、1.0g 和 1.5g）的消除曲线如下图所示。根据上述信息，阿司匹林在体内代谢的动力学过程表现，说法正确的是

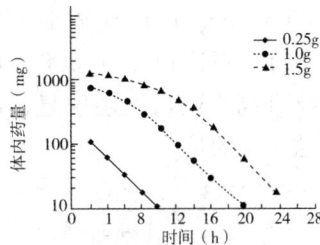

A. 小剂量给药时表现为一级动力学消除，动力学过程呈现线性特征
B. 小剂量给药时表现为零级动力学消除，增加药量，表现为一级动力学消除
C. 小剂量给药表现为一级动力学消除，增加剂量呈现典型酶饱和现象，平均稳态血药浓度与剂量成正比
D. 大剂量给药初期表现为零级动力学消除，当体内药量降到一定程度后，又表现为一级动力学消除
E. 大剂量、小剂量给药均表现为零级动力学消除，其动力学过程通常用米氏方程来表征

113. 药物制剂稳定性的影响因素包括处方因素与环境因素。下列属于环境因素影响的有
    A. 苯巴比妥钠注射液加入 60% 丙二醇使注射液稳定性提高
    B. 氨苄西林钠在相对湿度 75% 的条件下，放置 24 小时，粉末溶解
    C. 光敏感的药物制剂采用棕色玻璃瓶包装或在包装容器内衬垫黑纸等
    D. 注射剂灌封时在安瓿内通入惰性气体
    E. 某些抗生素、生物制品，采用无菌操作及冷冻干燥工艺

114. 某高血压患者平时用硝苯地平（缓释制剂）治疗，血压控制良好，后因患结核性腹膜炎，开始服用利福平。血压在两周内升高到 200/110mmHg。停用利福平后血压缓慢下降，再次服用利福平，血压很快又升高。根据上述信息，以下关说法正确的是

    A. 硝苯地平、尼群地平等二氢吡啶类钙通道阻滞药通过 CYP3A4 酶代谢

    B. 利福平可诱导 CYP3A4 酶活性

    C. 利福平可抑制 CYP3A4 酶活性

    D. 利福平的酶诱导作用加速二氢吡啶类钙通道阻滞药的代谢

    E. 利福平使二氢吡啶类钙通道阻滞药的降压效果下降

115. 临床上使用的氯化钠生理盐水有注射剂、滴眼剂、滴鼻剂、灌肠剂、冲洗剂等。《中国药典》有关冲洗剂的描述，说法正确的有

    A. 冲洗剂系指用于冲洗开放性伤口或腔体的无菌溶液

    B. 冲洗剂应按无菌制剂制备。冲洗剂也可以是注射用水，但在标签中应注明供冲洗用

    C. 冲洗剂目测应澄清，可见异物应符合规定，通常冲洗剂应调节至等渗

    D. 冲洗剂开启后应立即使用，未用完的应密封贮存，保证下次使用时不被污染

    E. 除另有规定外，冲洗剂应进行装量、无菌、细菌内毒素或热原检查

116. 下列属于立体结构对药物活性影响的有

    A. 氯苯那敏手性对映异构体之间的活性差异

    B. 己烯雌酚顺式异构体无活性，反式异构体有雌激素样作用

    C. 多巴胺的反式构象有活性，扭曲式构象无活性

    D. 司帕沙星5位氨基的给电性，增加与酶的亲和力，活性大于环丙沙星

    E. 芳氧丙醇胺结构的 S – 异构体活性大于 R – 异构体

117. 下列属于干扰离子通道和钙稳态诱发心血管系统毒性的药物有

    A. 奎尼丁、普鲁卡因胺等降低心脏自律性、减慢传导和延长有效不应期等

    B. 胺碘酮、索他洛尔和溴苄胺等导致心电图 Q – T 间期延长，引起尖端扭转性室性心律失常

    C. 维拉帕米、戈洛帕米、地尔硫草等导致心脏骤停或心脏停搏

    D. 强心苷类药物导致各种心律失常，临床表现为室性早搏、二联律、三联律和房性、房室性、室性心动过速，甚至危及生命的室颤

    E. 抗肿瘤药物多柔比星等引发的心脏毒性

118. 下列药物从结构判断，属于前药的有

    A.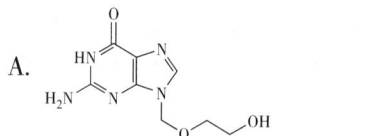
    阿昔洛韦

    B.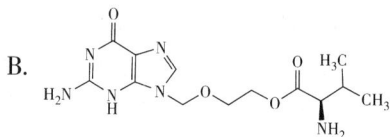
    伐昔洛韦

    C.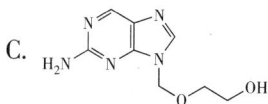
    6 – 脱氧阿昔洛韦

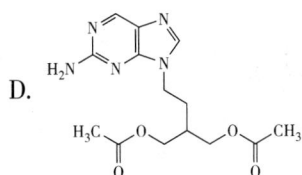

D.

泛昔洛韦

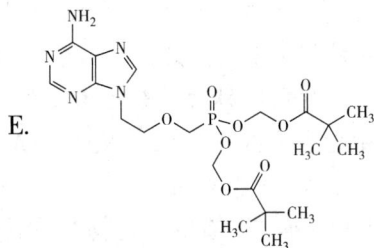

E.

阿德福韦酯

119. 环磷酰胺属于氮芥类抗肿瘤药，必需药效基团是双 β 氯乙胺基。环磷酰胺本身无活性，体内代谢后具有活性。其活性代谢物有

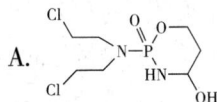

A.

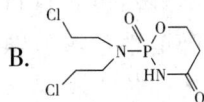

B.

C.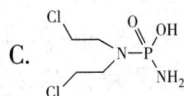

D. H_2C —— H / O

E.

120. 质子泵抑制剂类抗溃疡药的分子由吡啶环、亚磺酰基、苯并咪唑三部

分组成，环上取代基不同会影响药物解离度和药动学性质。质子泵抑制剂的基本结构如下：

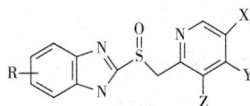

下列有关质子泵抑制剂性质和特点的说法，正确的有

A. 质子泵抑制剂如奥美拉唑等与 H^+, K^+ - ATP 酶上的 Cys813 和 Cys892 的巯基共价结合，表现为选择性和专一性的抑制胃酸分泌作用

B. 质子泵抑制剂均为前体药物，体内代谢成次磺酸和次磺酰胺发挥作用，并具有前药循环的特点

C. 质子泵抑制剂分子中的亚砜硫原子为手性原子，R - 异构体和 S - 异构体在体内经前药循环生成相同的活性体，作用于 H^+, K^+ - ATP 酶产生强度相同的抗酸分泌作用

D. 质子泵抑制剂的两种异构体代谢途径具有立体选择性，R - 异构体经 CYP2C19 代谢，大部分代谢为羟化产物被清除体外。而 S - 异构体经由 CYP3A4 代谢，清除率低，更易重复循环，维持时间延长

E. 奥美拉唑的 R - 异构体被开发为药物艾司奥美拉唑上市，是第一个上市的光学活性质子泵抑制剂，体内代谢更慢，维持时间更长，其疗效和作用时间都优于奥美拉唑

冲刺卷一答案精析

一、最佳选择题

1. A。 本题考查的是剂型的分类。剂型按给药途径分为经胃肠道给药与非经胃肠道给药两类。前者都有首关效应，起全身作用；后者无首关效应（栓剂纳入肛门深处的除外），可以发挥药物的局部或全身作用。A 选项贴剂不经胃肠道给药，BCDE 均经胃肠道给药。故此题选A。为常考的内容。

2. C。 本题考查的是第六章黏膜给药制剂的分类。黏膜给药制剂可分为吸入制剂、眼用制剂、直肠黏膜给药制剂、阴道黏膜给药制剂、口腔黏膜给药制剂、鼻用制剂、耳用制剂。贴剂属于皮肤给药，皮肤给药有传统的软膏剂、乳膏剂、糊剂、凝胶剂、贴膏剂、涂膜剂、搽剂、洗剂、涂剂、酊剂、气雾剂、喷雾剂等（局部作用），现代经皮给药系统（TDDS，贴剂，全身作用）。故本题选 C。为常考的内容。

3. A。 本题考查的是第一章第三节药品质量保证中的生物样品测定法。生物样品中的药物分析常用的方法有免疫分析法和色谱分析法。免疫分析法具有很高的选择性和很低的检出限，可应用于各种抗原、半抗原或抗体的测定。分为放射免疫法和荧光免疫法、发光免疫法、酶免疫法及电化学免疫法等非放射免疫法，测定的量可以达到 μg 甚至 ng 的水平。色谱分析法包括气相色谱法（GC）、高效液相色谱法（HPLC）和色谱 - 质谱联用（GC - MS、LC - MS）等，这些方法适用于复杂生物样品中微量或痕量药物的专属、准确定量。

4. A。 本题考查的是《中国药典》对药品规格的有关规定。制剂的规格，系指每一支、片或其他每一个单位制剂中含有主药的重量（或效价）或含量（%）或装量。**阿司匹林片"规格 0.1g"系指每片中含阿司匹林 0.1g。** 故本题 A 选项说法不正确。

5. D。 本题考查的是药物在胃肠道的吸收。**阿司匹林易发生胃肠道反应，** 制成肠溶片以减少对胃的刺激。

6. E。 本题考查的是脂质体的处方组成材料。卵磷脂与胆固醇为脂质体制备的主要材料，脂质体作为药物载体，具有靶向性，可以增强药物治疗作用又可以减低药物毒性。脂质体的组成材料是常考的内容。

7. D。 本题考查的是片剂的包衣材料。乙基纤维素为不溶性包衣材料；**醋酸纤维素钛酸酯为肠溶性包衣材料；** 羟丙基甲基纤维素胃溶性包衣材料；明胶和甲基纤维素常用作制备片剂的黏合剂。固体制剂的包衣材料是常考的内容。

8. E。 本题考查的是片剂的质量要求。包括：①硬度适中，一般在 50N 以上为宜。②脆碎度小于 1%。③片重差异符合规定，含量准确。**<0.30g 的片重差异限度为 ±7.5%，≥0.30g 的片重差异限度为 ±5%。** ④色泽均匀，外观光洁。⑤崩解时限：普通片 15 分钟，分散片、可溶片为 3 分钟，舌下片、泡腾片为 5 分钟，薄膜衣片为 30 分钟，肠溶衣片要求在盐酸溶液中 2 小时内不得有裂缝、崩解或软化现象，在 pH 6 ~8 磷酸盐缓冲液中 1 小时内全部溶解并通过筛网等。⑥小剂量的药物或作用比较剧烈的药物，应符合含量均匀度的要求。⑦符合有关卫生学的要求。故本题 E 选项表述错误。片

剂质量要求为常考的内容。

9. C。本题考查的是胶囊剂的特点、质量要求与贮存要求。**药物的水溶液、稀醇溶液、O/W 型乳剂、易风化、易吸湿的药物、醛类、挥发性及小分子有机物等不能制成胶囊剂。**硬胶囊的崩解时限为 30 小时应全部崩解，软胶囊的崩解时限为 1 小时应全部崩解，肠溶胶囊在人工肠液中（加挡板）为 1 小时应全部崩解。胶囊剂的特点是常考的内容。

10. D。本题考查的是液体制剂的特点。**液体制剂体积大，易霉变，贮存、运输、携带不方便。**液体制剂的特点为常考内容。

11. D。本题考查的是仿制药一致性评价的试验与判断。将试验制剂的平均溶出量与参比制剂的平均溶出量进行比较。**平均溶出量应为 12 片（粒）的均值。**故本题选项 D 表述错误。

12. C。本题考查的是混悬剂的稳定剂及应用。混悬剂为非均相不稳定的液体制剂，需加助悬剂、润湿剂、絮凝剂或反絮凝剂。本题羟丙基甲基纤维素为助悬剂、甘油为润湿剂、**山梨醇为矫味剂**、枸橼酸为 pH 调节剂。增溶剂是溶液剂中要加入的，混悬剂中药物是难溶性的，不需要加增溶剂。布洛芬口服易吸收，但受饮食影响较大，而混悬剂因颗粒分布均匀，受食物影响小，对胃肠刺激小，尤其易于分剂量给药，患者顺应性好。混悬剂的稳定剂为常考内容。

13. D。本题考查的是注射剂中制药用水的分类、概念及作用。制药用水包括饮用水、纯化水、注射用水、灭菌注射用水。注射用水是纯化水经蒸馏法制得的制药用水，可作为注射剂、滴眼剂的溶剂；纯化水为饮用水经蒸馏或其他适宜方法制得的制药用水，不得用来配制注射剂；**灭菌注射用水为注射用灭菌粉末的溶剂。**制剂制药用水的分类、概

念及作用为常考内容。

14. C。本题考查的是输液的质量要求。《中国药典》规定，**输液不得添加抑菌剂。**输液的质量要求为常考的内容。

15. B。本题考查的是**热原的性质**。包括：水溶性，**不挥发性**，耐热性，过滤性，能被强酸、强碱、强氧化剂破坏等。纯化水经蒸馏制备成注射用水利用了热原的不挥发性。

16. D。本题考查的是微粒制剂脂质体的分类。新型靶向脂质体分为前体脂质体、长循环脂质体、免疫脂质体、热敏脂质体、pH 敏感性脂质体。利用在相变温度时，**脂质体的类脂质双分子层膜从胶态过渡到液晶态，脂质膜的通透性增加，药物释放速度增大的原理制成热敏脂质体**。靶向制剂的分类为常考的内容。

17. A。本题考查的是静脉注射给药的负荷剂量的含义。静脉注射给药在临床应用中为了能迅速达到或接近稳态血药浓度 C_{ss} 以便快速发挥药效，在静脉滴注开始时往往需要静脉注射一个负荷剂量，同时联合静脉滴注来维持 C_{ss}。负荷剂量亦称为首剂量，常用 X_0^* 表示，$X_0^* = C_{ss}V$。

18. E。本题考查的是贴剂的特点。贴剂的不足是**大面积给药会对皮肤产生刺激性和过敏性**，起效慢，不适合要求起效快的药物、存在皮肤的代谢与贮库作用、药物吸收的个体差异和给药部位的差异较大等。贴剂的特点是常考的内容。

19. D。本题考查的是影响胃肠道吸收的因素。**胃排空速率快，对在胃吸收的药物，吸收↓**，如水杨酸盐；对在肠道吸收的药物，吸收↑，如阿司匹林、地西泮、左旋多巴等；对在胃内易破坏的药物，吸收↑，如红霉素、左旋多巴；对作用点在胃的药物，疗效↓，如氢氧

化铝凝胶、三硅酸镁、胃蛋白酶、硫糖铝等；对需要在胃内溶解的药物和某些难以溶解的药物，吸收↓，**如螺内酯、氢氯噻嗪等**；对在肠道特定部位吸收的药物，吸收↓。胃排空速率慢则相反，如止痛药，肠溶制剂疗效↓；主动吸收药物，如核黄素等，胃排空缓慢，不易产生饱和，吸收↑。

20. D。本题考查的是第七章生物药剂学中药物的代谢。药物的代谢有肾排泄与胆汁排泄，随胆汁排泄的药物到十二指肠后，在小肠中又被吸收返回门静脉，具有吸收双峰的现象称为**肠肝循环**。生物药剂学容易考的术语还有：**首关效应**是指口服药物在尚未吸收进入血液循环之前，在肠黏膜和肝脏代谢后，使进入体循环的药量减少的现象。**漏槽状态**是指在受溶出速度限制的吸收过程中，溶解了的药物立即被吸收的现象。**酶诱导作用**是指药物使自身或其他合用的药物代谢加快的现象。**酶抑制作用**是指药物使自身或其他合用的药物代谢加快的现象。以上术语是常考的内容。

21. C。本题考查的是药物名称与命名。**药物商品名又称品牌名**，是由新药开发者在申报药品上市时选定的，针对药物的最终产品，剂量剂型已确定含有一种或多种活性成分的药物，**该名称受到行政保护，别的企业不能冒名顶替**，只有该药品的拥有者和制造者使用，代表着制药企业的形象和产品的声誉，具有一药多名的特点。药物通用名称又称**国际非专利药品名称（INN）**，是世界卫生组织（WHO）推荐使用的名称，通常是指有活性的物质，而不是最终产品，一个药物只有一个通用名称，**不受行政法规和专利保护，是所有文献、资料、教材以及药品说明书中标明有效成分的名称**，也是各国药典使用的名称，如阿司匹林、地西泮、氨苄西林等。药品的化学名称是根据化学结构来命名的，选一个母体为基本结构，然后将其他取代基的位置和名称标出，**准确地表述药物的化学结构**，如阿司匹林的化学名称是2－乙酰氧基苯甲酸等。

22. E。本题考查的是药物的第Ⅱ相结合反应。**水溶性增加的结合反应有：最普遍的结合反应是葡萄糖醛酸的结合反应（四个类型O、N、C、S的葡萄糖苷化等），酚羟基的硫酸酯结合反应，氨基酸的结合反应和含有巯基的解毒结合反应是谷胱甘肽的结合反应。脂溶性增加的结合反应有：伯胺、仲胺、酰胺和肼基类乙酰化结合反应，儿茶酚胺类药物的甲基化结合反应。**

23. E。本题考查的是他汀类药物的特点。HMG－CoA还原酶抑制剂，即他汀类药物，降低内源性胆固醇的合成，临床用于高胆固醇脂症。该类药物临睡前服用效果好，人体内源性胆固醇的合成是夜间较多。**第一个应用于临床的天然药物是洛伐他汀，第一个半合成的药物是辛伐他汀，第一个全合成的药物是氟伐他汀。洛伐他汀、辛伐他汀是含有羟基六元内酯环的前体药物，体内代谢后有活性。该类药物的必需药效基团是3,5－二羟基戊酸结构。该类药物具有肌肉毒性，横纹肌溶解是严重的毒性反应**，西立伐他汀为此已撤出市场，另外还具有肝脏毒性。

24. D。本题考查的是药物与靶标键合的方式。药物与靶标键合的方式有共价键和非共价键两种。共价键键合形式键能较大，作用强而持久，除非被体内特异的酶解断裂外，很难断裂，是不可逆的结合形式；如烷化剂抗肿瘤药物、β－内酰胺类抗生素、拉唑类药物等。非共价键键合是可逆的，包括离子键、氢键、偶极－偶极作用和离子－偶极作用、电荷转移复合物、疏水作用、范德华力、金属络合等。抗疟药氯喹可以插入到疟原虫的 DNA 碱基对之间形成电荷转移复合物。

25. E。本题考查的是药物的特异性和选择性。药物特异性是指药物作用与特定靶点，如阿托品与 M 受体结合，**特异性取决于药物的化学结构，决定于构效关系**。选择性指在一定剂量下，药物对不同组织器官作用的差异性。**选择性是药物分类和临床应用的基础**。药物的选择性一般是相对的，有时也与药物的剂量相关，如阿司匹林小剂量具有抗血栓作用，增加剂量具有解热镇痛、抗炎抗风湿作用等。**药物的特异性强，选择性不一定好，两者不呈平行关系**，如阿托品特异性作用于 M 受体，但选择性差，对体内不同组织器官都有作用，所以副作用较多。

26. D。本题考查的是受体的性质。**受体具有饱和性、特异性、可逆性、灵敏性和多样性等 5 个特性**。受体数量有限，与之结合的配体也有限，因此受体具有饱和性，在药物作用上反映为最大效应。受体对配体有高度识别能力，对配体的化学结构和立体结构有很高的专一性，**特定的受体只能与其特定结构的配体结合体现受体的特异性**。绝大多数配体通过分子间的吸引力如范德华力、氢键、离子键、电荷转移复合物等与受体发生可逆性结合，也可被其他配体从受体上置换出来，这称为受体的可逆性，只有少数配体与受体发生不可逆的共价键结合，如奥美拉唑、烷化剂抗肿瘤药物等。**受体能识别周围环境中的微量配体，只需很低浓度的配体就能与受体结合而产生显著的效应，体现了受体的灵敏性**。同一受体分布区域不同，密度不同，同时受体还具有亚型，这体现了受体的多样性特点。

27. E。本题考查的是药物对消化系统的毒性作用。常见的有上消化道毒性、胃毒性、肠毒性、肝毒性等。酸性的非甾体抗炎药如阿司匹林、吲哚美辛等，直接刺激胃黏膜，对胃黏膜的 COX－1 有抑制作用，均可引起上消化道出血和溃疡。**胃毒性可以通过呕吐物提示药物中毒的性质：绿色呕吐物提示含有从小肠反流的胆汁；亮绿色或黄色呕吐物提示含有经过消化的药物或其他毒物；亮红色或黑色或咖啡色呕吐物提示含有胃部潴留的血液**。异味可以判断中毒的种类，如砷中毒有蒜味。某些抗菌药物使用后引起肠道内菌群生态平衡失调而导致假膜性肠炎，如林可霉素、克林霉素、红霉素、四环素、头孢菌素类等。

28. A。本题考查的是药物基本骨架，这是考试的重中之重，每年必考。常用药物的药物基本骨架必须掌握，如喹诺酮类是喹啉酮环、头孢类是 β－内酰胺环并合氢化噻嗪环、青霉素类是 β－内酰胺环并合氢化噻唑环、糖皮质激素和孕激素是孕甾烷、β 受体阻断药是芳氧丙醇胺或苯乙醇胺、洛韦类是鸟嘌呤环、拟肾上腺素药是苯乙胺、儿茶酚胺类是苯乙胺的苯环上有 2 个相邻酚羟基等，还有他汀类、地平类、普利类、沙坦类、替丁类、拉唑类、西泮类、磺胺类等的基本骨架也应掌握。氢化可的松的骨架是孕甾烷。

29. A。本题考查的是药物理化性质对药物作用的影响。理化性质有脂溶性、解离性、渗透性、分配系数等。药物在体内不同环境下，解离程度不同，解离程度大，体内离子型药物多，难吸收转运。通常酸性药物在酸性的胃中易解离，吸收少，而在碱性的肠道中不易解离，吸收多。pK_a是解离常数，表示药物在体内的解离程度，酸性药物解离常数 pK_a 根据 pK_a = pH + lg［HA］/［A⁻］公式计算，生理 pH 值是 7.4，pK_a =7.4 的苯巴比妥在生理 pH 值 7.4 下，体内分子性药物所占的比例是 50%，离子型比例 50%。当 pH 值增加 1 个单位，未解离型/离子型比例变动 10 倍。

30. D。本题考查的是不良反应的类型。**继发性反应是继发于药物治疗作用之后的不良反应，是治疗剂量下治疗作用本身带来的间接结果**。例如，长期应用广谱抗生素，使敏感细菌被杀灭，而非敏感菌（如厌氧菌、真菌）大量繁殖，造成二重感染。

31. B。本题考查的是遗传药理学与个体化用药。肿瘤的靶向治疗时代已经到来，利用基因检测技术，提高药物治疗的靶向性，避免盲目用药，降低药物对正常细胞的毒性。**群司珠单抗治疗乳腺癌时，只有对 HER-2 基因高表达乳腺癌患者才有较好治疗效果，所以用药前要进行 HER-2 基因监测**。

32. C。本题考查的是麻黄碱的结构特点和药理作用特点。麻黄碱来自于天然植物，结构上属于苯异丙胺类，结构中有 2 个手性核中心，共有四个光学异构体，临床使用的麻黄碱是（1R,2S）-赤藓糖型，能兴奋 α、β 受体，同时还能促进肾上腺素能神经末梢释放递质，直接或间接地发挥拟肾上腺素作用。麻黄碱口服后易被肠道吸收，可以通过血-脑屏障，进入脑脊液。由于代谢和排泄比较慢，作用持久。临床用于支气管哮喘、变态反应及鼻黏膜充血肿胀引起鼻塞等治疗，也可用于心动过缓。麻黄碱是第二类精神药品，同时又是多种毒品如冰毒（N-甲基苯丙胺）、摇头丸、安非他明等合成中间体，被列为"易制毒

药品"。

33. D。本题考查的是药物体内的转化反应。判断药物在体内的转化反应，可以根据药物的结构去推断。**药物在体内 I 相生物转化有氧化、还原、水解和羟基化四个反应，其本质是脱去亲脂基团转化为极性基团**，根据结构判断：酯键、酰胺键发生水解代谢；O-有烷基或 N-有烷基，就发生脱烷基代谢。本题文拉法辛结构在体内既能发生 O-脱甲基代谢，又能发生 N-脱甲基代谢。

34. E。本题考查的是镇痛药的分类和结构特点。**吗啡是天然的生物碱，左旋体上市，具有氢化菲环结构。吗啡的 3 位酚羟基易氧化，对其进行甲基化得到半合成的中枢性镇咳药可待因，可待因在体内部分发生 O-脱甲基代谢成吗啡**，可待因 6 位羟基成酮，得到脂溶性大的羟考酮，对脑和脊髓的阿片受体有亲和力，其控释片具有双相吸收模式。全合成的有哌啶类如哌替啶、芬太尼等、氨基酮类如美沙酮等。镇痛药物的必需结构是苯环、哌啶环、叔胺结构形成一个"T"型构象，与阿片受体结合，其中美沙酮结构中不含哌啶环，但其结构能发生一个离子-偶极作用，形成一个类似哌啶环的结构，具有镇痛药物的共同构象。**该类药物具有耐受性、依赖性、成瘾性和戒断症状**。美沙酮的镇痛作用比吗啡、哌替啶稍强，成瘾性等副作用相对较小，与吗啡比较，具有作用时间较长、不易产生耐受性、药物依赖性低的特点，**临床上用于治疗海洛因依赖脱毒和替代维持治疗治疗的药效作用**。美沙酮结构中含一个手性碳原子，R-对映异构体的镇痛活性是 S-对映异构体的两倍，临床上用外消旋体。

35. B。本题考查的是肾上腺皮质激素药物的特点及结构特征。从结构上可

以判断丙酸氟替卡松的 6 位有氟原子，17 位有酯键，在体内易水解失活被排出体外。且丙酸氟替卡松临床上正是使用气雾剂用于平喘，作用于支气管平滑肌发挥平喘作用，同时**药物在支气管平滑肌迅速水解失活，避免全身皮质激素作用。**

36. C。本题考查的是肾上腺素结构和作用特点。肾上腺素属于苯乙醇胺类结构（从给出的结构上可以看出来），具有儿茶酚胺类药物的结构特征，苯环上有两个羟基相邻，儿茶酚胺类药物由于羟基多，有两个酚羟基，极性大，易氧化，不稳定，所以该类药物不能口服，也无中枢作用。从结构上可以看出，有一个手性中心，R - 异构体左旋体活性大，但是左旋体肾上腺素在水溶液加热、放置，特别是酸性情况下，迅速消旋化，活性快速下降。肾上腺素属于内源性活性物质，又称副肾，临床用于过敏性休克、心脏骤停的急救，控制支气管哮喘急性发作等。利用前药原理，将肾上腺素苯环上两个羟基酯化，获得双特戊酯药物地匹福林，改善透膜吸收，并延长作用时间，用于治疗开角型青光眼，在眼内角膜酯酶作用下，迅速水解成肾上腺素而发挥作用，产生散瞳、降眼压作用。

37. A。本题考查的是天然的抗肿瘤药的结构特征与作用。短叶红豆杉的树皮中提取得到的一个**具有紫杉烯环的二萜类化合物是紫杉醇，是有丝分裂抑制剂或纺锤体毒素**，临床用于乳腺癌治疗。

38. A。本题考查的是抗血栓药物的特点。**氯吡格雷是前体药物。**

39. A。本题考查的是血管紧张素转换酶抑制剂代表药物的结构特征与作用。**卡托普利含有巯基结构，是关键药效团；会产生皮疹、味觉障碍。**

40. E。本题考查的是雄激素类药物的结构改造。天然雄激素睾酮的缺点是作用时间短，不能口服。在睾酮的 17 位引入甲基，增加空间效应，稳定可口服，如甲睾酮。在睾酮的 17 位羟基成酯，可以延长其作用时间，如丙酸睾酮，但不能口服。将天然雄激素睾酮 19 位甲基去除，或对其 A 环进行结构修饰，则雄激素作用降低，蛋白同化作用增强，如第一个上市的蛋白同化激素苯丙酸诺龙。**甚至将其 19 位甲基去除，17 位引入乙炔基，可以得到孕激素类药物炔诺酮。**A 结构是苯丙酸诺龙，B 结构是氯司替勃，C 结构是羟甲烯龙，D 结构是司坦唑醇，以上均是蛋白同化激素。E 是炔诺酮，可以根据提示信息乙炔基判断正确答案。

二、配伍选择题

[41 - 42] A、D。本题考查的是气雾剂的处方组成。异丙托溴铵为溶液型气雾剂，HFA - 134a 为抛射剂，无水乙醇作为潜溶剂，增加药物和赋形剂在制剂中的溶解度，使药物溶解达到有效治疗量；枸橼酸调节体系 pH，抑制药物分解；加入少量水可以降低药物因脱水引起的分解。

[43 - 45] B、D、A。本题考查的是固体制剂的应用。气雾剂药物遇热和受撞击有可能发生爆炸，贮存时应注意避光、避热、避冷冻、避摔碰，即使药品已用完的小罐也不可弄破、刺穿或燃烧。**胶囊及囊壳易溶于水，宜站着服用，100ml 左右温水送服。肠溶片、双层糖衣片可减少胃肠道刺激及胃酸和蛋白酶的破坏，因此需整片服用，不可嚼服和掰开服用。散剂有保护收敛作用，服药后不易过多饮水，以免药物过度稀释导致药效差。**

[46 - 47] A、C。本题考查的是生物利用度的含义。**绝对生物利用度是以静脉制剂为参比制剂获得的药物**进入血

液循环的相对量 = 44.6/18.9×4 = 59.0%（应是给予相同的剂量，原研注射剂 25×4 = 100 后才与仿制药剂量相同）；**相对生物利用度是以非静脉途径给药的制剂为参比制剂获得进入血液循环的相对量 = 44.6/43.2 = 103.2%**。生物利用度与生物等效性的含义是常考的内容。

[48－49] C、D。 本题考查的是乳剂的稳定性。乳剂属于热力学不稳定的非均相分散体系，制成后在放置过程中常出现分层、合并、破裂、絮凝、转相、酸败等不稳定的现象。①分层：又称乳析，是指乳剂放置后出现分散相粒子上浮或下沉的现象，主要原因是分散相和分散介质之间的密度差。②絮凝：指乳剂中分散相的乳滴由于某些因素的作用使其荷电减少，ζ-电位降低，出现可逆性的聚集现象。③**合并与破裂：合并是指乳剂中乳滴周围的乳化膜出现部分破裂导致液滴合并变大的现象**；破裂是指液滴合并进一步发展，最后使得乳剂形成油相和水相两相的现象。破裂是一个**不可逆过程**。④**转相**：又称为转型，是指由于某些条件的变化而改变乳剂类型的现象，**是乳化剂性质发生改变引起**的，**向乳剂中加入相反类型的乳化剂也可使乳剂转相**。⑤酸败：是指乳剂受外界因素及微生物的影响，使其中的油、乳化剂等发生变质的现象，可加入抗氧剂与防腐剂等防止或延缓酸败的发生。为常考内容。

[50－51] D、A。 本题考查的是注射剂的分类。**水中难溶的药物易制成混悬型注射剂；水中不稳定且易溶的药物易制成注射用无菌粉末；水中稳定且易溶的药物易制成溶液型注射剂。** 为常考内容。

[52－53] B、D。 本题考查的是乳膏剂的处方分析。水杨酸乳膏中，液状石蜡、硬脂酸和白凡士林为油相成分，**十二烷基硫酸钠及硬脂酸甘油酯（1:7）为混合乳化剂，甘油为保湿剂，羟苯乙酯为防腐剂。**

[54－55] A、E。 54 题考查的是滴丸剂的处方组成。联苯双酯滴丸中，联苯双酯为主药，PEG6000 为基质，吐温 80 为表面活性剂，液状石蜡为冷凝液，处方中加入吐温 80 与 PEG6000 的目的是与难溶性药物联苯双酯形成固体分散体，从而增加药物溶出度，提高生物利用度。55 题考查的是栓剂的吸收促进剂。**栓剂的吸收促进剂包括非离子型表面活性剂（聚山梨酯80）**、脂肪酸、脂肪醇和脂肪酸酯类、尿素、水杨酸钠、苯甲酸钠、羟甲基纤维素钠、环糊精类衍生物等。

[56－58] A、E、C。 56 题考查的是药物分布的影响因素。**药物的蛋白结合不仅影响药物的体内分布，也影响药物的代谢和排泄。与蛋白质结合的药物和血浆中的全部药物的比例，称血浆蛋白结合率。** 57 题考查的是代谢部位与首关效应。**药物经胃肠道吸收，在肠黏膜和肝脏被代谢而使进入血液循环的原型药量减少的现象是首关效应。** 58 题考查的是肠－肝循环的含义。**肠－肝循环是指随胆汁排入十二指肠的药物或其代谢物，在肠道中重新被吸收，经门静脉返回肝脏，重新进入血液循环的现象。** 有肠－肝循环的药物在体内能停留较长时间，己烯雌酚、卡马西平、氯霉素、吲哚美辛、螺内酯等药物口服后都**存在肠－肝循环，在药－时曲线上产生吸收双峰**。

[59－60] A、D。 本题考查的是药物的吸收与经皮吸收制剂的特点。药物经直肠吸收主要有两条途径：①通过直肠上静脉，经门静脉入肝，再转运至全身，有首关效应；②通过直肠中、下静

脉和肛管静脉进入下腔静脉，绕过肝而直接进入血液循环，无首关效应。故栓剂距肛门口 2cm 处给药生物利用度远高于 4cm 处给药。口服给药的主要吸收部位在小肠。药物经皮吸收制剂的特点有：①可直接作用于疾病部位，发挥局部治疗作用。②避免肝脏的首关效应和胃肠因素的干扰。③避免药物对胃肠道的副作用。④长时间维持恒定的血药浓度，避免峰 - 谷现象，降低药物的不良反应。⑤减少给药次数，患者可自主用药，特别适合于儿童、老人及不宜口服给药的患者，提高患者的用药依从性。⑥发现副作用时可随时中断给药。⑦可通过给药面积调节给药剂量，提高治疗剂量的准确性。

[61 - 62] B、C。本题考查的是固体制剂的粘合剂及包衣材料。**常用的黏合剂有淀粉浆**（最常用黏合剂之一，常用浓度 8% ~ 15%，价廉、性能较好）、甲基纤维素（MC，水溶性较好）、羟丙基纤维素（HPC，可作粉末直接压片黏合剂）、羟丙基甲基纤维素（HPMC，溶于冷水）、羧甲基纤维素钠（CMC - Na，适用于可压性较差的药物）、乙基纤维素（EC，不溶于水，但溶于乙醇）、聚维酮（PVP，吸湿性强，可溶于水和乙醇）、明胶、聚乙二醇（PEG）等。薄膜包衣可用高分子包衣材料，包括胃溶型（普通型）、肠溶型和水不溶型三大类。①胃溶型：系指在水或胃液中可以溶解的材料，主要有羟丙基甲基纤维素（HPMC）、羟丙基纤维素（HPC）、丙烯酸树脂Ⅳ号、聚乙烯吡咯烷酮（PVP）和聚乙烯缩乙醛二乙氨乙酸（AEA）等；②肠溶型：系指在胃中不溶，但可在 pH 较高的水及肠液中溶解的成膜材料，主要有虫胶、醋酸纤维素酞酸酯（CAP）、丙烯酸树脂类（Ⅰ、Ⅱ、Ⅲ号）、羟丙基甲基纤维素酞酸酯（HPMCP）等；③水不溶型：系指在水中不溶解的高分子薄膜材料，主要有乙基纤维素（EC）、醋酸纤维素等。

[63 - 65] B、C、A。本题考查的是药物跨膜转运的类型与特征，是常考的内容。**脂溶性药物依赖药物分子在膜两侧的浓度差**，从膜的高浓度一侧向低浓度一侧转运药物，不耗能、不需要载体的方式是被动转运。借助载体帮助，消耗能量，从膜的低浓度一侧向高浓度一侧转运药物的方式称为**主动转运**。一些生命的必需物质（如 K^+、Na^+ 等）的转运是主动转运。借助载体帮助，不消耗能量，从膜的高浓度一侧向低浓度一侧转运药物的方式是易化扩散。生物膜具有一定的流动性，它可以通过主动变形，膜凹陷吞没液滴或微粒，将某些物质摄入细胞内或从细胞内释放到细胞外，此过程称膜动转运。**细胞通过膜动转运摄取液体称为胞饮，摄取的是微粒**或蛋白质、多肽类大分子物质称吞噬，大分子物质从细胞内转运到细胞外称为胞吐。

[66 - 67] C、D。本题考查的是微粒注射剂脂质体的材料与分类。普通脂质体由磷脂和胆固醇组成，含有脂质双层包围水相的内囊泡结构的脂质体。**PEG 修饰可增加脂质体的柔顺性和亲水性，从而降低与单核巨噬细胞的亲和力，延长循环时间，称为长循环脂质体。**是常考的内容。

[68 - 70] E、A、B。本题考查的是《中国药典》中药品的鉴别与含量测定。**高效液相色谱法的定量方法采用标准对照法，以峰高（h）或峰面积（A）定量**（当色谱峰的拖尾因子（T）在 0.95 ~ 1.05 时，用峰高定量）；供试品含量的赋值通常采用标准对照法，即以对照品同法测定，用供试品与对照品的峰面积及

对照品的含量计算供试品的含量。**保留时间（t_R）作为鉴别依据，供试品溶液主峰的保留时间应与对照品溶液主峰的保留时间一致。薄层色谱法（TLC）供试品溶液主斑点的位置（R_f）应与对照溶液的主斑点位置一致，大小与颜色（或荧光）的深浅也应大致相同。**理论板数与信噪比都是高效液相色谱法系统性检验内容，故不选。

［71～72］B、E。本题考查的是药物量－效关系中几个常用参数。半数有效量 ED_{50}，对于量反应是指药物达到最大效应 50% 时所用药物的剂量或浓度；对于质反应是指在一群实验动物中能使半数（50%）动物产生阳性药效反应的剂量，是反映药效的定量指标。半数致死量 LD_{50} 是指实验动物死亡一半（50%）所用药物剂量，表示药物毒性大小，其值越小药物毒性越大。治疗指数 TI：即 LD_{50}/ED_{50}，用以衡量药物的安全性，TI越大，药物越安全。效能也称最大效应 E_{max}，在一定范围内，增加药物剂量或浓度，其效应随之增加，但效应增至一定程度时，若继续增加剂量或浓度而效应不再继续增强，此药理效应极限称为最大效应，也称效能，反映了药物的内在活性，对于质反应阳性率达 100%。效价强度是指引起等效反应（一般采用 50% 效应量）的相对剂量或浓度。效价强度用于作用性质相同的药物之间的等效剂量或浓度比较，其值越小则强度越大。效能和效价强度反映药物不同性质，二者具有不同的临床意义，常用于评价同类药物不同品种的作用特点。注意：效能大的药物，效价强度不一定大。

［73～74］A、D。本题考查的是药物与受体的亲和力和内在活性。药物与受体的亲和力是药物达到 50% 效应药物的剂量，用 **KD 值表示，其值越大与受**体的亲和力越小，成反比。**pD_2表示的是亲和力指数，**是 KD 值的负对数，其值越大与受体的亲和力越大，成正比。内在活性表示药物占领受体后激动受体的能力，用 α 表示。**若 $\alpha = 1$，内在活性强，为受体的完全激动剂。若 $1 > \alpha > 0$，内在活性弱，为受体的部分激动剂。若 $\alpha = 0$，无内在活性，为受体的拮抗剂。**注意：无论是完全激动剂、部分激动剂，还是拮抗剂，均与受体有很强的亲和力。注意三种情况：一是完全激动剂与部分激动剂合用，用量小时，两者效应相加，用量增大，达到一个临界点时，部分激动剂就变成了完全激动剂的拮抗剂，此时完全激动剂只能达到部分激动剂的最大效应。二是激动剂与拮抗剂合用，两者竞争同一受体，拮抗剂与受体结合不牢固，可逆，增大激动剂的用量，可达到激动剂的最大效应，但使激动剂的量－效曲线平行右移，右移越远，拮抗剂的拮抗能力越强，可用拮抗参数 pA_2 表示拮抗剂的拮抗能力。三是激动剂与拮抗剂合用，两者竞争同一受体或不同受体，拮抗剂与受体结合牢固，不可逆，使激动剂的最大效应降低，即使增加激动剂的量，也不能达到其最大效应，激动剂的量－效曲线降低。

［75～76］A、C。本题考查的是药物的不良反应分类。阿托品解除胃肠道平滑肌痉挛时，出现口干、心悸、便秘等，属于副作用，是正常用法用量下药物产生的与治疗无关的反应。长期应用肾上腺皮质激素，可引起肾上腺素皮质萎缩，一旦停药，肾上腺皮质功能下降，数月难以恢复，属于后遗效应，是血药浓度降低到最小有效浓度以下残留的药理效应。

［77～78］D、E。本组题考查的是药物的基本骨架结构。A 是吩噻嗪环，为

精神病治疗药物吩噻嗪类药物的结构骨架，如氯丙嗪、奋乃静等；B 是芳氧丙醇胺结构，为 β 受体阻断药的结构骨架，如普萘洛尔、阿替洛尔等；C 是孕甾烷母环，孕激素和皮质激素的结构骨架，如黄体酮、可的松等；D 是喹啉酮环，为喹诺酮类合成抗菌药物的结构骨架，如环丙沙星等；E 是对氨基苯磺酰胺结构，为磺胺类合成抗菌药物的结构骨架，如磺胺甲噁唑等。

[79 - 80] E、B。本题考查的是药物的结构与毒副作用。**氯丙嗪阻断多巴胺第四条黑质纹状体通路诱发锥体外系副作用，氯丙嗪阻断多巴胺第三条结节 - 漏斗通路引起内分泌紊乱，临床表现是溢乳 - 闭经综合征；特非那定、阿司咪唑、西沙必利等作用于 hERG，引起心脏毒性**（可能诱发尖端扭转型心律失常）；**普利类药物抑制缓激肽分解诱发干咳副作用；红霉素刺激胃动素活性引起恶心、呕吐等胃肠道毒性。**

[81 - 82] A、C。本题考查的是遗传对药物代谢的影响。抗结核药物异烟肼体内乙酰化代谢存在着遗传的差异，黄种人体内代谢异烟肼属于快代谢，肝脏急需大量的乙酰化代谢产物，诱发肝毒性；白种人体内代谢异烟肼属于慢代谢，易诱发周围神经炎，同服维生素 B_6 能减轻周围神经炎副作用。体内葡萄糖 - 6 - 磷酸脱氢酶（G - 6 - PD）缺乏，服用伯氨喹、磺胺类、对乙酰氨基酚等药物，出现血红蛋白尿、黄疸、贫血等急性溶血性反应。普萘洛尔体内被 CYP2C19 代谢，与奥美拉唑、氯吡格雷等药物合用，需要注意药物之间相互作用。体内胆碱酯酶缺乏的患者，使用琥珀胆碱引起呼吸肌麻痹，作用时间延长，为防止意外发生，需要准备呼吸机。

[83 - 84] A、D。本题考查的是时辰药理学与药物应用。**糖皮质激素类药物在治疗疾病时，8：00 时 1 次给予全天剂量比 1 天多次给药效果好，不良反应少。胰岛素饭前皮下注射给药，但早晨药量给予多一些，提倡以尿钾排泄节律恢复正常作为治疗的指标。抗肿瘤药物采用起伏式给药物比阶梯式和平均式给药效果好。平喘药物采用日低夜高的给药剂量更能有效控制哮喘病人的夜间发作。抗高血压药物应能有效控制血压的昼夜波动，拉贝洛尔早晨 6 点给药，血压、心率昼夜节律曲线平坦；硝苯地平明显控制血压的昼夜节律变化，不影响心率昼夜波动；维拉帕米控制血压昼夜节律变动弱于硝苯地平，但能抑制心率昼夜的节律。**

[85 - 86] B、E。本题考查的是药物作用信号的传导。第一信使在细胞膜外，有药物、神经递质如乙酰胆碱、激素等。第二信使是第一信使作用于受体在细胞浆中产生的信息分子，第一个发现的是环磷酸腺苷（cAMP），还有环磷酸鸟苷（cGMP）、二酰基甘油（DAG）和三磷酸肌醇酯（IP_3）、钙离子、甘碳烯酸类、一氧化氮（NO），其中一氧化氮还具有第一信使的特征。第三信使是指负责细胞核内外信息传递的物质，包括生长因子、转化因子等。

[87 - 88] A、B。本题考查的是 H_1 受体阻断剂类抗过敏药的结构特征与作用。**西替利嗪属于哌嗪类，结构中有羧基，体内易解离，无中枢作用，其左旋体上市称左西替利嗪。马来酸氯苯那敏属于丙胺类，副作用小，常用于复方制剂和化妆品中。盐酸苯海拉明属于氨基醚类，较强中枢作用，可用于晕动症。酮替芬属于三环类，可抑制过敏介质释放，用于哮喘。特非那定属于哌啶类，无中枢作用，但有心脏毒性，已撤出市**

场，其代谢物非索非那定心脏毒性小。

[89～92] C、B、D、E。本题考查的是解热镇痛药及非甾体抗炎药结构特征与作用；抗疟药中青蒿素结构特征。布洛芬属于芳基丙酸类抗炎药，**体内无效的 $R-(-)$-异构体自动转化为活性的 $S-(+)$-异构体发挥作用**。舒林酸为芳基乙酸类酸性前药，**体内甲基亚砜结构还原成甲硫醚发挥作用**。对乙酰氨基酚是苯胺类，**体内乙酰化代谢物乙酰亚胺醌诱发肝毒性**。青蒿素是我国科学家从黄花蒿中提取的**倍半萜内酯抗疟药**，被国际公认的天然药物。艾瑞昔布是我国科学家根据"适度抑制"理念设计的选择性环氧合酶-2抑制剂，但对环氧合酶-1也具有抑制作用，两者的抑制作用达到平衡，即可减少胃肠道毒性，又能防止昔布类药物诱发的血栓事件风险。

[93～94] A、D。本题考查的是促胃肠动力药的结构特征与作用。甲氧氯普胺为苯甲酰胺类似物，**抑制多巴胺 D_2 受体，具有较强的中枢作用，产生锥体外系副作用**，但可以止吐。多潘立酮有两个咪唑环结构，**为外周多巴胺 D_2 受体阻断药，极性大，无中枢作用**。西沙必利具有苯甲酰胺结构，**抑制多巴胺 D_2 受体和抑制乙酰胆碱活性，但心脏毒性大，已撤出市场**。伊托必利具有苯甲酰胺结构，**抑制多巴胺 D_2 受体和抑制乙酰胆碱活性，几乎无心脏毒性**。莫沙必利是苯甲酰结构，本身抑制 $5-HT_4$ 受体，代谢物抑制 $5-HT_3$ 受体，无心脏毒性，其结构中含有氟原子取代，与题干内容相符。

[95～98] A、C、D、E。本题考查的是降血糖药的分类及特点。胰岛素类药物只能注射，使用时要不断更换注射部位，以防止注射部位脂肪萎缩。胰岛素类药物的结构改造主要是影响作用时间和剂量。磺酰脲类促胰岛素分泌剂如格列美脲（具有甲基环己基）（高效、长效）等；非磺酰脲类促胰岛素分泌剂又称餐时血糖调节剂，如瑞格列奈（具有氨甲酰甲基苯甲酸结构）等，胰岛素增敏剂如强碱性的二甲双胍和噻唑烷二酮结构的罗格列酮等；α-葡萄糖苷酶抑制剂（可用于1型糖尿病、2型糖尿病，引起低血糖时需要直接给予葡萄糖缓解）如阿卡波糖（具有四聚糖结构）；二肽基肽酶-4抑制药物如西他列汀、利格列汀等；钠-葡萄糖协同转运蛋白2抑制药（引起尿糖增多，诱发泌尿系统毒性）如瑞格列净等。

[99～100] C、A。本题考查的是药物体内代谢。药物在体内经过氧化、还原、水解、羟基化等发生第一相生物转化过程，产生生物转化物，往往具有更好的生物活性，依此药物学家开发出新的药物。阿司咪唑、特非那定属于哌啶类 H_1 受体拮抗剂抗过敏药物，**因具有较强的心脏毒性，已撤出市场，但其代谢物诺阿司咪唑和非索非那定，无心脏毒性**。非索非那定因结构中含有体内易解离的羧基，也无中枢镇静作用。地西泮在体内经过1位脱甲基代谢的去甲地西泮，地西泮在体内3位羟基化的代谢物替马西泮，**地西泮在体内经过1位脱甲基、3位羟基化的代谢物奥沙西泮**，这些地西泮的代谢物都具有活性，其中奥沙西泮易与葡萄糖醛酸结合后从尿排出体外，具有半衰期短、副作用小、催眠作用较弱等特点，适用于老年人和肝肾功能不良者。丙咪嗪的代谢物与丙咪嗪具有等同的抗抑郁活性，称为地昔帕明。**利哌酮体内羟基化代谢物帕利哌酮具有更长的半衰期**。

三、综合分析题

101. E。本题考查的是稳态血药浓度与达稳态分数。**达稳态的90%需3.32个**

半衰期，即需要的时间是 3.32 ∗ 4 = 13.3 小时。知识拓展：达稳态的 99% 需 6.64 个半衰期，即需要的时间是 6.64 ∗ 4 = 26.6 小时。达稳态的 95% 需 4~5 个半衰期，如 $t_{1/2}$ 为 0.5 小时的药物，达稳态的 95% 需要 2.16 小时。

102. B。本题考查的是药动学不同房室模型血药浓度与时间的关系式。静脉滴注给药公式选项 A、B、C、D、E 分别是单室模型静脉注射给药、**单室模型静脉滴注给药（有 k_0）**、单室模型血管外给药（有 k_a）、多剂量重复给药（有 n 或 m）、双室模型血管外注射给药（有 α、β、k_a）的血药浓度与时间的关系式。

103. B。本题考查的是生物等效性的判断标准。一般情况下，**供试制剂与参比制剂的 $C_{\max}$ 和 $AUC_{0-\infty}$ 几何均值比的 90% 置信区间分别在 80%~125% 范围内即认为等效。**

104. B。本题考查的是多剂量给药平均稳态血药浓度。$C_{av} = FX_0 / Vk\tau = AUC/\tau = 64.8/8 = 8.1$。

105 C。本题考查的是个体化给药。肝肾功能出现障碍时给药剂量要减小。依据是 $X_{0(d)} = \dfrac{k_{(d)}}{k} \cdot X_0$，$k_{(d)} = \dfrac{1}{2}k$，故药量也下降一半。

106. A。本题考查的是 1,4-二氢吡啶类钙通道阻滞药的结构特征与作用。该类药物具有 1,4-二氢吡啶药效母环，**其中结构对称无手性的药物是硝苯地平。**

107. B。本题考查的是 1,4-二氢吡啶类钙通道阻滞药的结构特征与作用。氨氯地平与其他二氢吡啶类钙通道阻滞药不同，氨氯地平分子中的 1,4-二氢吡啶环的 2 位甲基被 2-氨基乙氧基甲基取代，3,5 位羧酸酯的结构不同，因而 4 位碳原子具手性，可产生两个光学异构体，**临床用其外消旋体和左旋体。**

[108-110] C、A、E。本题考查的是头孢菌素类药物的结构特征与作用。**头孢菌素的母环 7 位改造提高抗菌活性，扩大抗菌谱；母环 3 位改造提高抗菌活性，改善体内代谢。**3 位引入氯原子，脂溶性大，口服吸收好的药物是头孢克洛。3 位引入酸性较强的杂环，透过脑膜的药物是头孢曲松。3 位引入季铵基团，穿透细胞壁能力强的药物是头孢吡肟、头孢匹罗、头孢噻利。还有母环中的硫原子换成碳原子是氯碳头孢，换成氧原子是拉氧头孢等。

四、多项选择题

111. BCDE。本题考查的是房室模型的含义。**一个房室不代表机体内一个特定的解剖部位**（组织脏器）。每个房室具有动力学"均一"性，凡在同一房室内的各部位中的药物，均处于动态平衡。给药后，同一房室中各个部位的药物浓度变化速率相近，但不代表浓度一定相等。双室模型假设身体由两部分组成，即**药物分布速率比较大的中央室与分布较慢的周边室。**中央室包括血流充沛的心、肝、肾、肺、内分泌腺及细胞外液；周边室包括血流供应较少的肌肉、皮肤、脂肪组织。

112. ABCE。本题考查的是注射剂的特点，是常考的内容。注射剂也可发挥局部治疗作用，如局麻药，故 D 不对，其他选项均正确。

113. ABCD。本题考查的是凝胶剂、贴剂、贴膏剂的含义及应用。**凝胶剂系指药物与能形成凝胶的辅料制成的稠厚液体或半固体制剂，**凝胶剂限局部用于皮肤及体腔黏膜给药如鼻腔、阴道和直肠，**在临床上应用较多的是水性凝胶剂；**贴膏剂系指将原料药物与适宜的基质制成膏状物、涂布于背衬材料上供皮肤贴敷，可产生全身性或局部作用的一种薄片状柔性制剂。贴膏剂包括凝胶贴膏（原巴布膏剂或凝胶膏剂）和橡胶膏剂。**凝胶膏剂**是指药物与适宜的亲水性基质混匀后涂布于背衬材料上制成的贴膏，局部敷贴，可根据患部面积大小，**任意剪用**；伤湿止痛膏属于橡胶膏剂，其基质主要由橡胶、松香、羊毛脂、凡士林、液状石蜡等制成。贴剂系指药物与适宜的材料制成的供贴敷在皮肤上的，可产生全身性或局部作用的一种薄片状柔性制剂。**贴剂不可切割使用**。故本题 ABCD 不对，E 选项正确。

114. BCDE。本题考查的是气雾剂、喷雾剂和粉雾剂的概念、分类、抛射剂及临床应用。气雾剂由药物和附加剂、抛射剂、阀门系统和耐压容器四部分组成。故 A 不对，其他选项均对。

115. ABDE。本题考查的是影响药物吸收的剂型因素。对胃液中不稳定的药物粒径越小，越易分解，反而降低其疗效。故 C 不对，其他选项均对。

116. ABCDE。本题考查的是药物与靶标结合的本质。**不可逆共价键键合，键合牢固，不易断裂**，如烷化剂抗肿瘤药物如环磷酰胺、氮芥等，β－内酰胺酶抑制剂克拉维酸、舒巴坦等，β－内酰胺类抗生素氨苄西林、头孢氨苄等，拉唑类药物如奥美拉唑等。

117. ABCE。本题考查的是药物结构与代谢。药物代谢分两相：Ⅰ相生物转化反应，Ⅱ相生物结合反应。**Ⅰ相生物转化反应有氧化反应、还原反应、水解反应、羟基化反应，还包括脱烷基化反应、脱卤原子反应等。Ⅱ相结合反应有葡萄糖醛酸结合反应、硫酸酯结合反应、氨基酸结合反应、谷胱甘肽结合反应、乙酰化反应和甲基化反应**。可在答案中找关键的字词：氧化、还原、水解、羟基化、脱烷基等，属于第Ⅰ相生物转化反应。

118. ABC。本题考查的是儿茶酚胺类药物的结构特征和代谢。儿茶酚胺类药物结构特征是**苯环上两个羟基相邻，该类药物极性大、易氧化所以均不能口服，在体内能同时被儿茶酚氧位甲基转移酶和单胺氧化酶代谢**。药物包括肾上腺素、去甲肾上腺素、异丙肾上腺素、多巴胺、多巴酚丁胺等。在 5 个结构中找苯环上两个羟基相邻的结构就是正确答案。

119. BDE。本题考查的是受体作用的信号传导。**第一信使是指多肽类激素、神经递质如乙酰胆碱等、细胞因子及药物等**，大多数第一信使不进入细胞内，与细胞膜上的受体特异性结合激活受体引起细胞某些生物学特性的改变。**第二信使是第一信使作用靶细胞后在细胞浆内产生的信息分子**，如 **cAMP（环磷腺苷）、cGMP（环磷鸟苷）、钙离子、DAG 和 IP3、碳烯酸、一氧化氮（NO）** 等，其中一氧化氮还具有第一信使的特征。第三信使在细胞核内，负责细胞核内外信息传递的物质，包括生长因子、转化因子等。

120. ABCD。本题考查的是抗菌增效剂。丙磺舒本身是抗痛风药，但与青霉素合用，竞争性抑制青霉素在肾脏的排泄，使青霉素的重吸收增加，作用时间延长，抗菌作用增强。克拉维酸（棒酸）、舒巴坦、他唑巴坦属于 β－内酰胺酶抑制剂，本身不具有活性，但与青霉素类、头孢类药物合用，能增强青霉素类、头孢菌素类药物的抗菌活性，如氨苄西林与舒巴坦通过次甲基相连的双酯结构的前体药物舒他西林就是典型的例子。其中克拉维酸属于氧青霉烷类，舒巴坦、他唑巴坦属于青霉烷砜类。甲氧苄啶属于二氢叶酸还原酶抑制剂，本身有抗菌活性，与二氢叶酸合成酶抑制剂如磺胺甲噁唑合用，对细菌的生长繁殖双重抑制，抗菌活性增强，如复方新诺明就是磺胺甲噁唑与甲氧苄啶按照 5∶1 的比例组成的复方制剂。氨曲南不是抗菌增效剂，它属于单环 β - 内酰胺类。另外，亚胺培南属于碳青霉烯类，常与肾肽酶抑制剂西司他丁钠合并使用，防止亚胺培南被肾肽酶分解，也对肾脏有保护作用。

冲刺卷二答案精析

一、最佳选择题

1. B。 本题考查的是制剂的溶出度与含量均匀度检查。《中国药典》规定，除另有规定外，凡规定检查溶出度、释放度或分散均匀性的制剂，不再进行崩解时限检查。除另有规定外，片剂、硬胶囊剂、颗粒剂或散剂等，每一个单剂标示量小于 25mg 或主药含量小于每一个单剂重量 25% 者；药物间或药物与辅料间采用混粉工艺制成的注射用无菌粉末；内充非均相溶液的软胶囊；单剂量包装的口服混悬液、透皮贴剂和栓剂等品种项下规定含量均匀度应符合要求的制剂，均应检查含量均匀度。复方制剂仅检查符合上述条件的组分，多种维生素或微量元素一般不检查含量均匀度。凡检查含量均匀度的制剂，一般不再检查重（装）量差异；当全部主成分均进行含量均匀度检查时，复方制剂一般亦不再检查重（装）量差异。

2. A。 本题考查的是剂型的分类。按分散系统分为溶液型（以分子或离子分散，<1nm）、胶体型（以高分子 - 亲水胶或分子聚集体分散 - 溶胶剂，1 ~ 100nm）、乳剂型（以小液滴分散，0.1 ~ 100μm）、混悬型（以固体微粒分散，0.5 ~ 100μm）、固体分散型、气体分散型、微粒分散型（微囊、微球、脂质体、纳米粒）。薄荷醇剂为低分子溶液剂，属于溶液型。故此题选 A。为常考的内容。

3. B。 本题考查的是分散片的特点。阿奇霉素分散片处方中，阿奇霉素为主药，羧甲基淀粉钠为崩解剂（内外加法），乳糖和微晶纤维素为填充剂，甜蜜素为矫味剂，2% HPMC 水溶液为黏合剂，

滑石粉和硬脂酸镁为润滑剂。该**分散片遇水迅速崩解，均匀分散为混悬状，适合大剂量难溶性药物的剂型设计**；且服用方便、崩解迅速、吸收快和生物利用度高。一般片剂的特点包括：剂量准确、服用方便；性质更稳定；机械化程度高，成本低；种类较多；应用广泛；运输、使用、携带方便。不足是幼儿、老年患者及昏迷患者等不易吞服；有些片剂技术难度更高；某些含挥发性成分的片剂，贮存期内含量会下降。

4. C。 本题考查的是药物制剂的稳定性。药物制剂稳定性包括物理稳定性、化学稳定性、生物学稳定性。药物制剂的稳定性主要研究的是化学稳定性。药品的有效期是药物降解 10% 所需时间。有效期试验**包括影响因素试验、加速试验与长期试验**。影响因素试验（强化试验）包括高温、高湿、强光照射试验，目的是为制剂工艺的筛选、包装材料的选择、贮存**条件**，加速试验（温度 40℃ ± 2℃，相对湿度 75% ±5% 的条件下放置 6 个月）的目的是**预测有效期**，长期试验用市售包装，在温度 25℃ ±2℃、相对湿度 60% ±10% 的条件（北方气候）下，或在温度 30℃ ± 2℃、相对湿度 65% ± 5% 的条件（南方气候）下放置 12 个月。每 3 个月取样一次，按稳定性重点考察项目检测。12 个月以后，仍需继续考察，分别于 18 个月、24 个月、36 个月取样检测。将结果与 0 个月比较以**确定药品的有效期**。

5. D。 本题考查的是药物剂型、制剂、方剂的概念和剂型的分类与重要性。剂型是适合于疾病的诊断、治疗或预防

的需要而制备的不同给药形式，简称剂型，如片剂、胶囊剂、注射剂等。**药物制剂系指将原料药物按照某种剂型制成一定规格并具有一定质量标准的具体品种，由药品通用名＋剂型组成**，如维生素 C 注射液、红霉素片等称为制剂。剂型的重要性是剂型可以改变药物的：①作用性质（如硫酸镁、依吖沙啶等）；②作用速度；③降低毒副作用（如氨茶碱）；④产生靶向作用；⑤提高药物的稳定性；⑥影响药物的疗效。剂型的分类按给药途径分为经胃肠道给药剂型与非经胃肠道给药剂型，此分类方法的缺点是会产生同一种剂型由于给药途径的不同而出现于不同类别。如喷雾剂，既可以通过口腔给药，也可以通过鼻腔、皮肤或肺部给药。又如临床上的氯化钠生理盐水，可以是注射剂，也可以是滴眼剂、滴鼻剂、灌肠剂等。故本题 D 表述错误。此部分为常考的内容。

6. C。本题考查的是表面活性剂的应用。表面活性剂在制剂生产中作增溶、润湿、乳化、助悬剂。一般来说，亲水亲油平衡值（HLB 值）在 3～8 的表面活性剂适用作 W/O 型乳化剂。HLB 值在 8～16 的表面活性剂可用作 O/W 型乳化剂。**表面活性剂作为润湿剂时，最适 HLB 值通常为 7～9**，并且要在合适的温度下才能够起到润湿作用。表面活性剂的应用为常考的内容。

7. D。本题考查的是混悬剂的特点。**难溶性药物可以制成混悬剂**。布洛芬口服易吸收，但受饮食影响较大，而混悬剂因颗粒分布均匀，受食物影响小，对胃肠刺激小，尤其易于分剂量给药，患者顺应性好。

8. A。本题考查的是乳剂处方分析。处方中鱼肝油为药物、油相，阿拉伯胶为乳化剂，西黄蓍胶为稳定剂，糖精钠、杏仁油为矫味剂，羟苯乙酯为防腐剂。本药与醋酸曲安奈德配成复方乳膏剂，具有消炎及快速缓解真菌感染症状的双重作用。

9. C。本题考查的是生物等效性试验方法。生物等效性试验受试者年龄在 18 周岁以上（含 18 周岁）；应涵盖一般人群的特点；应尽可能选择原研产品作为参比制剂，以保证仿制药质量与原研产品一致；受试者每个试验周期采集 12～18 个样品，其中包括给药前的样品，整个采样时间不少于 3 个末端消除半衰期；$AUC_{0\to t}$ 至少应覆盖 $AUC_{0\to\infty}$ 的 80%；受试制剂与参比制剂药物含量的差值小于 5%；一般情况下，受试者试验前至少空腹 10 小时。

10. C。本题考查的是乳膏剂的特点、处方、临床应用与注意事项。**水杨酸乳膏忌用于糜烂或继发性感染部位。**乳膏剂的处方为常考的内容。

11. B。本题考查的是口服固体制剂与液体制剂。**胃蛋白酶合剂为高分子溶液剂**，氢氧化铝凝胶为溶胶剂，布洛芬为口服混悬剂，复方磷酸可待因为糖浆，鱼肝油为乳剂。液体制剂的处方与分类为常考内容。

12. E。本题考查的是乳膏剂的基质。乳膏剂常用的油相基质有硬脂酸、石蜡、蜂蜡、高级脂肪醇、凡士林、液状石蜡、植物油等。**泊洛沙姆为栓剂、滴丸的水溶性基质**（还是静脉注射用脂肪乳的乳化剂）。泊洛沙姆为常考的内容。

13. D。本题考查的是固体制剂中滴丸剂的特点及临床应用。**滴丸技术适合刺激性强、主药体积小和液体药物**，不仅可以口服给药，还可局部用药。滴丸剂的特点及临床应用为常考的内容。

14. A。本题考查的是固体制剂中膜剂的成膜材料。**PVA（17－88）为聚乙烯醇，为膜剂常用成膜材料；二氧化钛（TiO$_2$）为遮光剂；二氧化硅（SiO$_2$）为添加剂；山梨醇增加膜剂的可塑性；聚山梨酯80为表面活性剂，改善膜剂的吸收。

15. A。 本题考查的是稳定性的影响因素。有处方因素（pH、缓冲剂、溶剂、基质与附加剂、离子强度、表面活性剂）；环境因素（温、光、气、包材、湿度水分、金属离子）。药物是否容易吸湿，取决于其临界相对湿度（CRH）的大小，**CRH越大，药物越容易吸湿。易吸湿的药物应在临界相对湿度以下贮存。** 氨苄西林钠极易吸湿，其临界相对湿度仅为47%，应在湿度小于47%的环境中贮存。故本题选A。药物稳定性影响因素为常考的内容。

16. A。 本题考查的是第七章生物药剂学与药物动力学案例7-5。芬太尼属于中枢神经镇痛药，药物经皮吸收进入血液循环，最终与中枢神经的μ受体结合，阻断疼痛信号的传导，产生镇痛作用，所以并非哪里痛贴哪里。因为芬太尼是脂溶性物质，一般建议贴在毛细血管丰富或者脂肪组织较丰富，容易吸收的部位。首选部位为上臂外侧，其他部位比如上臂内侧、腹部（肚脐禁贴）、前胸、后背、大腿外侧、内侧等。若以上部位有毛发，必须剪掉（避免刮伤该部位皮肤）。不得将贴剂剪开，每3天更换1次，新的贴剂贴于不同位置，可减少皮肤反应。芬太尼贴剂主要经表皮缓慢吸收。

17. D。 本题考查的是影响药物胃肠道吸收的因素，包括剂型因素与生物因素。影响药物吸收的剂型（广义）因素包括药物的物理化学因素、剂型与制剂因素、制剂处方因素等。为常考的内容。

18. C。 本题考查的是影响药物代谢的因素。影响药物代谢的因素包括给药途径和剂型、给药剂量、代谢反应的立体选择性、酶诱导作用和抑制作用、基因多态性等。**通常代谢产物比原药物的极性大。**

19. E。 本题考查的是药物的分布及其影响因素。药物分布是随血液循环到达体内各组织器官的过程，药物的疗效取决于其游离型浓度，药物分布与体内循环与血管透过性有关、与分布与组织的亲和力有关，**药物与血浆蛋白结合为可逆的过程。**

20. B。 本题考查的是单室模型单剂量血管外给药的药动学特点。

$$C = \frac{k_a F X_0}{V(k_a - k)}(e^{-kt} - e^{-k_a t})$$

$$T_{max} = \frac{2.303}{k_a - k}\lg\frac{k_a}{k}$$

$$C_{max} = \frac{FX_0}{V}e^{kT_{max}}$$

$$AUC = \frac{FX_0}{kV}$$

由公式可以看出：$C-t$公式为双指数方程；峰浓度与给药剂量X_0成正比；曲线下面积AUC与给药剂量X_0成正比；血药浓度达峰的瞬间吸收速度与消除速度相等。而**达峰时间与给药剂量X_0无关。** 故B不对，其他都对。

21. B。 本题考查的是竞争性拮抗药与非竞争性拮抗药的特点。竞争性拮抗的特点是：**拮抗药不改变激动药的效能，** 但激动药要达到没有拮抗药时的效能，需要加大激动药的剂量，拮抗药的拮抗能力越强，激动药达到效能的用量越大，**激动药的量-效曲线平行右移的越大。** 非竞争性拮抗的特点是：**拮抗药降低激动药的效能，** 拮抗药的拮抗能力越强，激动药的效能降低的越大。**竞争性拮抗药与受体的结合是可逆的，非竞争性拮抗药与受体的结**

合比较牢固，解离较慢，或形成不可逆结合改变受体构型。

22. C。 本题考查的是药物的理化性质对药物活性的影响。药物透膜吸收取决于药物的脂溶性和解离度。脂溶性大小用脂水分配系数 **lgP** 值表示，其值越大，脂溶性越大，但合适的脂溶性药物才有最佳活性。药物的解离度用 **pK$_a$** 表示，酸性药物在酸性环境中不易解离，分子型多，易吸收。碱性药物在碱性环境中不易解离，分子型多，易吸收。

23. E。 本题考查的是变态反应。变态反应即过敏反应，也称超敏反应。变态反应共有四种类型：Ⅰ、Ⅱ、Ⅲ、Ⅳ型变态反应。Ⅰ、Ⅱ、Ⅲ型变态反应属于体液性免疫变态反应，而Ⅳ型为细胞性免疫变态反应。四种变态反应都需要预先接触抗原，以激发初次反应。Ⅰ型变态反应主要是 **IgE 介导的速发性变态反应**，如 β - 内酰胺类抗生素（特别是青霉素）生物制剂等，**刺激机体产生 IgG 或 IgE**。青霉素的降解产物高分子噻唑聚合物引起的过敏反应属于Ⅰ型变态反应。Ⅱ型变态反应，即溶细胞型反应，药物、病毒或自身抗原都可成为变应原，刺激机体产生 IgG 或 IgM 抗体。Ⅲ型变态反应，即免疫复合型或血管炎型反应，涉及的疾病有血清病、结蹄组织病等，最初损伤的是肺、关节、肾脏血管等。Ⅳ型变态反应，细胞免疫介导的炎症，需预先与药物接触及 T 细胞敏化，故发生较为缓慢，又称迟发型变态反应，没有抗体和补体参与。

24. E。 本题考查的是药物的治疗作用。药物的治疗作用有对因治疗、对症治疗和补充疗法。抗菌药物如青霉素控制感染属于对因治疗，胰岛素治疗糖尿病属于补充疗法，其他属于对症治疗。

25. E。 本题考查的是遗传变异对药动学的影响。药动学的差异有：**乙酰化作用**如白种人对异烟肼乙酰化作用属于慢代谢，导致体内维生素 B$_6$ 缺乏，引起周围神经炎，而中国人对异烟肼乙酰化作用属于快代谢，引起肝脏代谢；**水解作用**如血浆假性胆碱酯酶缺乏病人使用琥珀胆碱呼吸麻痹时间延长等；**氧化作用**如异喹胍等药物的 CYP2D6 代谢存在遗传差异，慢代谢者引起血压降得过低，S - 美芬妥英、普萘洛尔、奥美拉唑等药物的 CYP2C19 代谢存在遗传差异，慢代谢者引起毒性反应；**葡萄糖 - 6 - 磷酸脱氢酶缺乏者吃蚕豆，服用伯氨喹等药物引起溶血性贫血；** 乙醛脱氢酶缺乏者饮酒使体内乙醛浓度升高，出现面部潮红、心率增快、出汗、肌无力等不良反应。**某些病人体内维生素 K 环氧合酶活性低，需要正常人用量的 20 倍才能达到抗凝作用属于遗传引起的药效学差异，** 还有胰岛素耐受性、血管紧张素转换酶抑制剂疗效降低等也属于遗传引起的药效学差异。

26. D。 本题考查的是受体的类型。受体类型有：**G - 蛋白偶联受体**如许多激素受体、M 受体、肾上腺素受体、5 - HT 受体、前列腺素受体，以及一些多肽类受体等；**配体门控离子通道受体**如 N 受体、γ - 氨基丁酸（GABA）受体等；**酪氨酸激酶受体**如胰岛素及一些生长因子受体等；**细胞内受体**如甾体激素、甲状腺素、维生素 D 及维生素 A 受体等；其他酶类受体等。

27. C。 本题考查的是喹诺酮类药物的构效关系。喹诺酮类药物的基本骨架是喹啉酮环，**4 - 酮基 - 3 - 羧基是药效必需基团，** 6 位引入氟原子，脂溶性增大，口服吸收生物利用度增加。第一个喹诺酮分子引入氟原子的药物是诺氟沙星。

28. E。 本题考查的是效价强度和效能的特点。**效能就是最大效应，使药物达到最大效应的药剂量或浓度。药物达到最大效应，增加剂量，效能不会增加。效能反映了药物的内在活性，在质反应中阳性率达 100%。效价强度是同类药物不同品种达到等效反应（一般为 50% 效应）时的相对剂量或浓度，表示药物作用的强弱。效能大的药物效价强度不一定大。**它们都是同类药物不同品种临床应用的参考依据。

29. E。 本题考查的是药物的时间－效应关系。时－效关系可用时－量曲线和时－效曲线表示，两者可以相互参考，但不相互取代。用药后有些药物体内转化后才有活性，或者通过其他间接作用产生活性等，因此时－量曲线和时－效曲线变化时间上可能不一致。

30. B。 本题考查的是常用药物的基本骨架（母核）。A 是雄甾烷类药物的母核雄甾烷，B 是镇静催眠药物地西泮等的母核 1,4－苯二氮䓬；C 是吩噻嗪类药物氯丙嗪等的母核吩噻嗪环；D 是抗铜绿甲单胞菌药物环丙沙星等的母核喹啉酮环；E 是洛韦类抗病毒药如阿昔洛韦等的母核鸟嘌呤环。

31. E。 本题考查的是合成镇痛药物的结构特征与作用。瑞芬太尼属于苯氨基哌啶结构，结构中的酯键处在末端，容易水解。选项中找到酯键即可。

32. E。 本题考查的是质子泵抑制剂的代谢特点。**质子泵抑制剂属于不可逆抑制，结构中有手性中心，左旋体和右旋体活性相同，但在体内的代谢酶不同，R－异构体代谢酶是 CYP2C19，而 S－异构体对 CYP2C19 酶依赖性下降，经由 CYP3A4 酶代谢，S－异构体代谢慢，更易形成肠－肝循环（奥美拉唑循环）。奥美拉唑的 S－异构体上市称为艾司奥美拉**唑，具有更长的作用时间。

33. E。 本题考查的是药物代谢产物引起的毒性。对乙酰氨基酚代谢成乙酰亚胺醌产生肝毒性，双氯芬酸钠代谢成亲电的亚胺醌与蛋白结合产生肝毒性，奈法唑酮代谢成亚胺醌以及氯代对醌产生肝毒性，普拉洛尔代谢成亚胺醌与蛋白质不可逆结合产生肝毒性，曲格列酮在 CYP2C8 和 CYP3A4 作用下代谢成 O－次甲基－醌和 p－醌产生肝毒性。注意：考生应根据结构会判断代谢产物，代谢成亚胺醌的结构苯环上一定连有 N 原子。CYP3A4 是最主要的肝药酶，50% 以上药物通过该酶代谢。

34. A。 本题考查的是骨质疏松治疗药物的特点。**维生素 D_3 本身无活性，需要肝脏、肾脏两次羟基化代谢成骨化三醇有活性。阿法骨化醇在肝脏经一次羟基化代谢成骨化三醇有活性。**

35. E。 本题考查的是卡托普利的结构与性质特点。**卡托普利属于第一个上市的含有巯基的血管紧张素转换酶抑制剂，含巯基的 ACE 抑制剂唯一代表药物，巯基和脯氨酸片段是关键药效基团，分子中巯基会产生皮疹和味觉障碍等，**其副作用干咳产生原因是抑制 ACE 发挥作用时，同时也抑制缓激肽分解，属于药物与非治疗靶点结合产生的副作用。**目前在 ACE 抑制剂中只有卡托普利、赖诺普利不是前药，其余均是前药。**从结构中可以看出卡托普利含有 2 个手性中心，不含有磷酰基结构。含有磷酰基结构的是福辛普利，口服后经肠壁和肝的酯酶催化，便形成了活性的福辛普利拉，称为双通道代谢的药物。

36. D。 本题考查的是华法林的结构和作用特点。华法林钠的基本结构是 4－羟基香豆素，结构有 1 个手性中心，S－异构体活性是 R－异构体活性的 4 倍，华法林钠结构与维生素 K 结构相似，作用于维生素 K 环氧合酶，影响凝血因子 Ⅱ、Ⅶ、Ⅸ、Ⅹ 活性。华法林钠口服吸收完全，生物利用度近 100%，血浆蛋白结合率约为 99.5%。华法林体内代谢具有立体选择性，R - 异构体经丙酮侧链还原代谢，代谢物主要经尿液排泄；S - 异构体母环 7 位羟基化代谢，代谢物进入胆汁，随粪便排出体外。华法林半衰期长，血浆蛋白结合率高，只能口服给药，与肝药酶抑制剂、诱导剂、血浆蛋白结合高的药物合用，注意剂量的调整。过量华法林引起的出血，用维生素 K 解救。

37. D。 本题考查的是抗病毒药物的结构特征与作用。奥司他韦是**神经氨酸酶抑制剂抗病毒药物**。利巴韦林属于非核苷类广谱抗病毒药物。金刚烷胺具有刚性的金刚烷烷结构抑制病毒颗粒穿入宿主细胞等，对 A 型流感效果好。**齐多夫定具有叠氮基的脱氧胸腺嘧啶核苷结构，为抗逆转录酶的艾滋病药物。**阿昔洛韦属于**开环的鸟嘌呤核苷结构，作用于病毒 DNA，为各种疱疹病毒感染的首选药**。

38. A。 本题考查的是止吐药的结构特征与作用。**昂丹司琼结构由咔唑酮环和 2 - 甲基咪唑组成，含一个手性中心，R - 异构体活性较大，临床使用外消旋体。**格拉司琼（B）结构由吲唑环和含氮双环组成。**托烷司琼（C）结构由吲哚环和托品醇组成。**帕洛诺司琼（D）结构由苯并异喹啉和手性氮杂双环组成。阿扎司琼（E）结构由 1,4 - 苯并噁嗪和氮杂双环组成。认识环即可。

39. E。 本题考查的是 β 受体阻断药的结构和作用特点。**非选择性的 β 受体阻断药有普萘洛尔、阿普洛尔、氧烯洛尔、吲哚洛尔、纳多洛尔、噻吗洛尔等；选择性 $β_1$ 受体阻断药有美托洛尔、倍他洛尔、醋丁洛尔、阿替洛尔、艾司洛尔**等；**α、β 受体阻断药有拉贝洛尔、卡维地洛、塞利洛尔**等。基本骨架是芳氧丙醇胺结构或者苯乙醇胺结构，有一个手性中心，**芳氧丙醇胺结构 S - 异构体活性大，苯乙醇胺结构 R - 异构体活性大，临床用外消旋体。**非选择性 β 受体阻断药由于阻断 $β_2$ 受体引起支气管平滑肌收缩痉挛，诱发哮喘，哮喘病人禁用。其中半衰期长，一天一次的药物是阿替洛尔；结构中含有酯键，作用时间只有 11 分钟的是艾司洛尔。噻吗洛尔用于治疗青光眼。

40. B。 本题考查的是抗疟药的结构特征与作用。青蒿素是我国科学家从黄花蒿中提取的**含过氧键的倍半萜内酯**，具有抗疟疾作用。对其结构改造得到双氢青蒿素、蒿甲醚、青蒿琥酯等。从结构特征过氧键、内酯环，判断本题结构是青蒿素结构，抗疟疾。

二、配伍选择题

[41 - 42] B、C。 本题考查的是《中国药典》贮藏项下的贮藏条件。密闭系指用可防止尘土及异物进入的容器包装，为药品贮藏包装的基本要求；密封系指用可防止风化、吸潮、挥发或异物进入的容器包装，适用于有引湿性或遇湿气易水解的药品、具有挥发性或易风化的药品的包装，如乙琥胺、阿司匹林、水合氯醛、氨茶碱等均要求密封保存；熔封或严封系指用可防止空气、水分的侵入与微生物污染的容器或适宜的材料包装，主要应用于注射剂、冲洗剂等无菌制剂的包装。

[43 - 44] C、D。 本题考查的是药物制剂稳定性中药物降解的途径。**维生素 A 转化为 2,6 - 顺式维生素 A 为异构化；塞替派注射液以 PEG400 作为溶剂的目的是防止聚合。**其中易水解和易氧化的药物为常考的内容，如盐酸普鲁卡因、青霉素、氯霉素的水解，肾上腺素、吗啡、维生素

A、维生素 D、维生素 C 的氧化等。

[45－46] A、E。本题考查的是药动学参数的含义。单室模型血管外给药的药－时曲线中，峰左边为吸收相，曲线呈上升状态；峰右边为消除相，反映药物的消除情况，此时吸收速度小于消除速度；在到达峰顶的瞬间，吸收速度等于消除速度，其峰值就是峰浓度（C_{max}），这个时间称为**达峰时间（T_{max}），是反映药物在体内吸收速度的药动学参数**；药－时曲线下的面积称为 AUC。半衰期（$t_{1/2}$）指体内药量或血药浓度降低一半所需要的时间，常以 $t_{1/2}$ 表示，单位是"时间"，如 min、h 等。清除率又称为体内总清除率（TBCL），常用"Cl"表示。**Cl 是表示从血液或血浆中清除药物的速率或效率的药动学参数**，即机体在单位时间内清除的含有药物的血浆体积。单位用"体积/时间"表示，如 L/min、ml/min、L/h 等。非线性消除的药物有酶的参与，具有饱和性，其清除率随着给药剂量增加而减小。

[47－49] A、C、D。本题考查的是《中国药典》正文检查的规定要求。《中国药典》检查项下包括安全性、有效性、均一性与纯度等。一般检查项目及其检查法主要有三类：①限量检查法：以评价药品的纯度检查，即为杂质检查，可分为一般检查（氯化物、重金属、砷盐、干燥失重或水分、炽灼残渣、残留溶剂）与特殊检查；②**特性检查法**：主要用于评价药品的有效性与均一性，**如崩解时限、溶出度、均匀度、结晶检查、溶液澄清度、不溶性微粒等**；③生物学检查法包括无菌检查法、热源或细菌内毒素检查法、过敏反应、降压物质等）。除另有规定外，**凡规定检查溶出度、释放度或分散均匀性的制剂，不再进行崩解时限检查**。除另有规定外，片剂、硬胶囊

剂、颗粒剂或散剂等，每一个单剂标示量小于 25mg 或主药含量小于每一个单剂重量 25% 者；药物间或药物与辅料间采用混粉工艺制成的注射用无菌粉末；内充非均相溶液的软胶囊；单剂量包装的口服混悬液、透皮贴剂和栓剂等品种项下规定含量均匀度应符合要求的制剂，均应检查含量均匀度。复方制剂仅检查符合上述条件的组分，多种维生素或微量元素一般不检查含量均匀度。**凡检查含量均匀度的制剂，一般不再检查重（装）量差异**；当全部主成分均进行含量均匀度检查时，复方制剂一般亦不再检查重（装）量差异。

[50－51] A、E。本题考查的是耳用及鼻腔给药的特点。**耳用制剂**的附加剂有抗氧剂（依地酸二钠、亚硫酸氢钠等）；抑菌剂（硫柳汞、对羟基苯甲酸酯等）；**药物分散剂（溶菌酶、透明质酸酶等，可液化分泌物，促进药物分散，加速肉芽组织再生）** 鼻腔给药吸收迅速，起效快；可避免肝首关效应；给药方便，免除了药物对胃肠道的刺激；**一部分药物可经嗅觉神经绕过血－脑屏障直接进入脑组织，有利于中枢神经系统疾病的治疗**；但可能会对鼻黏膜造成刺激，另由于鼻腔体积较小，限制了单次用药剂量。

[52－54] B、C、A。本考查的是固体制剂片剂的辅料。片剂的常用的填充剂有淀粉、乳糖、糊精、蔗糖、预胶化淀粉、微晶纤维素（MCC，亦有"干黏合剂"）、无机盐类（包括磷酸氢钙、硫酸钙、碳酸钙等）和甘露醇（价格较贵，常用于咀嚼片中，兼有矫味作用）等。润滑剂有硬脂酸镁、微粉硅胶、滑石粉、氢化植物油等。崩解剂有干淀粉、羧甲淀粉钠、泡腾崩解剂（由碳酸氢钠与有机酸组成，与体液发生化学反应，产生

二氧化碳气体加速崩解）、低取代羟丙基纤维素、交联羧甲基纤维素钠等。黏合剂有淀粉浆、明胶浆、甲基纤维素、羟丙基纤维素、羟丙基甲基纤维素、聚乙二醇、聚维酮等。片剂的辅料为常考内容。

[55-57] D、A、C。本题考查的是液体制剂。酏剂是药物溶解于稀醇中形成澄明香甜的口服溶液剂；酊剂是药物用规定浓度的乙醇浸出或溶解而制成的液体制剂；芳香水剂是芳香挥发性药物（多为挥发油）的饱和或近饱和水溶液；挥发性药物的浓乙醇溶液为醑剂。为常考内容。

[58-59] C、B。本题考点为第六章皮肤黏膜给药制剂中的的鼻用制剂与耳用制剂。（1）鼻用制剂部分药物可经嗅觉神经绕过血-脑屏障直接进入脑组织，有利于中枢神经系统疾病的治疗。（2）耳用制剂一般常以水、乙醇、甘油为溶剂；也有以丙二醇、聚乙二醇、己烯二醇为溶剂。耳用制剂的附加剂：①抗氧剂：依地酸二钠、亚硫酸氢钠等。②抑菌剂：硫柳汞、对羟基苯甲酸酯的混合物等。③药物分散剂：患慢性中耳炎时，由于黏稠分泌物的存在，使药物很难达到中耳部。如在滴耳剂中加入溶菌酶、透明质酸酶等，可液化分泌物，促进药物分散，加速肉芽组织再生。

[60-62] E、B、C。本题考查的是药动学模型及应用。图 A 是静脉注射给药的血药浓度与时间关系图（$\lg C-t$ 曲线）；图 B 是**双室模型静脉注射给药的血药浓度与时间关系图（$\lg C-t$ 曲线具有下凹特征）**；图 C 是具有**肠-肝循环特征**的药物血管外给药的血药浓度与时间关系图（$C-t$ 曲线具有吸收双峰特征）；图 D 是具有非线性给药特征的血药浓度与时间关系图（$\lg C-t$ 曲线具有上凸特征）；图 E 是普通片剂溶出规律的**溶出曲线**（$w\%-$

t 药物溶出的量-时间关系）。

[63-65] B、C、E。本题考查的是罗替戈汀混悬型注射剂的处方分析。罗替戈汀为主药，吐温 20 为表面活性剂，用于保持悬浮液稳定性；PEG4000 为助悬剂，用于增加分散介质的黏度；磷酸二氢钠为 pH 调节剂；甘露醇为渗透压调节剂；柠檬酸为螯合剂，用于提高注射剂稳定性。为常考的内容。

[66-67] B、A。本题考查的是生物等效性及生物利用度的概念。**生物等效性是在相似的试验条件下单次或多次给予相同剂量的试验药物后，受试制剂中药物的吸收速度和吸收程度与参比制剂的差异在可接受范围内，反映其吸收程度和速度的主要药动学参数无统计学差异。**生物半衰期指体内药量或血药浓度降低一半所需要的时间。表观分布容积是体内药量与血药浓度间的一个比例常数，用"V"表示，其单位通常是"体积"或"体积/千克体重"，如 L、ml 或 L/kg、ml/kg。**生物利用度是指药物被吸收进入血液循环的速度与程度。肠-肝循环是指随胆汁排入十二指肠的药物或其代谢物，在肠道中重新被吸收，经门静脉返回肝脏，重新进入血液循环的现象。**有关概念为常考内容。

[68-70] D、C、A。本题考查的是《中国药典》正文内容药品的鉴别方法。高效液相色谱法常用色谱峰保留时间 t_R 与对照品主峰 t_R 比较进行药物鉴别。红外分光光度法具有人指纹一样的专属性，可用于药物鉴别。化学鉴别法包括沉淀反应、颜色反应、气体反应、焰色反应等。

[71-72] C、D。本题考查的是药物与非靶标结合引发的毒副作用。**特非那定、阿司咪唑**等药物对心脏快速延迟整流钾离子通道（hERG）产生作用，诱

发心脏毒性，已撤出市场；**卡托普利**通过抑制血管紧张素转换酶抗高血压，但同时抑制缓激肽分解，**诱发干咳等副作用，属于药物与非治疗靶标结合产生的副作用。红霉素**作用于核糖体 50S 亚基具有抗菌活性，**有刺激胃动素，诱发恶心、呕吐等副作用；氯丙嗪**阻断多巴胺受体第一、二条通路具有抗精神病作用，**阻断第三条结节 – 漏斗通路引起内分泌紊乱，阻断第四条黑质 – 纹状体通路引起锥体外系副作用；伐地昔布**作用于环氧合酶 – 2，不作用于环氧合酶 – 1，故不抑制血栓素 A_2 的生成，**易诱发血栓副作用，已撤出市场。**以上氯丙嗪、伐地昔布、红霉素等药物产生的副作用属于药物与非治疗部位靶标结合产生的副作用。

[73 – 74]D、E。本题考查的是药物与作用靶标结合的化学本质。药物与靶标结合的本质有两种，一种是**不可逆牢固结合的共价键键合**，如烷化剂类抗肿瘤药（环磷酰胺、氮甲等）、拉唑类药物、β – 内酰胺类抗生素（克拉维酸钾、舒巴坦等）等；**另一种是可逆的非共价键键合**。非共价键键合又包括：离子键（盐键）是带正电荷的正离子与带负电荷的负离子之间的键合，键能大，如季铵结构的琥珀胆碱等；氢键是最常见的一种键合方式，如磺胺类药物通过氢键与碳酸酐酶键合等；离子 – 偶极作用或偶极 – 偶极作用，电子分布不对称产生电偶极，与另一个分子中离子键合称为离子 – 偶极作用，若与另一分子的电偶极键合称为偶极 – 偶极作用，如美沙酮结构不含哌啶环，但通过离子 – 偶极作用形成一个类似哌啶环的结构，也具有镇痛作用；电荷转移复合物有电子的移动，如抗疟药氯喹可以插入到疟原虫的 DNA 碱基对之间形成电荷转移复合物；疏水

性作用是非极性部分与靶标的非极性部分的键合；范德华力是一个原子的原子核对另一个原子的外层电子的吸引作用，其键能很弱（键能 0.05 ~ 40kJ/mol），是所有键合作用中最弱的一种，但非常普遍；金属离子络合物注意有金属离子参与，如铂类抗肿瘤药形成五元环或六元环络合物，二巯丙醇用于重金属中毒的解救也是发生了金属离子络合。注意：**共价键键合键能最大，其次是离子键键合，键合能力最弱的是范德华力。**

[75 – 76]A、C。本题考查的是药物中的取代基对药物活性的影响。**羧基显示酸性，极性大，成酯可减小酸性，增大脂溶性。硫醚在体内氧化成亚砜，进一步氧化成砜，极性增大。卤素原子具有亲脂性，吸电性，引入药物结构增大脂溶性，改变结构电荷分布。**

[77 – 78]B、A。本题考查的是立体结构对药物活性的影响。己烯雌酚不具有雌甾烷母核，但其反式异构体与雌二醇在分子形状、电荷分布等极为相似，因此具有雌激素活性。奥美拉唑属于质子泵抑制剂抗溃疡药物，有一个手性中心，但 S – 异构体和 R – 异构体，二者活性相同，代谢酶不同，作用时间长短不同，活性大小不一样，S – 异构体对 CYP2C19 依赖性下降，经由 CYP3A4 途径代谢的比例增加，导致体内清除率低，更易形成体内循环，维持时间更长，有更优良的药理作用，其 S – 异构体艾司奥美拉唑已上市，具有更长的作用时间。多巴胺的反式构象与受体结合产生效应，这种与受体结合的构象称为优势构象，构象异构不改变化学键，只是分子内部原子空间排布不同，导致分子形状变化，药效构象并不一定是能量最低构象，多巴胺的扭曲式构象没有活性。氯胺酮结构中有一个手性中心，只有 R – 对映体有

安眠镇痛作用，而其 S - 对映体则产生中枢兴奋作用，被批准上市用于抗抑郁治疗。

[79 - 80] A、E。本题考查的是遗传变异对药效学的影响。某些病人用华法林，由于对维生素 K 环氧合酶亲和力低，需要正常人用量的 20 倍，才能达到疗效属于低敏性。亚洲人服用普萘洛尔、氯吡格雷等药物比欧美国家人代谢慢，所以亚洲人服用这些药物比欧美国家人剂量药少一些，是因为 CYP2C19 代谢的多态性。

[81 - 82] D、E。本题考查的是药效学中几个常见参数的意义。**lg$P$ 是表示药物脂溶性大小的参数；pK_a 是表示药物解离程度的参数；pA_2 是表示拮抗剂拮抗能力大小的参数；pD_2 是表示药物与受体的亲和力大小参数；α 表示药物与受体结合后，产生效应大小的参数。**

[83 - 84] C、B。本题考查的是药物相互作用。这是每年考试的重点。华法林与保泰松合用，华法林抗凝血作用增强，引起出血，是因为**两者都有较高的血浆蛋白结合率，两者合用竞争血浆蛋白结合，使华法林血浆蛋白结合降低，游离血药浓度升高。苯巴比妥属于肝药酶诱导剂，使避孕药代谢加快，作用降低，导致避孕失败。注意：药物与血浆蛋白结合的特点是：可逆结合，形成的药物与血浆蛋白结合物无活性、不代谢、不排泄、不吸收、无中枢作用，也是药物暂时贮存在血浆蛋白中。**

[85 - 86] B、E。本题考查的是药物立体结构对药物作用的影响。（1）手性结构、几何异构（顺反异构）、构象异构属于立体结构对药物活性的影响。手性结构对药物活性的影响有五种情况：**①对映异构体之间有等同的药理活性和强度，如普罗帕酮、氟卡尼等。②对映异构体之间产生相同的活性，但强弱不同，如氧氟沙星、氯苯那敏、萘普生等。③对映异构体之间一个有活性，一个没有活性，如甲基多巴、氨己烯酸、索他洛尔、阿替洛尔等。④对映异构体之间产生相反的活性，如哌西那朵、扎考比例、依托唑啉、异丙肾上腺素等。⑤对映异构体之间产生不同类型的药理活性，如丙氧酚左旋体镇咳，右旋体镇痛；麻黄碱与伪麻黄碱；奎宁与奎尼丁等。（2）一种对映体有活性，另一种对映体有毒性，如氯胺酮左旋体中枢兴奋作用（被称为 K 粉毒性的根源）；青霉胺右旋体致癌；四咪唑 R 对映体引起呕吐；米安色林 R 对映体细胞毒性；左旋多巴 R 对映体竞争性拮抗等。顺反异构如己烯雌酚反式结构有活性，氯普噻吨顺式活性强等。构象异构没有破坏化学键，仅是分子形状的变化，药物构象与受体结构互补，这种药物构像就是药效构象。药效构象不一定是能量最低构像，不同的构像异构体生物活性有差异。**如组胺反式构像与 H_1 受体作用，扭曲式构像与 H_2 受体作用；多巴胺的反式构像是优势构象，也是与受体结合的构像，故其优势构象与药效构象为同一构象。

[87 - 88] B、A。本题考查的是药物的毒性作用。肾上腺素激动 β_1 受体，心肌收缩力增强，心跳加快，需要心肌细胞供应大量动脉血，有潜在的诱发心肌缺血的风险。胺碘酮、索他洛尔、溴苄胺属于钾通道阻滞药类抗心律失常药物，但本身具有心脏毒性的风险。

[89 - 90] A、B。本题考查的是抗病毒药物的类型、结构特点。阿昔洛韦是第一个上市的开环鸟苷类抗病毒药物，是治疗各种疱疹病毒感染的首选药物。更昔洛韦9位侧链比阿昔洛韦多一个羟甲基，对巨细胞病毒作用强。喷昔洛韦是

更昔洛韦侧链上氧原子被电子等排体亚甲基取代的药物。6-脱氧阿昔洛韦、伐昔洛韦是阿昔洛韦的前药。泛昔洛韦、替诺福韦酯、阿德福韦酯也是前药。利巴韦林又名三氮唑核苷、病毒唑，为广谱抗病毒药物，结构中的三氮唑环是特点。金刚烷胺是抑制病毒颗粒穿入宿主细胞的抗病毒药物，其中金刚环（饱和三环葵烷）是特点。齐多夫定是脱氧胸嘧啶核苷的类似物，结构中的叠氮基是特点，为抗逆转录酶的抗艾滋病药物。拉米夫定是双脱氧硫代胞苷化合物，还具有抗乙肝病毒的作用。奥司他韦属于神经氨酸酶抑制药，具有乙酯结构的前药，抑制流感病毒在人体内的传播，起到治疗流行性感冒的作用。沙奎那韦、利托那韦属于 HIV 蛋白酶抑制剂，治疗艾滋病。

[91-92] D、E。本题考查的是 β受体激动药的结构特征与作用。A 结构属于儿茶酚胺结构的异丙肾上腺素；B 结构属于儿茶酚结构的多巴酚丁胺；C 结构属于具有叔丁氨基结构的沙丁胺醇；D 结构是具有长链亲脂基团，长效的沙美特罗；E 结构是具有酯键的前体药物班布特罗的结构。这组题关键是长链亲脂基团和酯键。

[93-94] A、E。本题考查的是甾体激素类药物的结构特征和作用。肾上腺皮质激素的构效关系是考试的重点。雄激素的结构改变也是考试的重点。天然睾酮的作用时间短，成酯可延长作用时间，如丙酸睾酮；天然睾酮不稳定，不能口服，其结构 17 位引入甲基后稳定性增加，可口服，如甲睾酮；睾酮去除 19 甲基（称诺）后蛋白同化作用增强，如苯丙酸诺龙，该药是第一个应用的蛋白同化激素；睾酮去除 19 甲基，17 位引入乙炔基得到孕激素炔诺酮。

[95-96] A、B。本题考查的是药物结构的Ⅰ相生物转化。药物结构的Ⅰ相生物转化例子是考试的重点。含芳环的药物：丙磺舒苯环上的吸电基存在使其不发生苯环的氧化转化，保泰松一个苯环氧化代谢羟基化得到更好的药物羟布宗，苯妥英钠一个苯环氧化代谢羟基化生成带有手性结构的无活性代谢物，$S(-)$-华法林苯环羟基化是其主要代谢物，而 $R-(+)$-华法林发生侧链酮基还原代谢。烯烃、炔烃的药物：卡马西平发生环氧化代谢生成 10，11-环氧化物，有活性，继续代谢成二羟基化合物无活性。含饱和碳原子的药物：地西泮 3 位脱甲基、3 位羟基化的活性代谢物是奥沙西泮。甲苯磺丁脲的苯甲基氧化成苄醇，最后形成羧酸失去活性。胺类药物：普萘洛尔发生氧化脱氨生成醛基，再进一步代谢成酸失去活性。普萘洛尔也可发生 N-脱烷基代谢生成胺失去活性。丙咪嗪 N-脱甲基代谢生成等同活性的代谢物地昔帕明。利多卡因发生两次 N-脱甲基代谢，其代谢物引起中枢神经系统副作用。含氧的药物：可待因体内发生 O-脱甲基代谢生成吗啡。含硫的药物：阿苯达唑体内硫氧化代谢成亚砜活性更高。舒林酸无活性，亚砜结构体内还原成硫醚具有活性，若氧化成砜则无活性。

[97-98] C、D。本题考查的是抗肿瘤药物的结构特点及作用特点。奥沙利铂属于金属配合物烷化剂类抗肿瘤药物，第三代的铂络合物，第一代是顺铂，水溶性差，只能在 0.9% 的氯化钠溶液中使用，否则易转化为反式铂并聚合形成有毒物，顺铂具有耳毒性、神经毒性、胃肠道毒性和肾脏毒性等，第二代的铂络合物是卡铂。氟尿嘧啶结构中有两个氮原子，故有两个 pK_a 值，属于尿嘧啶类

抗代谢物，抗瘤谱广，是治疗实体瘤的首选药物。甲氨蝶呤属于叶酸类抗代谢物，抑制二氢叶酸还原酶活性，诱发巨幼细胞贫血，需要同服亚叶酸钙提供四氢叶酸改善贫血症状，并不改变其抗肿瘤活性。肿瘤的治疗已经进入靶向治疗时代，第一个上市的酪氨酸激酶抑制剂是伊马替尼，但出现了耐药性。第一个上市的选择性表皮因子受体酪氨酸激酶抑制剂是吉非替尼，用于非小细胞肺癌、转移性非小细胞肺癌的治疗。多西他赛是由 10 - 去乙酰基浆果赤霉素进行半合成得到紫杉烷类，与紫杉醇结构有两点不同，一是第 10 位碳上脱乙酰基，二是 13 位侧链上，用特丁氧羰基取代苯甲酰基对 3′ - 氨基进行修饰。多西他赛比紫杉醇抗瘤谱广、毒性小，水溶性好，更有利于制成注射剂。

[99 - 100] **B、E**。本题考查的是青霉素类药物的结构特征与作用。青霉素 6 位侧链引入吸电基团，可得到耐酸，可以口服的药物，如青霉素 V、非奈西林等；青霉素 6 位侧链引入大基团，可以得到耐酶的药物，如苯唑西林钠（D 结构有苯环、异噁唑环）；青霉素 6 位引入极性基团，可得到抗菌谱广的药物，如氨苄西林、阿莫西林（B 结构中有羟基苯）等。其中磺苄西林、羧苄西林、哌拉西林等抗铜绿假单胞菌效果好。哌拉西林是青霉素 6 位侧链引入哌嗪酮酸结构（E 结构有哌嗪酮酸结构）。

三、综合分析题

101. B。本题考查的是单室模型静脉滴注给药的稳态血药浓度计算。由半衰期求 $k = 0.693/1.9 = 0.365 h^{-1}$；$C_{ss} = \dfrac{k_0}{kV} = \dfrac{150}{0.365 \cdot 100} = 4.11 mg/L$。

102. C。本题考查的是单室模型静脉滴注给药的负荷剂量计算。$X_0^* = C_{ss} \cdot V = 4.11 mg/L \cdot 100 L = 411 mg$。

103. B。本题考查的是单室模型静脉滴注给药的滴注 T 时间后（$t > T$）停止滴注的药 - 时曲线，血药浓度随时间（$t - T$）成指数下降。

104. A。本题考查的是微囊的囊材。（1）**天然高分子囊材：明胶、阿拉伯胶、海藻酸盐、壳聚糖**；（2）半合成高分子囊材：CMC - Na、CAP、EC、MC、HPMC；（3）合成高分子囊材：①非生物降解：聚酰胺、硅橡胶、聚丙烯酸树脂、聚乙烯醇（PVA）；②生物降解：聚碳酯、聚氨基酸、聚乳酸（PLA）、丙交酯乙交酯共聚物（PLGA）、聚乳酸、聚乙二醇共聚物（PLA - PEG）。其中，聚乳酸已被 FDA 批准，有产品上市。**本题处方中用的囊材为明胶和阿拉伯胶，复凝聚法包囊，羧甲基纤维素钠作助悬剂，硫酸汞为抑菌剂**。

105. D。本题考查的是微囊的特点。甲地孕酮具有显著的排卵抑制作用，还能影响宫颈黏液稠度和子宫内膜正常发育，从而阻止精子穿透，孕卵不易着床。**微囊化药物能达到降低主药剂量，减少副作用，延长避孕效果的目的**。

106. B。本题考查的是药物的量 - 效关系。**量 - 效曲线越高，效能越大**，呋塞米的量 - 效曲线最高，所以呋塞米效能最大；环戊噻嗪、氢氯噻嗪、氯噻嗪三个药物的**量 - 效曲线一样高，效能一样大**。

107. D。本题考查的是药物的量 - 效关系。效价强度是指用于作用性质相同的药物之间的等效剂量或浓度的比较，是指能引起等效反应（一般采用 50% 效应量）的相对剂量或浓度。环戊噻嗪达到 50% 的最大效应用量 0.3mg，用量最少，所以，环戊噻嗪效价强度最大，但环戊噻嗪无论如何增加剂量，也达不到呋塞米的效能。

108. A。 本题考查的是 β 受体阻断药的结构特征与作用。可以从给的材料中分析，**普萘洛尔属于芳氧丙醇胺结构，而该结构是 S – 异构体活性大，所以 A 答案错误。**

109. D。 本题考查的是 β 受体阻断药的结构特征与作用。可以从药名称推断，通过噻吗洛尔名称可知结构具有含硫原子的唑环和吗啉环，D 结构中含有噻二唑和吗啉环。

110. A。 本题考查的是 β 受体阻断药的结构特征。拉贝洛尔属于苯乙醇胺结构，A 结构属于苯乙醇胺结构，其他四个结构属于芳氧丙醇胺结构。

四、多项选择题

111. ABD。 本题考查的是眼用制剂的吸收影响因素。**使用眼用凝胶和滴眼液时，两药之间需间隔一定时间，让一种药物在眼部吸收后，再给另一种药物，故 C 不对。正常眼能耐受相当于 0.8% ～ 1.2% NaCl 溶液的渗透压。** 高渗溶液容易导致泪液分泌增加，药物损失的比例提高；等渗和低渗溶液对流泪无明显影响，但低渗溶液易引发角膜组织膨胀而引起疼痛，故 E 不对。

112. BE。 本题考查的是乳剂的特点。①乳剂中液滴的分散度很大，药物吸收快、药效发挥快及生物利用度高；**②O/W 型乳剂可掩盖药物的不良气味并** 可以加入矫味剂；③减少药物的刺激性及毒副作用；④可增加难溶性药物的溶解度；⑤油性药物制成乳剂后，其分剂量准确，使用方便。但**乳剂属热力学不稳定系统**，在贮藏过程中易出现分层、破乳或酸败等现象。

113. AD。 本题考查的是气雾剂处方。本品为溶液型气雾剂，无水乙醇作为潜

溶剂增加药物和赋形剂在制剂中的溶解度，使药物溶解达到有效治疗量；枸橼酸调节体系 pH，抑制药物分解；加入少量水可以降低药物因脱水引起的分解。为常考的内容。

114. ABCDE。 本题考查的是第一章第一节药用辅料的作用。①赋形：辅料可将药物制成符合临床用药需要的制剂形态，如片剂中加入的稀释剂、黏合剂等。②使制备过程顺利进行：如润滑剂以改善药物的粉体性质。③提高药物稳定性：如抗氧剂等。④提高药物疗效：如将胰酶制成肠溶衣片，不仅可使其免受胃酸破坏，还可保证其在肠道中充分发挥作用。⑤降低药物不良反应：如以硬脂酸钠和虫蜡为基质制成的芸香草油肠溶滴丸，既可掩盖药物的不良臭味，也可避免对胃的刺激。⑥调节药物作用：如胰蛋白酶在胰酶肠溶衣片中发挥助脂肪消化功效，而其注射液则可用于治疗胸腔积液、血栓性静脉炎和毒蛇咬伤。又如选用不同的辅料，可使制剂具有速释性、缓释性、靶向性、生物降解性等。⑦提高病人用药的顺应性：如矫味剂改善药物的不良口味，提高患者用药顺应性。

115. ABCE。 本题考查的是生物技术药物的特点。在生物技术药物通过口服、透皮或黏膜给药的生物利用度很低，难以透过体内屏障，所以几乎都**必须采用注射给药方式，不能口服**，故选项 D 错误。

116. BD。 本题考查的是药物与非治疗靶标结合诱发毒副作用。解题的关键是非治疗靶标。氯丙嗪抗精神病作用的靶标就是阻断多巴胺受体第一条和第二条通路，阻断多巴胺受体第四条黑质 – 纹状体通路，诱发锥体外系副作用，这属于与非治疗部位靶标诱发毒副作用。

胺碘酮对 hERG – K$^+$ 通道抑制，诱发心脏毒性。苯酚苯胺类药物体内代谢成亚胺醌、次甲基醌、醌等诱发肝脏毒性，这是药物代谢产物诱发的毒副作用。卡托普利的治疗靶标是 ACE 酶，抑制缓激态分解，诱发干咳副作用，这是与非治疗靶标结合诱发毒副作用。红霉素的治疗靶标是核糖体的 50S 亚基，刺激胃动素活性，诱发胃肠道副作用，这是与非治疗靶标结合诱发的毒副作用。

117. ABCD。本题考查的是喹诺酮类药物结构特征与作用。该题做题时从 5 个结构中找 4 – 酮基 – 3 – 羧基即可。或者比较 5 个结构，分析它们的相似性即可。

118. ABDE。本题考查的是药物毒性作用。常用药物的毒性作用一定要掌握，如他汀类的横纹肌溶解毒性（西立伐他汀撤出市场）、特非那定、阿司咪唑（代谢物非索非那定、诺阿司咪唑无心脏毒性）等影响 hERG 引起心脏毒性已撤出市场，多柔比星形成半醌自由基通过氧化应激引起心脏毒性，奈法唑酮、普拉洛尔代谢成亚胺醌形式引起肝脏毒性已撤出市场，曲格列酮通过 CYP2C8 和 CYP3A4 代谢成 O – 次甲基醌和 p – 醌引起肝脏毒性已撤出市场。注意：多柔比星没有撤出市场。

119. ABCDE。本题考查的是降血糖药物的类型及性质特点。胰岛素及其类似物：人胰岛素是由 51 个氨基酸残基排列成 A、B 两条肽链，A 链有 21 个氨基酸，B 链有 30 个氨基酸，A、B 两条链通过两个二硫键相连。对 B 链 26～30 氨基酸的修饰能改变其吸收速度和作用时间。如甘精胰岛素即为长效胰岛素。口服降血糖药物：（1）促胰岛素分泌药物：

①磺酰脲类：药名是格列 XX，如格列美脲、格列喹酮等。格列美脲具有甲基环己基结构，属于磺酰脲类胰岛素分泌促进剂。②非磺酰脲类：瑞格列奈具有胺甲酰甲基苯甲酸结构，那格列奈和米格列奈具有 D – 苯丙氨酸结构，属于非磺酰脲类胰岛素分泌促进剂，也被称为餐时血糖调节剂。（2）胰岛素增敏药：①双胍类：二甲双胍属于胰岛素增敏剂，具有较强碱性，很少肝脏代谢，也不与血浆蛋白结合，吸收快，半衰期短，几乎全部以原型从尿液排出，肾功能损害者禁用。②噻唑烷二酮类：罗格列酮、吡格列酮。③α – 葡萄糖苷酶抑制剂：阿卡波糖是一种假四糖，属于 α – 葡萄糖苷酶抑制药，对 I、II 型糖尿病均适用。还有伏格列波糖、米格列醇等。④二肽基肽酶 – 4 抑制药：也称列汀类药物，西他列汀、维达列汀等。⑤钠 – 葡萄糖协同转运蛋白 2 抑制药：第一被评价的 SGLT 是从苹果树根皮中分离的根皮苷，对其结构优化得到 O – 糖苷类如舍格列净、瑞格列净等，为增强稳定性有开发了 C – 糖苷类如卡格列净、达格列净、恩格列净等。该类药物可用于 I、II 型糖尿病，这类药物主要抑制肾脏对葡萄糖的再摄取，增加尿中糖浓度，排出体外，易引起低血糖、生殖器感染和尿路感染。恩格列净能显著降低心血管死亡风险，安全性高。

120. BCD。本题考查的是唑类抗真菌药物的结构特征与作用。唑类抗真菌药物分两类：一类是咪唑类如酮康唑、克霉唑、咪康唑等；另一类是三氮唑类如氟康唑、伏立康唑、伊曲康唑等。三氮唑类抗真菌活性大于咪唑类。该题从结构中分析找出三氮唑环即可。

冲刺卷三答案精析

一、最佳选择题

1. A。本题考查的是剂型的重要性。**剂型可以改变药物的作用性质、作用速度、降低毒副作用、发挥靶向作用、提高稳定性、剂型还可以影响药物的疗效。**同一种药物的不同剂型药物的作用性质不一样，如硫酸镁口服剂型用作泻下药，但5%注射液静脉滴注，能抑制大脑中枢神经，具有镇静、解痉作用；**又如依沙吖啶1%注射液用于中期引产，但0.1%~0.2%溶液局部涂敷有杀菌作用。**故本题选A。剂型的重要性为常考内容。

2. C。本题考查的是影响药物分布的因素。该患者用药7日后出现低血糖反应。**原因是患者同时应用了阿司匹林和格列本脲两种蛋白结合率比较高的药物，**其中阿司匹林水解后以水杨酸盐形式分布到全身，水杨酸盐与血浆蛋白结合率为80%~90%，格列本脲的血浆蛋白结合率为95%。**在此病例中阿司匹林的代谢产物水杨酸盐（不是二甲双胍）将与血浆蛋白结合的格列本脲置换出来，使游离的格列本脲浓度升高，从而引起低血糖。**建议2型糖尿病合并冠状动脉性心脏病患者口服格列本脲时，抗血小板治疗药物应选择与该药无相互作用的氯吡格雷，或调整格列本脲剂量，避免患者出现低血糖现象。故C表述错误。

3. E。本题考查的是首关效应的含义。首关效应是指口服药物在胃肠道吸收后，首先进入肝门静脉系统，某些药物在通过肠黏膜及肝脏时，部分可被代谢灭活而使进入人体循环的药量减少，药效降低。故存在明显肝首关效应的药物不宜制成口服制剂。本题滴丸剂、肠溶片、控释片、口服乳剂均为口服制剂，都有首关效应。只有气雾剂是通过肺部吸入起全身作用的，没有首关效应。本题是常考的内容。

4. B。本题考查的是液体制剂表面活性剂的性质、分类、毒性与应用。**表面活性剂分子具有两亲性，即有亲油基，又有亲水基；**表面活性剂的浓度要在临界胶束浓度（CMC）以上具有增溶作用；非离子型表面活性剂的HLB值越大，亲水性越大；表面活性剂的毒性顺序为：阳离子型表面活性剂＞阴离子型表面活性剂＞非离子型表面活性剂。两性离子型表面活性剂的毒性和刺激性均小于阳离子型表面活性剂，非离子型表面活性剂口服一般认为无毒性。非离子型表面活性剂的溶血作用顺序为：聚氧乙烯烷基醚＞聚氧乙烯芳基醚＞聚氧乙烯脂肪酸酯＞吐温20＞吐温60＞吐温40＞吐温80。静脉脂肪乳剂中常用的乳化剂只有卵磷脂、豆磷脂、波洛沙姆。故本题B选项表述正确。

5. E。本题考查的是第四章口服固体制剂中滴丸剂的处方分析。处方中当归油为主药，聚乙二醇和硬脂酸为基质，二甲基硅油为冷凝剂。本品包肠溶衣，可减少当归油对胃的刺激。成膜材料选择丙烯酸树脂L100，溶剂为90%乙醇。

6. C。本题考查的是片剂包衣的目的。片剂包衣的主要目有：①掩盖药物的苦味或不良气味，改善用药顺应性，方便服用；②防潮、避光，以增加药物的稳定性；③可用于隔离药物，避免药物间的配伍变化；④改善片剂的外观，提高流动性和美观度；⑤控制药物在胃肠道的释放部位，实现胃溶、肠溶或缓控释等目的。**片剂包衣并不能提高药物的生物利用度**。为常考的内容。

7. A。本题考查的是黏膜给药制剂中眼用液体制剂的特点及要求。滴眼液中可加入调节渗透压、pH、黏度等的附加剂。一般用的滴眼剂可以加尼泊金、硝酸苯汞等的抑菌剂。药物大部分通过角膜吸收，另有结膜吸收。药物黏度可适当增加，使药物在眼内停留时间延长。滴眼剂不要求热原检查。

8. A。本题考查的是滴丸剂的基质及举例。滴丸剂常用的基质有水溶性基质［聚乙二醇类（PEG6000、PEG4000等），硬脂酸钠、甘油明胶、泊洛沙姆、聚氧乙烯单硬脂酸酯（S–40）等］；脂溶性基质（常用的有硬脂酸、单硬脂酸甘油酯、氢化植物油、虫蜡、蜂蜡等）。联苯双酯滴丸中，联苯双酯为主药，PEG6000为基质，吐温80为表面活性剂，液状石蜡为冷凝液，**处方中加入吐温80与PEG6000的目的是与难溶性药物联苯双酯形成固体分散体，从而增加药物溶出度，提高生物利用度**。故本题选A。滴丸剂的特点、基质与应用为常考内容。

9. D。本题考查的是糖浆剂的质量要求。糖浆剂要求含蔗糖量应不低于45%（g/ml）。除另有规定外，糖浆剂应澄清。在贮存期间不得有发霉、酸败、产生气体或其他变质现象，**药材提取物糖浆剂允许有少量摇之易散的沉淀**。除另有规定外，糖浆剂应密封，置阴凉干燥处贮存。

10. D。本题考查的是片剂的特点。片剂的优点：①以片数为剂量单位，剂量准确、服用方便；②受外界空气、水分、光线等影响较小、化学性质更稳定；③生产机械化、自动化程度高，生产成本低、产量大，售价较低；④种类较多，

可满足不同临床医疗需要，如速效（分散片）、长效（缓释片）等，应用广泛；⑤运输、使用、携带方便。片剂的缺点：①幼儿、老年患者及昏迷患者等不易吞服；②制备工序较其他固体制剂多，技术难度更高；③某些含挥发性成分的片剂，贮存期内含量会下降。

11. E。本题考查的是热原的概念。热原是微生物产生的一种内毒素，它是能引起恒温动物体温异常升高的致热物质。大多数细菌都能产生热原，其中致热能力最强的是革兰阴性杆菌。**霉菌甚至病毒也能产生热原**。

12. D。本题考查的是注射剂的质量要求。包括pH 4～9、与血浆相同的或略偏高的渗透压、稳定性、安全性、澄明、无菌、无热原。**注射剂没有黏度要求，黏度是眼用制剂的要求**。注射剂的质量要求是常考的内容。

13. C。本题考查的是膜剂的质量要求。包括：①成膜材料及其辅料应无毒、无刺激性等。②混合均匀。③外观应完整光洁，色泽均匀，无明显气泡。多剂量的膜剂，分格压痕应均匀清晰，并能按压痕撕开。④包装材料应无毒性，方便使用，稳定。⑤除另有规定外，膜剂应密封贮存，防止受潮、发霉、变质。**膜剂载药量小，不适用于剂量较大的药物**。

14. C。本题考查的是脂质体的要求。包括：形态、粒径及其分布；包封率达80%以上；载药量愈大，愈易满足临床需要；物理稳定性用渗漏率表示；化学稳定性用磷脂氧化指数表示。是常考内容。

15. B。本题考查的是栓剂的吸收促进剂。包括非离子型表面活性剂、脂肪酸、脂肪醇和脂肪酸酯类、尿素、水杨酸钠、苯甲酸钠、羟甲基纤维素钠、环

糊精类衍生物等。**甘露醇为片剂的填充剂，故不选。**

16. B。 本题考查的是表观分布容积临床意义。表观分布容积是体内药量与血药浓度的比值。**亲脂性药物地高辛血药浓度非常低，多数与组织蛋白结合，表观分布容积较大，超过了体液总体积。**

17. E。 本题考查的是脂质体的特点。包括：靶向性和淋巴定向性；缓释和长效性、细胞亲和性与组织相容性、降低药物毒性、提高药物稳定性。脂质体的特点是常考的内容。

18. D。 本题考查的是栓剂给药的特点。药物经直肠吸收主要有两条途径：一条是距肛门口 6cm 处通过直肠上静脉，经门静脉入肝，再转运至全身有首关效应；一条是距肛门口 2 ~ 3cm 处通过直肠中、下静脉和肛管静脉进入下腔静脉，绕过肝而直接进入血液循环无首关效应。因此，**栓剂引入直肠的深度影响药物的吸收，距肛门口 2cm 处给药生物利用度远高于距肛门口 4cm 处给药。** 故 D 表述错误。栓剂的基质与应用为常考内容。

19. E。 本题考查的是清除率的计算。每分钟被清除含药血浆的容积为清除率。

$$Cl = \frac{dX_E/dt}{C} = 15/0.2 = 75ml/min。$$

20. D。 本题考查的是《中国药典》通则的组成。《中国药典》通则的构成包括制剂通则、通用方法/检测方法、指导原则三部分。制剂通则中片剂条目规定了片剂的定义、分类、"重量差异"检查方法及限度的要求等。《中国药典》通则收载的通用分析与检测方法，包括：光谱法、色谱法、物理常数测定法、限量检查法、特性检查法、生物学相关检测法、中药相关检查法、生物制品相关检查法、含量测定法、化学残留物测定法、微生物检查法、生物活性/效价测定法、试药与标准物质等。

21. E。 本题考查的是药物与受体的亲和力。药物与受体的亲和力是引起最大效应一半时所需药物的剂量或浓度，用 K_D 值表示，成反比；K_D 值取负对数称为亲和力指数，pD_2 表示，成正比。两个药物的亲和力指数相等，效应取决于内在活性；内在活性相同，效应取决于药物与受体的亲和力。A 图 a、b、c 三个药物亲和力指数相同，a 药的内在活性大，c 药的内在活性小。B 图 x、y、z 三药的内在活性相同，但亲和力不同，x 药物的亲和力指数大，与受体的亲和力大，z 药物的亲和力指数小，与受体的亲和力小。

22. C。 本题考查的是药物应用毒性问题。药物应用的毒性是考试的重点，重点药物引起的毒性重点掌握。抗肿瘤药物：引起血液毒性、肾毒性、胃肠道毒性、神经毒性、免疫抑制，**长春碱或紫杉醇与微观蛋白结合，影响细胞骨架蛋白质聚合或解聚，产生细胞毒性。环磷酰胺代谢物丙烯醛引起膀胱毒性。甲氨蝶呤的叶酸缺乏引起贫血。博来霉素、白消安、丝裂霉素 C、甲氨蝶呤引起肺毒性。多柔比星、表柔比星、阿司咪唑、特非那定引起心脏毒性等。** 四环素通过干扰肝细胞的代谢过程，抑制三酰甘油从肝内析出，抑制脂肪受体蛋白的合成而导致肝内脂肪堆积形成脂肪肝。**糖皮质激素类药物对免疫反应各期和各环节均产生抑制作用，小剂量发生细胞免疫，大剂量发生体液免疫，导致机体对感染和其他疾病的抵抗能力降低。** 某些疏水性有机磷酸酯类很容易进入人神经系统，引起迟发性神经毒性，病变有可能沿轴突向近端发展波及到细胞体，形成"返死性神经病"。**利血平耗竭去甲肾上腺素和多巴胺而导致精神抑郁。** 胺碘酮对甲状腺的毒性，引起甲亢或甲减。吗啡、琥珀胆碱的呼吸抑制。**非甾体抗炎药引起"阿司匹林哮喘"**。毛果芸香碱兴奋支气管平滑肌的 M 受体，导致气管收缩，引发哮喘。氯胺酮、利多卡因等促进组胺释放引起支气管痉挛。一些抗菌药物、疫苗、胰蛋白酶和血清制品引起过敏性哮喘。氟喹诺酮类、四环素类引起光毒性反应。氯霉素引起骨髓抑制、灰婴综合征。伯氨喹啉、磺胺类使葡萄糖－6－磷酸脱氢酶缺乏的病人引起溶血性贫血。异烟肼快代谢引起肝毒性，慢代谢引起神经毒性。氨基糖苷类的肾毒性、神经毒性等，服用葡萄糖酸钙和新斯的明可防治。乙胺丁醇引起视觉毒性。对乙酰氨基酚引起肝中央区坏死，呋塞米引起肝小叶的中间区坏死，硫酸亚铁引起肝周边区坏死，半乳糖胺引起多灶性弥漫性肝坏死。硝酸甘油大剂量应用会导致体内含巯基的酶消耗过多，难以将高铁血红蛋白还原成血红蛋白，导致高铁血红蛋白血症。

23. A。本题考查的是药物对心血管的毒性作用。（1）干扰离子通道和钙稳态：①干扰钠离子通道：奎尼丁、普鲁卡因胺、丙比胺、氟卡尼、普罗帕酮、利多卡因、美西律等。②干扰钾离子通道：胺碘酮、索他洛尔、溴苄胺、三环类抗抑郁药等。③干扰钙离子通道：维拉帕米、戈洛帕米、地尔硫䓬。④影响细胞内钙稳态：强心苷类药物。（2）改变冠脉血流和心肌能量代谢：儿茶酚胺类如肾上腺素、α 受体激动剂、β 受体激动剂等。（3）氧化应激：多柔比星等。（4）影响心肌细胞的细胞器功能：①肌浆网：高浓度的咖啡因。②线粒体：鱼藤酮、抗霉素 A。（5）心肌细胞凋亡与坏死：可卡因、罗红霉素、多柔比星、异丙肾上腺素等。

24. D。本题考查的是药物基本结构。

A 是 1,4－苯并二氮草母环（西泮类药物的基本结构），B 是雌甾烷母环（雌激素如雌二醇的基本结构），C 是雄甾烷母环（雄激素如睾酮的基本结构），D 是孕甾烷母环（注意：孕甾烷是孕激素与皮质激素的基本结构），E 是吩噻嗪环（吩噻嗪类抗精神病药如氯丙嗪、奋乃静等药物的基本结构）。

25. E。本题考查的是抗肿瘤药物特殊毒性。环磷酰胺的代谢物丙烯醛诱发膀胱毒性，所以常与尿路保护剂美司钠（巯乙磺酸钠）一起使用，以降低毒性。异环磷酰胺也具有与环磷酰胺相同的膀胱毒性。甲氨蝶呤阻断二氢叶酸还原酶抑制剂，引起体内叶酸缺乏导致贫血，所以常与亚叶酸钙合用，提供四氢叶酸，以降低毒性。紫杉醇由于水溶性小，其注射剂通常加入表面活性剂，如聚环氧化蓖麻油等助溶，常引起血管舒张，血压降低及变态反应等副作用。阿霉素、柔红霉素、多柔比星等蒽醌类抗肿瘤抗生素中的醌环被还原成半醌自由基，诱发了脂质过氧化反应，引起心肌损伤。由咔唑酮和 2－甲基咪唑结构组成的昂丹司琼，属于强效、高选择性的 $5-HT_3$ 受体拮抗剂，用于放疗、化疗的止吐药，但由于具有极性较大，无锥体外系副作用。注意：环磷酰胺的体内代谢也是考试的重点，该药本身无活性，代谢成 4－羟基环磷酰胺、4－酮基环磷酰胺无活性（环磷酰胺、4－羟基环磷酰胺、4－酮基环磷酰胺结构中有环状结构，无活性），进一步代谢成磷酰氮芥、丙烯醛、去甲氮芥（三个活性代谢物不是环状结构）有很强的烷化作用。亚硝基脲类卡莫司汀、洛莫司汀等，脂溶性大，适合脑瘤，易分解具有尿素的味道。

26. E。本题考查的是药物相互作用。**相加作用**如阿司匹林与对乙酰氨基酚合用等。增强作用如磺胺甲噁唑与甲氧苄啶合用（SMZ + TMP），其抗菌作用增加 **10 倍**，由抑菌作用变成杀菌作用；再如普鲁卡因注射液中加入少量肾上腺素，使普鲁卡因吸收减少，局麻作用延长，毒性降低；还有**三联疗法抗溃疡、冬眠合剂**（氯丙嗪、异丙嗪、哌替啶合用）等。**增敏作用**如胰岛素增敏剂吡格列酮等。**组胺与肾上腺素合用产生生理性拮抗作用**，两个激动药合用作用于不同的靶点。一个药物与靶点结合，阻止另一个药物与靶点结合，如阿托品与 **M** 受体结合，阻止毛果芸香碱与 **M** 受体结合，属于药理性拮抗。肝素出血，用鱼精蛋白解救，鱼精蛋白与肝素形成螯合物，属于化学性拮抗。苯巴比妥诱导肝药酶活性，使避孕药物代谢加快，导致避孕失败，属于生化性拮抗。组胺激动 H_1 受体，阻止苯海拉明与 H_1 受体结合，属于药理性拮抗。

27. D。本题考查的是药物的安全性。药物的安全性通常用治疗指数和药物安全范围来表示。治疗指数是半数致死量 LD_{50} 与半数有效量 ED_{50} 的比值，用 **TI** 表示，其值越大表示药物越安全。药物安全范围是 LD_5 与 ED_{95} 之间的距离，其值越大表示药物安全性越高。注意：治疗指数大的药物并不绝对安全，该值没有考虑到药物最大效应的毒性，比如 A、B 两药，LD_{50} 一样大，ED_{50} 一样大，治疗指数 TI 也一样大，但是 A 药达到最大效应时不引起毒性反应，B 药达到最大效应时易引起 20% 实验动物死亡，这样就不能用治疗指数表示药物的安全性了。用药物的安全范围表示药物的安全性，更科学，更合理。A 药与 B 药的 LD_{50} 分别是 10mg 和 20mg，ED_{50} 分别是 2mg 和 5mg，可计算出 A 药的治疗指数是 5，B 药治疗指数是 4，所以 A 药比 B 药安全。

28. E。本题考查的是药物结构与毒副作用。（1）选择性 COX – 2 抑制剂罗非昔布、伐地昔布等药物强力抑制 COX – 2 而不抑制 COX – 1，导致与 COX – 2 有关的前列腺素 PGI_2 产生受阻而与 COX – 1 有关的血栓素 TXA_2 合成不受影响，破坏了 TXA_2 和 PGI_2 的平衡，从而增强了血小板聚集和血管收缩，引发血管栓塞事件。导致罗非昔布、伐地昔布等药物撤出市场。（2）对心脏快速延迟整流钾离子通道的影响：特非那定、阿司咪唑因干扰心肌细胞钾离子通道，引发致死性尖端扭转型室性心动过速，导致药源性心律失常，已撤出市场。（3）肝药酶抑制剂：氯霉素合用降糖药甲苯磺丁脲引起低血糖反应等。肝药酶诱导：乙醇诱导 **CYP2E1** 活性，使对乙酰氨基酚代谢加快，导致亚胺 – 醌毒性代谢物增加，引起急性肝坏死；头孢类药物引起双硫仑反应，酒中的乙醇首先代谢成乙醛，再进一步代谢成乙酸后排出体外，头孢类药物是乙醇脱氢酶的抑制剂，使乙醛不能代谢成乙酸，导致体内乙醛，出现面部潮红、心率增快、出汗、肌无力等不良反应。（4）药物代谢产物产生毒副作用：奈法唑酮、普拉洛尔体内代谢成亚胺 – 醌，诱发较大肝毒性，已撤出市场；曲格列酮代谢成 O – 次甲基 – 醌和 p – 醌引起肝毒性，已撤出市场；舒多西康代谢成硫脲引起肝毒性，已撤出市场；非尔氨酯代谢成 2 – 苯基丙烯醛引起肝毒性和再生障碍性贫血而被限制使用。注意：这些例子是每年考试的重点。

29. B。本题考查的是抗抑郁药物的结构特点及作用特点。去甲肾上腺素再摄取抑制剂有丙咪嗪、阿米替林、多塞平等，在体内发生 N – 脱甲基代谢，代谢物与原药具有等同活性，如丙咪嗪的 N – 脱甲基代谢物是地昔帕明、阿米替林的

N－脱甲基代谢物是去甲阿米替林等。选择性的 5－羟色胺再摄取抑制剂有氟西汀、西酞普兰、氯氟沙明、氟伏沙明、舍曲林、帕罗西汀等，其中 N－脱甲基代谢物也具有活性，但需注意帕罗西汀体内不能发生 N－脱甲基代谢，其代谢物无活性。单胺氧化酶抑制药有吗氯贝胺、托洛沙酮等。5－羟色胺与去甲肾上腺素再摄取抑制剂（双重抑制）有度洛西汀、文拉法辛、米氮平等，注意文拉法辛在体内即能发生 N－脱甲基代谢，又能发生 O－脱甲基代谢，代谢物有活性。

30. D。本题考查的是"拉唑"类药物的结构特征与作用。**奥美拉唑药物属于前药，在胃壁细胞内酸的作用下，形成次磺酸和次磺酰胺与 H^+,K^+－ATP 酶不可逆共价结合，发挥作用。**复活形成的硫醚代谢物在肝脏再被氧化成奥美拉唑。这种奥美拉唑体内循环共价结合和解除结合等一系列反应，称为奥美拉唑循环或前药循环。**奥美拉唑结构中有手性，R－异构体和 S－异构体具有等同活性**，但体内代谢酶不同，R－异构体代谢酶是 CYP2C19，S－异构体代谢酶是 CYP3A4，奥美拉唑的 S－异构体上市称为艾司奥美拉唑，具有更长的作用时间。从结构上可以看出，奥美拉唑结构含有苯并咪唑环、亚砜和吡啶环。

31. B。本题考查的是非甾体抗炎药物的结构特征与作用。双氯芬酸既可抑制环氧化酶活性，又可抑制脂氧酶活性，是具有双重抑制作用的抗炎药。

32. E。本题考查的是药物增效剂。**甲氧苄啶抑制二氢叶酸还原酶活性，增强二氢叶酸合成酶抑制剂磺胺类药物的疗效。克拉维酸钾、舒巴坦抑制 β－内酰胺酶活性**，增强青霉素类、头孢菌素类药物的抗菌活性。**丙磺舒抑制青霉素肾小管的分泌作用，延长青霉素的作用时**间。**西司他丁钠抑制肾肽酶活性，增强碳青霉烯类药物亚胺培南的抗菌活性。**注意：克拉维酸钾属于氧青霉烷类，舒巴坦、他唑巴坦属于青霉烷砜类，都属于不可逆共价键键合的 β－内酰胺酶抑制剂，增强青霉素类、头孢菌素类药物疗效，但**本身抗菌活性极弱，不能单独使用。**

33. B。本题考查的是合成镇痛药的结构特征与作用。哌替啶属于4－苯基哌啶类，结构的酯键受到苯环位阻影响不易水解，其结构引入苯胺基则为4－苯胺基哌啶类，镇痛作用强，如芬太尼等。哌替啶脱甲基代谢物去甲哌替啶，有中枢毒性，可诱发癫痫。

34. C。本题考查的是地尔硫䓬的结构特征、代谢、临床用途。地尔硫䓬口服吸收迅速完全，但有较高的首关效应，导致生物利用度下降，为 25% ～ 60%。

35. E。本题考查的是天然激素类药物的结构改造。（1）天然的皮质激素可的松结构改造：①孕甾烷 21 羟基成酯，延长作用时间；②孕甾烷 1,2 位引入双键，抗炎作用增强，水钠潴留副作用不变，如氢化可的松；③孕甾烷 6 位引入氟原子，抗炎活性增强，水钠潴留副作用更强，只能外用，如氟轻松；④孕甾烷 9 位引入氟原子，抗炎活性增强，水钠潴留副作用增强，16 位引入羟基或甲基，抵消此副作用，如地塞米松；⑤16 位引入甲基或羟基或 16 位羟基与 17 位羟基成缩酮，抗炎活性增强，水钠潴留副作用降低，如曲安奈德。（2）天然的雄激素如睾酮的结构改造：①17 羟基成酯延长作用时间如丙酸睾酮；②17 位引入甲基，稳定，可以口服，如甲睾酮；③雄甾烷 19 甲基去除，蛋白同化作用增强，如苯丙酸诺龙（第一个上市的蛋白同化激素）；④雄甾烷 A 环改变，蛋白同化作用增强，如 A 环并合一个吡唑环得司坦唑醇；⑤睾酮去除 19 甲基，17 位引入乙炔基，得到孕激素类药物炔诺酮，18 为延长一个甲基，得到左炔诺孕酮。（3）天然的雌激素如雌二醇的结构改造：①雌甾烷上 3,17 位羟基成酯，延长作用时间，如苯甲酸雌二醇；②雌甾烷 17 位上引入乙炔基，稳定，可以口服，如炔雌醇（尼尔雌醇更稳定，口服）；③己烯雌酚不具有雌甾烷母环，但其反式结构与雌二醇在分子形状、电荷分布上极为相似，所以也具有雌激素活性。注意：顺式的己烯雌酚无雌激素活性。

具有三苯乙烯结构的雌激素受体调节剂他莫昔芬，靶器官是乳腺，治疗乳腺癌；氯米芬靶器官是生殖系统，治疗不育症；雷洛昔芬靶器官是骨骼，治疗老年女性骨质疏松症（老年男性无效）。

36. C。本题考查的是抗肿瘤药物的结构特点及作用特点。烷化剂抗肿瘤药物有环磷酰胺、氮甲、铂化合物类、甲磺酸酯及卤代多元醇类、亚硝基脲类等，其中环磷酰胺无活性，体内代谢成磷酰氮芥、去甲氮芥、丙烯醛具有活性，丙烯醛引起膀胱毒性。亚硝基脲类药物属于烷化剂，在酸碱性下相当不稳定，分解放出氮气和二氧化碳，脂溶性大，能透过脑膜，用于脑瘤。顺铂属于金属烷化剂，水溶性差，仅能注射给药，并伴有严重的肾脏、胃肠道毒性、耳毒性及神经毒性。抗代谢物抗肿瘤药物属于特异性抗肿瘤药物，嘧啶类抗代谢药物有尿嘧啶类抗代谢药物如氟尿嘧啶、卡莫氟等；胞嘧啶类抗代谢药物有阿糖胞苷、卡倍他滨等，其中卡倍他滨属于胞嘧啶类抗代谢物，但该药是氟尿嘧啶的前药，在体内代谢成氟尿嘧啶发挥抗肿瘤活性。嘌呤类抗代谢药物有巯嘌呤等。叶酸类抗代谢药物有甲氨蝶呤、培美曲塞等。

天然的抗肿瘤药物有：紫杉烷类如紫杉醇、多西他赛、卡巴他赛等；喜树碱类如羟喜树碱、伊立替康、拓扑替康等；鬼臼毒素类如依托泊苷、替尼泊苷等；抗生素类抗肿瘤药物如柔红霉素、多柔比星等，注意该类药物属于细胞周期特异性药物，半醌自由基引起心脏毒性。靶向抗肿瘤药物第一个用于临床的是酪氨酸激酶抑制剂伊马替尼；第一个上市的选择性表皮生长因子受体酪氨酸激酶抑制剂是吉非替尼；阿帕替尼是国内企业研发的靶向抗肿瘤药物，临床用于晚期胃癌的治疗；克唑替尼是国内企业研发的靶向抗肿瘤药物，临床用于 ALK 阳性的转移性非小细胞肺癌的治疗。放疗与化疗的止吐药物是拮抗 5 - 羟色胺的 5 - HT$_3$ 受体发挥作用，第一个上市的是昂丹司琼，由咔唑酮环和 2 - 甲基咪唑组成，咔唑环的 3 位具有手性结构，其中 R - 异构体活性大，临床用外消旋体，无中枢作用和锥体外系副作用；格拉司琼是由吲唑环和含氮双环组成，无锥体外系副作用，临床上用于放疗与化疗的止吐药，剂量小，半衰期长，每日仅需注射一次；托烷司琼分子是由吲哚环和托品醇组成，具有中枢作用，对预防癌症化疗的呕吐有高效。

37. E。本题考查的是非经典的 β - 内酰胺类抗生素。舒巴坦、他唑巴坦属于青霉烷砜类 β - 内酰胺酶抑制剂类抗菌增效剂；克拉维酸属于氧青霉烷类 β - 内酰胺酶抑制剂类抗菌增效剂；亚胺培南属于碳青霉烯类，临床上必需与肾肽酶抑制剂西司他丁钠合用；氨曲南属于单环类。β - 内酰胺酶抑制剂本身不具有抗菌活性，不能单独使用，必须与青霉素类药物或头孢类药物合用，抑制 β - 内酰胺酶活性，从而增强青霉素类药物或头孢类药物活性。此题做题的关键是会找：

氧、砜、碳青霉烯、单环等结构片段。

38. D。本题考查的是对乙酰氨基酚的结构特征与作用。对乙酰氨酚在体内大部分经酚羟基的葡萄糖醛酸结合和硫酸酯结合代谢，但少部分发生肝脏乙酰化代谢生成毒性代谢物 N - 乙酰亚胺醌，产生肝毒性。误服过量对乙酰氨基酚可立即服用含有巯基的谷胱甘肽或 N - 乙酰半胱氨酸来解救。该药物只有解热镇痛作用，无抗炎抗风湿作用。

39. B。本题考查的是 1,4 - 二氢吡啶类钙通道阻滞药的理化性质。该类药物遇光极不稳定，发生光催化的歧化反应，生成硝基苯吡啶衍生物和有毒的亚硝基苯吡啶衍生物，故要避光保存和使用。根据结构判断：题干已提示不稳定产物含吡啶环，而不是二氢吡啶环，只有 B 答案结构骨架是吡啶环，其余均是二氢吡啶环。

40. A。本题考查的是非甾体抗炎药结构特征与作用。认识烯醇羟基和 1,2 - 苯并噻嗪结构即可。

二、配伍选择题

[41 - 42] A、E。本题考查的是注射剂的配伍变化。①**pH 的改变：**两种药物溶液中 pH 相差大，发生配伍变化的可能性也大。**如新生霉素与 5% 葡萄糖，诺氟沙星与氨苄西林配伍会发生沉淀；磺胺嘧啶钠、谷氨酸钠（钾）、氨茶碱等碱性药物可使肾上腺素变色。**②**离子作用：**如乳酸根离子会加速氨苄西林钠和青霉素 G 的水解。③**溶剂组成改变：**含非水溶剂的制剂与输液配伍，由于溶剂的改变使药物析出。如地西泮注射液与葡萄糖、氯化钠或乳酸钠注射液配伍时析出沉淀。④**盐析作用：**胶体分散体系加到含有电解质的输液中会因盐析。如两性霉素 B 注射液，只能加入 5% 葡萄糖注射液中静脉滴注。如果在大量电解质的输

液中则能被电解质盐析凝聚而产生沉淀。⑤**直接反应：如四环素与含钙盐的输液在中性或碱性下产生不溶性螯合物。**为常考的内容。

[43 - 44] A、D。本题考查的是个体化给药方案设计的依据。包括：①**根据半衰期设计，当 $\tau = t_{1/2}$ 时，负荷剂量 $X_0^* = 2X_0$。**②对于治疗窗非常窄的药物，必须以小剂量多次给药，或采用静脉滴注方式给药。临床上对治疗窗很窄的药物，常采用使其最大稳态血药浓度（C_{max}^{ss}）和最小稳态血药浓度（C_{min}^{ss}）控制在一定范围内的给药方案设计。即根据平均稳态血药浓度制定给药方案。③当对于治疗窗很窄的药物，需要同时控制 C_{max}^{ss} 和 C_{min}^{ss}，才能使药物在临床使用安全有效。即根据稳态血药浓度范围制定给药方案。④**某些药物的安全性比较好，治疗窗范围较大，根据最小稳态血药浓度制定给药方案。**

[45 - 46] B、A。本题考查的是溶液型注射剂的附加剂（维生素 C 注射液的处方分析）。维生素 C 是主药，显强酸性，由于注射时刺激性大，会产生疼痛，故加碳酸氢钠或碳酸钠，中和部分维生素 C 成钠盐，以避免疼痛；同时由于**碳酸氢钠的加入调节了 pH，**可增强本品的稳定性。**维生素 C 容易被氧化，依地酸二钠是金属螯合剂，用来络合金属离子，防止药品被氧化。亚硫酸氢钠是还原剂（抗氧剂），**可以防止药品被氧化。是常考的内容。

[47 - 48] B、D。本题考查的是非胃肠道给药的途径。用于肿瘤治疗的给药途径为动脉注射；胰岛素的给药途径为皮下注射，有缓慢的吸收过程；药物经结缔组织扩散，再由毛细管和淋巴管进入血液循环为肌内注射；皮内注射用于皮试。本题考查的是常考的内容。

[49-50] E、B。本题考查的是黏膜给药制剂。气雾剂系指原料药物或原料药和附加剂与适宜的抛射剂共同装封于具有特制阀门系统的耐压容器中，使用时借助抛射剂的压力将内容物呈雾状物喷出，用于肺部吸入发挥全身作用或直接喷至腔道黏膜及皮肤发挥局部作用的制剂。气雾剂治疗时间短，吸收迅速，无首关效应。注射剂系指原料药物或与适宜的辅料制成的供注入体内的无菌液体制剂。肛门栓剂药物经直肠吸收主要有两条途径：一条是通过直肠上静脉，经门静脉入肝，再转运至全身；一条是通过直肠中、下静脉和肛管静脉进入下腔静脉，绕过肝而直接进入血液循环。因此，栓剂引入直肠的深度影响药物的吸收，距肛门口 2cm 处给药生物利用度远高于距肛门口 4cm 处给药，避免部分首关效应，吸收明显增高。

[51-52] A、D。本题考查的是药物分析检查项目内容。《中国药典》检查项下包括反映药品的安全性与有效性的试验方法和限度、均一性与纯度等制备工艺要求等内容，检查项可分为限量检查与特性检查。（1）限量检查：限量检查分一般杂质检查与特殊杂质检查。一般杂质检查法：一般杂质是指在自然界中分布广泛、在多种药品的生产过程中容易引入的杂质，如氯化物、重金属、砷盐、干燥失重或水分、炽灼残渣、残留溶剂等。特殊杂质是指特定药品在其生产和贮藏过程中引入的杂质，通常包括药物的合成起始物料及其杂质、中间体、副产物、降解产物等。特殊杂质包括按规定工艺生产的药品中存在的特定杂质和贮藏过程中可能因不同条件发生降解而产生的非特定杂质。（2）特性检查：系指采用适当的方法检查药品的固有理化特性是否发生改变以及发生改变

的程度。物理常数测定结果可以反映药品的纯度；而理化特性检查结果可反映药品的安全性、有效性与均一性。如溶液颜色检查法、澄清度检查法、不溶性微粒检查法、可见异物检查法、崩解时限检查法、溶出度与释放度测定法、含量均匀度检查法、最低装量检查法、结晶性检查法、粒度和粒度分布测定法等18 项检查或测定法。

[53-55] B、E、A。①增溶是指难溶性药物在表面活性剂的作用下，在溶剂中增加溶解度并形成溶液的过程。具增溶能力的表面活性剂称为增溶剂。②药物的溶解度比在各单纯溶剂中的溶解度大，而且出现极大值，这种现象称为潜溶，这种溶剂称为潜溶剂。如苯巴比妥在90% 乙醇中溶解度最大。③难溶性药物与加入的第三种物质在溶剂中形成可溶性分子间的络合物、缔合物或复盐等，以增加药物在溶剂中的溶解度。这第三种物质称为助溶剂。助溶剂多为某些有机酸及其盐类如苯甲酸、碘化钾等，酰胺或胺类化合物如乙二胺等，一些水溶性高分子化合物如聚乙烯吡咯烷酮等。

[56-57] B、A。本题考查的是药物稳定化的方法。青霉素易水解，应制成固体粉针剂；氯丙嗪易氧化，应采取 β - 环糊精包合技术增加稳定性。增加药物稳定化的方法为常考的内容。

[58-59] D、E。本题考查的是贴剂的组成及材料。贴剂大致可分为以下五层：①背衬层：主要由不易渗透的铝塑复合膜、玻璃纸、尼龙或醋酸纤维素等材料制成，用来防止药物的挥发和流失。常用的背衬材料是多层复合铝箔，其他可以使用的背衬材料包括聚对苯二甲酸二乙酯、高密度聚乙烯、聚苯乙烯等。②药物贮库层：由厚为 0.01~0.7mm 的聚乙烯醇或聚

醋酸乙烯酯或其他高分子材料制成的一层膜。③控释膜：具有一定的渗透性，利用其渗透性和膜的厚度可以控制药物的释放速率，是透皮贴剂的关键组成部分。④胶黏膜：由无刺激性和无过敏性的黏合剂组成，如天然树胶、合成树脂等。⑤保护层：是一种可剥离衬垫膜，起防黏和保护制剂的作用，通常为防黏纸、塑料或金属材料，当除去时，应不会引起贮库及粘贴层等的剥离。贴剂的保护层，活性成分不能透过，通常水也不能透过。

[60－62] D、B、E。本题考查的是液体药剂及皮肤黏膜用制剂。膜剂系指药物溶解或均匀分散于成膜材料中加工成的薄膜制剂，属于固体制剂。洗剂系指含原料药的溶液、乳状液、混悬液，供清洗或涂抹无破损皮肤或腔道用的液体制剂。搽剂是原料药用乙醇、油或适宜的溶剂制成的溶液、乳状液或混悬液，供无破损皮肤揉擦用的液体制剂。涂剂系指含原料药物的水性或油性溶液、乳状液、混悬液，供临用前用消毒纱布或棉球等柔软物料蘸取涂于皮肤或口腔与喉部黏膜的液体制剂，也可为临用前用无菌溶剂制为溶液的无菌冻干制剂，供创伤面涂抹治疗用。地塞米松涂剂具有止痒、消炎、抗过敏和抑制角化异常作用。涂膜剂系指原料药溶解或分散于含有膜材料溶剂中，涂搽患处后形成薄膜的外用液体制剂。

[63－64] B、E。本题考查的是体内药物检测的生物样本的种类。生物样品包括人或实验动物的各种体液和脏器组织，如血液、尿液、胆汁、心脏、肝脏、肾脏、胃肠、脑、子宫、骨骼肌等。但最常用的生物样本是血液，包括全血、血浆（含抗凝剂，最常用）和血清（不含抗凝剂）。当药物在体内达到稳定状态时，血浆中药物的浓度能够反映药物在靶器官的状况，故血浆药物浓度可作为体内药物浓度的可靠指标。尿液常用于药物代谢物研究或难以使用血样测定的药动学研究；而实验动物的脏器组织则多用于临床前的药物组织分布与药物代谢机制研究。是经常考的内容。

[65－66] C、E。本题考查的是药代动力学参数。半衰期为药物浓度下降一半的时间，从表中数据可以看出，血药浓度下降一半所需时间为2h。表观分布容积 $V = X_0/C_0 = 100/11.88 = 8.42$。

[67－68] B、A。本题考查的是固体制剂的辅料。羟丙基甲基纤维素属于亲水凝胶型骨架材料，单硬脂酸甘油酯为生物溶蚀性骨架材料。缓释制剂的辅料为常考内容。

[69－70] E、C。本题考查的是第一章第三节药品质量保证。药品质量研究的工作主要分三部分：结构确证、分析方法建立与验证、稳定性考察。药品特性包括晶型质量控制与引湿性试验；药品杂质分析包括其生产工艺或原辅料带入的杂质，或在贮存过程中产生的杂质；注射剂安全性检查包括异常毒性、细菌内毒素（或热原）、降压物质（包括组胺类物质）、过敏反应、溶血与凝聚等项。

[71－72] A、D。本题考查的是药物体内代谢。药物体内代谢的Ⅰ相生物转化、Ⅱ相生物结合反应是考试的重点，一定要掌握，特别是一些重要的药物代谢例子，如保泰松、丙磺舒、苯妥英钠、华法林、地西泮、卡马西平、舒林酸、利多卡因、普萘洛尔、美沙酮、可待因、阿苯达唑等的代谢。但是，根据结构很好判断，要学会判断的技巧。许多抗抑郁药在体内发生 N－脱甲基代谢或 O－脱甲基代谢，代谢物具有活性，如丙米嗪在体内发生 N－脱甲基代谢，代谢产物为

地昔帕明，与原药具有等同的活性；还有氟西汀在体内发生 N - 脱甲基代谢，代谢物去甲氟西汀具有更长的半衰期，需要监测血药浓度等。可待因在体内约有 10% 发生 O - 脱甲基代谢生成吗啡。6 - 甲基嘌呤在体内发生 S - 脱甲基代谢生成 6 - 巯基嘌呤。阿苯达唑结构中的丙硫基氧化成亚砜，具有更高活性，进一步氧化成砜，则无活性。舒林酸含有甲基亚砜结构，还原成硫醚才具有活性，所以，舒林酸为前药，舒林酸甲基亚砜氧化成砜，则无活性。注意：硝酸异山梨酯、伊曲康唑、利培酮、他莫昔芬、普萘洛尔、奥美拉唑等重点药物的体内代谢特点。

[73 - 74] C、D。本题考查的是药物第 II 相生物结合反应。儿茶酚胺类药物如肾上腺素、去甲肾上腺素、异丙肾上腺素、多巴胺等发生甲基化结合反应。抗肿瘤药物如白消安发生谷胱甘肽结合反应，解毒的结合反应。

[75 - 76] E、C。本题考查的是药物相互作用。鱼精蛋白与肝素发生化学反应形成稳定的复合物，使肝素的抗凝作用迅速消失，属于化学性拮抗。组胺作用于 H_1 组胺受体，引起支气管平滑肌收缩，使小动脉、小静脉和毛细血管扩张，毛细血管通透性增加，引起血压下降，甚至休克；肾上腺素作用于 β 肾上腺素受体使支气管平滑肌松弛，小动脉、小静脉和毛细血管前括约肌收缩，可迅速缓解休克，用于治疗过敏性休克；组胺和肾上腺素合用则发挥生理性拮抗作用。

[77 - 78] C、D。本题考查的是受体的调节。长期使用一种激动药物后，组织或细胞的受体对激动药物的敏感性和反应性下降的现象是受体脱敏。受体对一种类型的激动药物脱敏，而对其他

类型受体的激动药物也不敏感是异源脱敏。受体对同一类药物敏感性降低，对其他类药物敏感性不变是同源脱敏。长期使用拮抗剂，受体对拮抗剂的敏感性增强是受体增敏，如长期使用普萘洛尔降血压，突然停药，引起血压反跳升高等。

[79 - 80] B、E。本题考查的是头孢菌素类药物的结构改造与性质特点。头孢菌素类药物母核的 7 位改造可以提高抗菌活性，扩大抗菌谱。头孢菌素类药物母核的 3 位改造可以提高抗菌活性，改善药代动力学性质。头孢唑林是 7 位有四氮唑，3 位有噻二唑的第一代头孢菌素类；头孢克洛是头孢氨苄 3 位引入氯原子，脂溶性大，口服吸收好的第二代头孢菌素类；头孢曲松是 3 位引入酸性较强的三嗪杂环，透过血 - 脑屏障，在脑脊液中达到治疗浓度的第三代头孢菌素类；头孢哌酮是 7 位有哌嗪酮酸结构，3 位有甲基四氮唑巯基结构，对铜绿假单胞菌高效的第三代头孢菌素类；第四代头孢菌素类在 3 位引入季铵基团，能使药物迅速穿透细菌的细胞壁，并对 β - 内酰胺酶稳定，如头孢匹罗、头孢吡肟、头孢噻利等。注意：考试中出结构时，可以根据 3 位、7 位的特殊结构片段判断正确答案。

[81 - 82] D、E。本题考查的是药物的毒性作用。甲巯咪唑引起过敏性粒细胞减少，属于对白细胞的毒性。阿司匹林引起的不易觉察的胃出血，属于对血小板的毒性。红细胞是输送氧的，毒性作用引起高铁血红蛋白血症或溶血性贫血。骨髓是造血机能，氯霉素抑制骨髓引起再生障碍性贫血。

[83 - 84] A、B。本题考查的是药物毒性作用。常见具有免疫抑制作用的药物有抗恶性肿瘤药、糖皮质激素类药

物、免疫调节剂、抗病毒药。青霉素引起的变态反应，属于Ⅰ型变态反应（速发型变态反应）。Ⅱ型变态反应又称溶细胞型反应，如服用氧化性药物非那西丁等导致的免疫性溶血性贫血。Ⅲ型变态反应又称免疫复合型或血管炎型反应，涉及血清病、结缔组织病等。Ⅳ型变态反应是细胞免疫介导的炎症，有抗体和补体参与。

[85－86] B、A。本题考查的是药物的毒性作用。阿司匹林不抑制脂氧酶活性，导致体内白三烯增多，诱发哮喘（也称阿司匹林哮喘）。吗啡等镇痛药降低呼吸中枢对 CO_2 的敏感性以及抑制脑桥呼吸调整中枢，导致呼吸抑制。普萘洛尔是阻断 β_2 受体导致支气管平滑肌收缩痉挛，诱发哮喘。毛果芸香碱是激动 M 受体，导致支气管痉挛诱发哮喘。博来霉素对肺上皮细胞和内皮细胞有直接的细胞毒作用，引起急性化学性肺炎，进而造成慢性肺纤维化，甚至呼吸衰竭，因此，使用博来霉素期间应定期检查肺部情况，一旦发生肺部毒性，立即停药，并用糖皮质激素治疗。

[87－89] A、C、E。本题考查的是镇静催眠药的结构特征与作用。含吡咯烷酮结构，以 S－（＋）上市，具有很好的短效催眠作用的药物是艾司佐匹克隆。1,4－苯二氮䓬结构并合三氮唑环，脂溶性大，国家按一类精神药品管理的药物是三唑仑。咪唑吡啶结构，口服吸收迅速的药物是唑吡坦。奥沙西泮是地西泮的体内活性代谢物，极性大，更安全。依替唑仑是苯二氮䓬类母环的苯环用噻吩环代替得到的药物。

[90－91] D、B。本题考查的是羟甲戊二酰辅酶 A 还原酶抑制剂他汀类药物的结构特征与作用。洛伐他汀母环是六氢萘环，天然的前药。辛伐他汀是洛伐他汀半合成的前药，母环也是六氢萘环。氟伐他汀是第一个全合成的他汀类药物，母环是吲哚环。阿托伐他汀母环是吡咯环，瑞舒伐他汀母环是嘧啶环。该类药物必须药效基团是3,5－二羟基戊酸，其中洛伐他汀、辛伐他汀是前体药物。该类药物主要毒性是横纹肌溶解和肝毒性等。认识六氢萘环、嘧啶环，就可找出答案。

[92－93] E、A。本题考查的是青霉素类药物的结构改造和性质特点。天然的青霉素又称青霉素 G，具有不耐酸、不耐碱、不耐酶、不能口服、抗菌谱窄、作用时间短等缺点，为了改善天然青霉素的缺点，药物学家对其结构改造。青霉素类药物的母核是6－氨基青霉烷酸（6－APA），其中6位侧链引入不同基团，可以改善天然青霉素的缺点，如稳定性差、抗菌谱窄、不耐酶等。6位引入吸电子基团，具有耐酸可口服的特点，如非奈西林、阿度西林等；6位引入大基团，具有耐酶的特点，如苯唑西林、甲氧西林等；6位引入极性基团如磺酸基、羧基、羟基、氨基等，具有广谱的特点，如氨苄西林、阿莫西林等。哌拉西林是6位侧链引入极性较大的哌嗪酮酸基团，对铜绿假单胞菌高效的青霉素类药物，阿莫西林是6位侧链引入2－氨基－2－（4－羟基）苯乙酰胺，具有广谱、可口服的青霉素类药物，苯唑西林是6位引入3－苯基－5－甲基异噁唑结构片段，具有耐酶、耐酸的双重功效。注意：氨苄西林、阿莫西林除具有青霉素的水解性质外，其葡萄糖溶液中易发生聚合反应，失去活性；氨苄西林、阿莫西林在磷酸盐、山梨醇、硫酸锌、二乙醇胺等溶媒中，发生分子内成环反应，生成2,5－吡嗪二酮失去活性。所以，氨苄西林、阿莫西林的溶媒应选生理盐水。

［94－97］E、C、B、A。本题考查的是心血管系统疾病用药重点药物的结构特征与作用。认识硝酸酯结构可找到 E 结构，认识 β－内酰胺结构可找到 C 结构，认识二氢吡啶环可找到 B 结构，认识芳氧丙醇胺结构可找到 A 结构，认识对氨基苯磺酰胺可找到 D 结构。

［98－100］E、C、D。本题考查的是抗微生物药结构特征与作用。结构中含嘧啶结构，常与磺胺甲噁唑组成复方制剂的药物是甲氧苄啶。结构中含有手性碳原子，其左旋体活性较强的药物是氧氟沙星，药用左旋体左氧氟沙星。利巴韦林结构中含有三氮唑结构，为广谱的抗病毒药物。

三、综合分析题

101. C。本题考查的是多剂量给药的特点。选项 A 为单室模型单剂量静脉注射给药 $C-t$ 公式。选项 B 为血管外给药存在吸收过程（吸收分数为 F），多次给药时的平均稳态血药浓度。选项 C 是单室模型多剂量给药蓄积系数。选项 D 为单室模型单剂量静脉滴注给药负荷剂量。选项 E 是药物多次给药达到稳态后，血药浓度的波动程度。

102. D。本题考查的是个体化给药。当给药间隔与半衰期相等时，首剂量加倍。

103. C。本题考查的是多剂量给药。多剂量给药给药间隔越小，其蓄积程度越大；半衰期越大，其蓄积程度越大。

104. C。本题考查的是非线性药动学的特点。具有非线性动力学特征药物的体内过程有以下特点：①药物的消除不呈现一级动力学特征，遵从米氏方程；②当剂量增加时，药物消除消除速率常数变小、半衰期延长、清除率减小；③AUC 和平均稳态血药浓度与剂量不成正比；④原药与代谢产物的组成比例随剂量改变而变化；⑤其他可能竞争酶或载体系统的药物，影响其动力学过程。

105. A。本题考查的是非线性药动学特征。非线性药动学随着给药剂量增加，药物消除会出现饱和现象，药物消除可能会明显减慢，会引起血药浓度明显增加，使用时不安全。苯妥英钠在临床上不属于治疗窗窄的药物，但是属于非线性的药物，需要监测其血药浓度。非线性药动学的半衰期随剂量的增加而增加，故不能根据半衰期制订给药间隔。当药物消除具有非线性药动学特征时，在较高剂量时的表观消除速率常数比低剂量时的要小，因此不能根据低剂量时的动力学参数预测高剂量下的血药浓度。

106. E。本题考查的是药物引起毒性作用的原因。重要药物引起毒性作用的原因一定要掌握，是考试的重点。氯丙嗪阻断 DA 受体第三条结节－漏斗通路导致内分泌紊乱，诱发溢乳－闭经综合征。有机磷酸酯类药物损害神经轴突，沿轴突慢慢波及神经胞体损害（7～10 天），形成"返死式神经病"。氯吡格雷与奥美拉唑都被 CYP2C19 代谢，两者合用产生竞争作用，导致作用增强，毒性增加。氨基糖苷类损害第八对脑神经，引起耳聋与听力障碍，与呋塞米合用毒性增加。异喹胍是治疗高血压的药物，在体内被 CYP2D6 代谢，但是 CYP2D6 代谢酶存在遗传的多态性，差别很大，慢代谢者（PM）体内异喹胍血药浓度很高，导致体位性低血压，危险很大，已撤出市场，异喹胍属于遗传异常产生毒性的药物。

107. E。本题考查的是药物体内代谢物诱发的毒性作用。"阿司匹林哮喘"是非甾体抗炎药，可抑制环氧合酶活性阻断前列腺素生成，具有解热镇痛抗炎抗风湿作用，但该类药物不抑制酯氧酶活性，导致体内白三烯增多，诱发哮喘

（注意：双氯芬酸钠既抑制环氧酶活性，又抑制酯氧酶活性，双重抑制，不易诱发哮喘）。多柔比星、柔红霉素等抗生素类抗肿瘤药物氧化成半醌自由基，影响心肌细胞脂质代谢，诱发心脏毒性。罗非昔布、伐地昔布选择性抑制环氧合酶 - 2（COX - 2）活性，无胃肠道刺激性，但不抑制环氧合酶 - 1 活性（COX - 1），导致体内血栓素 A_2 活性增大，易引起血栓毒性作用，两者为此已撤出市场。他汀类药物有肌肉毒性作用和肝脏毒性，其中西立伐他汀临床上有死亡病例发生，已撤出市场。舒多西康结构中的噻唑环被 CYP450 酶代谢开环，生成强亲电的酰基硫脲，与蛋白质亲核基团发生共价不可逆结合而产生肝毒性，Ⅲ期临床试验被终止，属于代谢产物诱发的毒性作用（药物在体内发生代谢作用，生成有反应活性的物质，引发毒性作用，这类毒性被称作特质性药物毒性）。

注意：对乙酰氨基酚、双氯芬酸钠、奈法唑酮、普拉洛尔等代谢成亚胺醌产生肝毒性；曲格列酮的母核色满酮和噻唑烷二酮在 CYP2C8 和 CYP3A4 酶作用下，代谢成 O - 次甲基醌和 p - 醌产生肝毒性；苯噁洛芬、佐美酸、分氯酸、异丁芬酸代谢成葡糖醛酸苷酯引起肝脏毒性，终止使用；非尔氨脂代谢成强亲电的 2 - 苯基丙烯醛，与蛋白质的亲核基发生迈克尔加成反应，产生肝毒性，被限制使用。

108. D。本题考查的是阿司匹林的结构特征和作用。从题干很容易推断该药是阿司匹林。

109. C。本题考查的是阿司匹林的禁忌证。**结构中含有羧基，对胃肠道有刺激性，故胃溃疡病人禁用。**

110. B。本题考查的是贝诺酯的代谢。为降低酸性，减小胃肠道刺激性，阿司匹林与对乙酰氨基酚成酯，得到不含羧基的前药贝诺酯。

四、多项选择题

111. ABCE。本考点为第五章的注射剂中增加药物溶解度的方法。包括加增溶剂、助溶剂、潜溶剂制成共晶、制成可溶性盐、提高温度、减小粒径、改变 pH、固体分散技术、包合技术等。

112. AD。本题考查的是非线性药动学特征。由题意及图中可以看出，**小剂量给药时表现为一级动力学消除**，动力学过程呈现线性特征（C - t 呈直线型）；**大剂量给药初期表现为零级动力学消除**（C - t 呈非直线型且有上凸），当体内**药量降到一定程度后，又表现为一级动力学消除**（C - t 呈直线型）。故选项 AD 表述正确。选项 C 应是小剂量给药表现为一级动力学消除，增加剂量呈现典型酶饱和现象，平均稳态血药浓度与剂量不成正比；故选项 C 表述错误。同理，选项 BE 表述错误。

113. BCDE。本题考查的是第一章药物制剂的稳定性影响因素、包括处方因素与环境因素。（1）处方因素包括：①pH：每个药物都有一个最稳定的 pH_m。②广义酸碱催化（缓冲剂浓度大，催化快）。③溶剂的介电常数 ε 对药物水解影响较大。④离子强度。⑤表面活性剂的影响：可使某些易水解的药物，稳定性增加，如苯佐卡因；使某些药物分解速度加快，如聚山梨酯80 使维生素 D 稳定性下降。⑥处方中基质或赋形剂：如润滑剂对乙酰水杨酸的稳定性有一定影响，因此阿司匹林片只能使用影响较小的滑石粉或硬脂酸。（2）环境因素包括：①温度：温度升高，反应速度加快。符合 Arrhenius 公式。②光线：激发药物氧化反应，酚类药物肾上腺素、吗啡、苯酚、可待因。对光敏感的药物：硝普钠、异（氯）丙嗪、核黄素、氢化可的松、叶酸、泼尼松、维生素 A、维生素 B、辅酶 Q_{10}、硝苯地平等，可选棕色玻璃瓶或内衬黑纸等避光措施。③空气中的氧：通入惰性气体 N_2 或 CO_2 置换。④金属离子：可催化氧化作用。加入金属离子络合剂 EDTA·2Na（常用）、枸盐酸、酒石酸。⑤湿度和水分：对固体制剂稳定性影响大。药物是否易吸湿，取决于 CRH（临界相对湿度）；CRH 越小，越容易吸湿。⑥包装材料：玻璃、塑料、金属、橡胶均有影响。药物制剂稳定性的影响因素为常考内容。

114. ABDE。本题考查的是酶诱导剂。利福平可使 CYP450 的 DNA 转录加快，mRNA 的量增加，从而促进 CYP450 的核糖体合成。虽然利福平可诱导多种 CYP450 酶，但对 CYP3A4 的诱导作用较大。而二氢吡啶类钙通道阻滞药如硝苯地平、尼群地平等通过 CYP3A4 酶代谢，利福平的酶诱导作用加速二氢吡啶类钙通道阻滞药的代谢，从而使后者的降压效果下降。

115. ABCE。本题考查的是第六章第一节皮肤给药的液体制剂冲洗剂的含义。冲洗剂系指用于冲洗开放性伤口或腔体的无菌溶液。冲洗剂在生产与贮藏期间均应符合下列有关规定：①原辅料的选择应考虑可能引起的毒性和局部刺激性。②冲洗剂可由原料药物、电解质或等渗调节剂按无菌制剂制备。冲洗剂也可以是注射用水，但在标签中应注明供冲洗用。通常冲洗剂应调节至等渗。③冲洗剂在适宜条件下目测应澄清，可见异物应符合规定。④冲洗剂的容器应符合注射剂容器的规定。⑤除另有规定外，冲洗剂应严封贮存。⑥冲洗剂开启后应立即使用，未用完的应弃去。⑦除另有规定外，冲洗剂应进行装量、无菌、细菌

内毒素或热原检查。

116. ABCE。本题考查的是立体结构对药物活性的影响。**立体结构包括手性对映、几何异构和构象异构。**很容易判断氯苯那敏和芳氧丙醇胺结构属于手性对映体，己烯雌酚属于几何异构，多巴胺属于构象异构。而司帕沙星属于改善电荷分布对药物活性影响。

117. ABCD。本题考查的是药物对心血管系统的毒性作用。（1）**干扰离子通道和钙稳态诱发心脏毒性**：①钙通道阻滞剂，如地平类、维拉帕米、地尔硫草、戈洛帕米等；②钠通道阻滞剂，如奎尼丁、普罗帕酮、普鲁卡因胺、氟卡尼、苯妥英钠、美西律等；③钾通道阻滞剂，如胺碘酮、索他洛尔、溴苄胺等；④**影响细胞钙离子稳态的药物**，如强心苷类等。（2）**改变冠脉血流和心肌能量代谢**：肾上腺素等药物能激动心脏 β_1 受体，增加心肌耗氧，导致心脏供氧不足，诱发心绞痛；还有可以激动 α 受体或阻断 β 受体的药物，诱发冠状动脉痉挛，出现严重的心绞痛发作。（3）**氧化应激**：超氧阴离子可以和一氧化氮作用，产生过氧化亚硝酸盐，认为是导致氧化应激的主要自由基，如抗肿瘤药物多柔比星通过氧化自由基途径对心脏产生毒性。（4）**影响心肌细胞细胞器功能**：①鱼藤酮、抗霉素 A 阻断电子传递，影响线粒体的功能，线粒体是心肌能量主要代谢场所；②高浓度的咖啡因激活肌浆网释放钙离子，同时抑制肌浆网再摄取钙离子，导致心肌劳损。抗肿瘤药物多柔比星等引发的心脏毒性不属于影响离子通道，而是氧化应激产生心脏毒性。

118. BCDE。本题考查的是开环的核苷类抗病毒药的结构特征和作用。从结构上分析，**一般成酯的是前药**（找酯键）。但这里需注意：6 - 脱氧阿昔洛韦

是阿昔洛韦的前药。

119. CDE。本题考查的是环磷酰胺的结构特征与作用。**环磷酰胺是前体药物，在体内代谢成磷酰氮芥、丙烯醛、去甲氮芥产生细胞毒性。**

120. ABCD。本题考查的是质子泵抑制剂类抗溃疡药。**质子泵也称 H^+,K^+ – ATP 酶，拉唑类药物与该靶点发生不可逆的共价键键合，表现为选择性和专一性的抑制胃酸分泌作用。**共价复合物在 pH < 6 时十分稳定，但可被谷胱甘肽和半胱氨酸等内源性巯基化合物竞争而复活，胃壁细胞内谷胱甘肽很少，拉唑类药物抑酶作用持久，复活形成的代谢物次磺酸和次磺酰胺，在肝脏被氧化成奥美拉唑，形成前药循环，也称奥美拉唑循环。质子泵抑制剂分子中的亚砜硫原子为手性原子，R – 异构体和 S – 异构体在体内经前药循环生成相同的活性体，作用于 H^+,K^+ – ATP 酶产生强度相同的抗胃酸分泌作用。但两种异构体代谢途径具有立体选择性，R – 异构体经 CYP2C19 酶代谢，大部分代谢为羟化产物被清除体外。而 S – 异构体经由 CYP3A4 酶代谢，清除率低，更易重复循环，维持时间延长。奥美拉唑的 S – 异构体开发成新的药物称为艾司奥美拉唑，是第一个上市的光学活性质子泵抑制剂，体内代谢更慢，优于奥美拉唑。本题 E 选项表述错误，D 选项已经暗示 E 选项是错误的，所以，考试时大家要分析判断题干与答案，及答案与答案之间的联系或相互矛盾，从而选出正确答案。